Ten Drugs

How Plants, Powders, and Pills Have Shaped the History of Medicine

食藥史

從快樂草到數位藥丸，
塑造人類歷史與當代醫療的藥物事典

Thomas Hager

湯瑪斯．海格｜著 陳錦慧｜譯

獻給

傑克森、任恩和伊莉莎白

目次

推薦序

藥物發展史的暗黑力量

心臟外科醫師、金鼎獎得主
蘇上豪

一九三三年美國史丹福大學莫里斯・坦特（Maurice Tainter）所率領的團隊，在研究2,4-dinitrophenol（2,4二硝基苯酚，簡稱DNP）的動物實驗發現，它可以增加小老鼠的基礎代謝率五〇%以上，而且在兩個星期內，能夠讓小老鼠的體脂肪減少一九%，於是一個人類醫藥史上如同減肥藥的「聖杯」出現了。隔年他們將研究報告提交給政府單位，沒有多久就上市，DNP在那個追求窈窕身材的時代，立刻成為醫藥界的新寵兒。

DNP是什麼東西？它其實是在硝化甘油（2,4,6-三硝基甲苯）被合成後，化學家再修改其化學式後的產物，經過測試，它可以作為除草劑、染料、木材防腐劑，以及照片的顯影劑等等，甚至在第一次世界大戰時，法國人將它填充在炸藥裡面。

你或許覺得DNP的上市不夠嚴謹，不過在那個人類四處尋找可以醫治疾病的藥物，或是任何新奇療法的二十世紀初期，莫里斯的報告如同天降甘霖，根本沒有人覺得它有什麼問題。

風行幾年的DNP不用我說，它變成藥廠的搖錢樹，讓大老闆及股東們賺得荷包滿滿，可惜它可怕的副作用也一一浮現，例如周邊神經炎、體溫過高、白內障、心搏過速，甚至是心衰竭或死亡也開始在醫學文獻發表，逼得美國政府在一九三八年發出禁令讓它下市。最後只有在蘇聯寒地作戰的急救包裡，才看得到它的蹤跡，因為DNP可以在短時間內讓身體發熱，治療失溫狀況。

提出這樣的故事，是在告訴各位讀者，人類在尋找可以治療疾病的藥物過程裡，有很多都是非常無厘頭的方式，有人說是錯誤中學習，我倒認為學習錯誤還比較適當，就像本書作者湯瑪斯・海格所寫的《食藥史》中的故事一樣：科學界尋找合適藥物的過程，往往不是懷抱邏輯思考的方法；一幅幅意外驚喜的畫面，伴隨著龐大商業利益的導引，才是它真實呈現的樣貌。

例如海洛因的合成，原以為沒有可待因成癮的問題，它化身為萬能的止咳藥水，為了誇大它的療效，德國拜耳公司將其註冊為「Heroisch」（德文就是英勇的意思），彷彿是解放咳嗽的救世主；可惜今日它猶如過街老鼠人人喊打，是令人聞名色變的毒品。另外還有為了瘧疾而合成的RP-4560，起先以為沒有什麼效能，卻因為有抗組織胺的鎮靜作用，解決手術中麻醉造成患者的休克現象。使用它的法國外科醫師拉弗里特，將它介紹給為了精神患者緊急失控狀況而煩惱的同僚，結果這些失控的病人得到緩解，終於讓全世界的精神科醫師放棄了大部分令人感到殘忍的治療方法，例如大腦額葉切除、瘧疾發燒療法，或是電擊等等。

我不能破書中太多的哏，希望讀者可以用心去發掘本書每個故事裡引人入勝的情節，醫療的歷史在書中的重要性似乎是次要的，每種治療患者藥物的尋找過程，讀起來不但不沉重，反而充滿驚奇、令人拍案叫絕。如同作者在序中所言：「藥物越有效，醫師的本事越高，被征服的疾病越多。從這個角度來看，藥物的故事就像一場時代進步的勝利遊行。可別上當：你在本書會看到，藥物的發展是奠定在失誤、意外和始料未及的好運。」

我在文中提出的DNP的例子，也是呼應作者的論述，因為他說沒有人能只享受好處而避開傷害，每一項科學的發現都是雙面刃，所有的效益不可避免地附帶生理及心理風險，人們經常為效益歡心雀躍，危險則留待日後面對。所以我們看到，DNP如同鬼魅一直迴盪在我們周圍，它輕而易舉的減肥及減脂效果，至今還是世界上許多健身教練不能說的祕密，可以輕易地在網路上買到它——吃了會死也不怕。

還有更精彩的故事，正等待大家自己翻開書本探索！

前言

INTRODUCTION

五萬顆藥

50,000 Pills

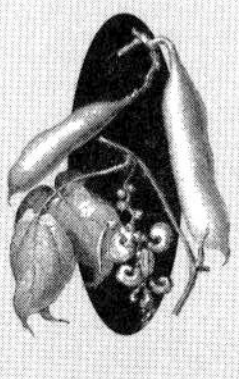

Ten Drugs

多年前我去倫敦出差，剛好有一天空閒，不能免俗地加入觀光客行列，走訪一趟大英博物館（British Museum）。那天看到的一項展覽，激發我撰寫本書的靈感。

就在博物館一樓一間明晃晃的寬敞展覽室正中央，擺著一張長約十四公尺的巨大展示桌，上面排列著上萬顆藥錠。這是由藝術家與醫師共同設計的作品，用這種方式呈現一般英國人平均一生中吃掉的一萬四千顆處方藥。所有膠囊藥錠一顆顆固定在網狀織品裡，鋪滿整張展示桌，就像一張藥錠織毯。我不敢相信眼前的景象。人真的一輩子吃掉這麼多藥？

答案是：在英國或許沒錯，但在我的國家——美國，這個數字高得多。美國是全世界最愛吃藥的國家，人們吃掉的藥是英國平均值的三到四倍，每個人一生大約吞服五萬顆藥。至於世界各國，不管是人均藥劑量或藥品花費，數字差距都不小。瑞士人平均每人在藥品上的花費與美國人相去不遠，葡萄牙人則只花美國人與瑞士人的三分之一。全球約有一五%的人口居住在高收入國家，主要集中在北美與西歐，這些人卻吃掉全世界約九〇%的藥物。低收入國家的人吃的藥較少，花費在藥物上的金額也較低。在比較富裕的國家，人們吃的大多是最新、最貴的專利藥；在低收入國家則多半是較舊、較便宜、專利過期的藥物。藥物是財富的標記。國家經濟改變後，國民使用的藥物也隨之改變。當國民平均所得增加，比如印度和中國，人們的用藥習慣就更像西歐的民眾。換句話說，他們吃的藥數量更多，價錢也更貴。

當然，用藥習慣牽涉到的不只是你住在哪裡，還涉及你的個人狀況。理論上，年紀越大、健康狀況越不好的人，吃的藥可能越多。隨著戰後嬰兒潮世代慢慢邁入退休年齡，全世界的人口趨向老化，勢必會有更多人吃掉更多藥。

也難怪各大藥廠對未來充滿期待。根據估計，全球藥品市場年銷售量不久後可望突破一兆美元，這個數字超過全球絕大多數國家的國內生產毛額。

這麼看來，或許我們應該將自己的物種名稱更改為**藥人**❶，也就是製造並服用藥物的人種，我們是藥錠族類。

本書會告訴你人類如何走到這一步。書中討論的藥物以醫療用藥為主，也就是合法、非娛樂性質的藥物，多半是處方藥。全書由一系列簡短生動的小品文組成，可以說是十種改變醫療史的藥物的迷你傳記。這些傳記以幾個共同主題串連，彼此銜接。

其中一個主題是藥物的演進。藥物的英文drug來自古老法語和荷蘭語，最初是指保存乾燥藥草的木桶。一百五十年前的藥劑師在很多方面都像如今的藥草師，主要的工作是利用一瓶瓶乾燥藥草萃取並調製藥物。十九世紀初的醫生用這種方式取得二、三十種頗有療效的草本藥物，幫助患者解除病痛。當然還有數以百計由地方藥劑師製造並大肆吹噓的無效藥物，通

❶譯注：Homo pharmacum。在生物學上，目前的人類是人科人屬中僅存的物種，學名為智人（Homo sapiens）。

常是含有酒精成分的萬用藥水，或軟膏與藥丸。如今我們已經有一萬多種越來越對症、越來越強效的高科技藥物，可以治療並治癒過去幾千年令醫者束手的病症。

在背後推動藥物的演進，並且在前方引導它前進軌跡的，是人類對神奇藥物的追尋。這種神奇藥物必須能夠精準鎖定並摧毀身體的疾病，過程中不對我們的健康造成任何傷害。我們的目標始終是找到零風險的全能藥物。這可能是一個無法企及的目標，至少我們還沒找到這個完美靈丹，不過我們一步步向目標推進。

另一個串連各篇章的主題是製藥業的成長，聊聊批評者戲稱為「巨獸藥廠」（Big Pharma）的龐大企業。另一個主題討論我們對製藥業的規範如何與時並進。比方說，在一八八〇年代，幾乎全世界所有國家的藥局都能買到你想要的任何藥物，包括含有鴉片、古柯鹼和大麻等成分的混合藥劑，不需要醫師處方。如今幾乎所有強效藥物都需要醫師處方才能取得，就算有處方，也買不到海洛因之類的麻醉藥品（至少在大不列顛以外的國家買不到）。一九三〇年代以前的製藥廠幾乎什麼藥都可以賣，只要那些藥吃不死人。過去賣藥的人不在乎藥品本身到底有沒有效果，如今只有證實安全又有效的處方藥才能上市銷售。監督藥品的法令也隨著藥品本身演進，有時相當出人意表。

我們的態度也不同往昔。在一八八〇年代，人們大多自行決定要不要吃藥，也許會事先詢問家庭醫生，也可能不會。吃什麼藥由你決定，有些甚至是私人調配的催命丹，比如治療癌症的放射性藥水，或用來安撫哭鬧嬰兒的鴉片糖漿。這些東西通常是沒有經過正規訓練的藥師偷偷調配而成，吃不吃在你，官方通常睜一隻眼、閉一隻眼。

這種情況已經翻轉，如今在大多數國家，強效藥物多半由醫生以開立處方箋的方式把關。在目前的時代，我們吃不吃藥、吃什麼藥，幾乎都聽從醫囑。

藥物也改變了醫療行為。回到一八八〇年代，醫生扮演的角色是家庭顧問，擅長診斷病症，安慰病患家屬並提供建議，卻幾乎沒有能力扭轉致命疾病。如今的醫生通常是抱著成堆資料、來去匆匆的專業技術人員，對他們而言，判讀檢驗數據比握病人的手自在得多。另外，他們也有能力把病人從鬼門關前拉回來，而這樣的奇蹟是他們一百年前的同業遙不可及的夢想。

這種能力主要來自藥物。

過去六十五年來，人類的平均壽命每年增加四個月，藥品正是一大功臣。疫苗幫助我們克服天花之類的舊時代大敵，小兒麻痺也近乎絕跡。處方藥和公共衛生的進步，讓我們活得更久，通常也更健康。

藥物並不是全無風險。全世界每年有將近二十萬人死於藥物過量（包括合法與非法藥物）。光是在美國，目前每年死於藥物過量的人數，已經超過越戰期間的全部陣亡人數。其中奪命率成長最快的是處方藥，特別是類鴉片止痛藥（opioid）。這個問題已經太嚴重，某些年齡層的平均壽命甚至可能因此縮短，過去一百年來的醫療進步也因而開起倒車。

以下是藥物對人類的貢獻：在不太美好的舊時代，比方說兩百年前，女人的平均壽命只有男人的一半，主要是因為孕期和生產的危險。一般人的平均壽命也只有目前的一半，主要是因為早夭的情況相當普遍。嬰兒如果能熬過分娩時的風險與創傷，又逃過天花、痲疹、百日咳、白喉等嬰幼兒期傳染病，順利長大成人，可以說相當幸運。這麼一來，成年以後他們才有機會死於肺癆、膿性扁桃腺炎、霍亂、丹毒、壞疽、水腫、梅毒、猩紅熱或其他幾十種如今已經不常聽說的病症。目前在經濟最發達的國家，越來越多人死於心臟病和癌症等中老年疾病，而印度與中國等經濟迅速起飛的國家也有這種趨勢。舊時代的人不太擔心心臟病和癌症，畢竟沒有多少人能活到發生這些疾病的年紀。一群科學家在前不久寫道，拜藥物之賜，「目前的社會中，人們罹患不一樣的病症，醫生對這些疾病的看法跟過去不同，疾病本身也具有不同意義」。

你在本書裡會看到，由於疫苗和抗生素的問世，我們已經有能力擊敗流行疾病，不再是無計可施的受害者。這些藥物搭配更有效的公共衛生策略，比如更乾淨的飲用水、更完善的下水道系統和更先進的醫療院所，死亡率直線下降，尤其是兒童與青年。多虧醫學（尤其是藥品）的進步，當代的奪命病症主要是老人病。

因此，藥物的發展也與社會的變革息息相關。藥物不但改變了人口結構——讓更多人活到花甲古稀，整個世界趨於老化，也改變我們看待健康的態度。藥物是科技的產物，威力之強大，足以改造我們的文化。

但只要仔細一想，就會發現藥物有更多奇特之處。如今的藥品都是高科技產物，是投注數千萬美元的資金，在尖端實驗室開發出來的。但這種高科技與我們是如此親密、切身相關，必須成為我們身體的一部分，才能發揮功效。你必須將它們吸入鼻腔、吃或喝下肚、注射或摩擦到皮膚裡，讓它們變成你身體的一部分。它們會在你體內溶解，隨著血液迅速輸送，從肌肉到心臟，從肝臟到腦部。直到它們被你吸收，在你體內消融，跟你合而為一，它們的力量才能施展。那時它們才能附著與啟動、撫慰和鎮定、破壞與保護，改變你的意識，重拾你的健康。它們能提振你的精神，也能讓你冷靜；能讓你上癮，也能挽救你的性命。

它們的力量從哪裡來？它們是動物、植物或礦物？以上皆是。它們對你有好處嗎？通常有。它們危險嗎？必然。它們能製造奇蹟嗎？可以。它們能將我們俘虜嗎？有些能。

於是，藥物越有效，醫生的本事越高，被征服的疾病越多。從這個角度來看，藥物的故事就像一場時代進步的勝利遊行。可別上當：你在本書會看到，藥物的發展是奠定在失誤、意外和始料未及的好運。

但你也不能因此抹殺進步的事實。如果你認定的「進步」是指合理並理性運用經過驗證的論據，而這些論據本身數量漸增也日趨可靠，那麼「進步」也在藥物發展上扮演重要角色。每一種新藥都幫助我們進一步認識人體；對人體每多一分了解，我們就能製造出更好的藥物。每一項最新的科學發現，都經過檢驗再檢驗，必要時加以修正，而後變成全球知識寶庫的一部分，提供其他科學家使用。這種效果會累進。這種藥物製造與基礎科學之間的協同作用，這支藥物與人體之間的舞蹈，過去三百年來經由數以萬計科學出版品的闡述，如今節奏正在加快，力道也在增強。它確確實實在進步。只要整個世界團結一致，更偉大的發現指日可待。

我來告訴你這不是一本什麼樣的書。

這不是一本製藥業學術史。本書沒有注腳。為求簡潔，很多藥物發展史上驚天動地的事件都略過不提。本書並未囊括所有重要藥物，卻介紹不少塑造醫學史與今日世界的藥物。希望你讀完本書後，能對藥物這個迷人領域多一點了解。

本書無法提供科學家任何最新資訊，因為它不是為藥學專家撰寫的專書。相反地，本書設定的讀者群，是對藥品有初步認識、想要了解更多的人。這是一本寫給普羅大眾的書，不是寫給專家的書。不過，我希望專家讀過本書後也有收穫，多些能跟人分享、新鮮有趣的小故事。

這不是一本藥商會喜歡的書，甚至製藥業說客或反製藥業激進派都不會喜歡。本書既不長篇大論討伐製藥業的邪惡，也不頌揚科學的奇蹟。我不需要捍衛任何立場，也沒有任何私心或目的。

我只是想帶給你一點樂趣，為你介紹一個新世界，帶你領略藥物發現史。我希望本書除了解說醫藥發展史外，還呈現當代的生活面貌，比如我們跟醫生的關係、電視上的廣告、類鴉片藥物的濫用，以及個人化醫療的可能性。藥廠大發利市，我們很多人卻負擔不起自己需要的藥，本書會促使你思考背後因素。

如果說我希望透過本書傳達某個一以貫之的理念，那應該是：**世間沒有好藥，也沒有不好的藥，每一種藥都有好有壞。**

換個方式表達：每一種有效的藥物，都有潛在的不良副作用，沒有例外。當新藥在熱切期盼中轟動上市時，這件事輕易就被拋到腦後。眾所矚目的新藥上市後，既有強力廣告宣傳，又有媒體報導推波助瀾，會進入所謂的塞吉週期（以德國科學家馬克斯・塞吉〔Max Seige〕命名，他在上個世紀率先描述這種現象）。這種事周而復始：光彩奪目的新藥盛大登場，風靡一時，被廣泛採用（這是塞吉週期的第一階段）。這段蜜月期持續幾年後，媒體就會陸續出現負面報導，揭露這款熱銷新藥的危險性（第二階段）。突然之間人心惶惶。昨天還是藥界奇蹟，如今已經變成潛藏威脅。這個階段也會過去，緊接著來到第三階段，人們心態持平，冷靜看待這款藥物真正的效力，銷售也回歸正常，在藥物的眾神殿裡找到合適的位置。

然後，噹噹噹！另一家藥廠又推出神奇藥丸，塞吉週期重新來過。下一回你看見新聞媒體聲嘶力竭推崇某種突破性新藥，別忘了塞吉週期。

至於我挑選出來的十種藥物，其中有些你可能已經知道，有些可能沒聽說過。本書的整體構思來自我才華洋溢的編輯傑米森·史托茲（Jamison Stoltz），但藥品的最後名單由我敲定。

我不想拾人牙慧，重複介紹歷史上最赫赫有名的藥物，所以略過某些耳熟能詳的對象，比如阿斯匹靈和盤尼西林，因為有關這些藥物的文章已經寫得太多。取而代之的是某些較不知名（卻十分重要）的藥物，譬如水合氯醛（chloral hydrate，一種迷藥，從醫院診所到米奇·芬恩❷的酒吧都見得到），還有磺胺類藥物（sulfonamides，史上第一種抗生素，有了它，才有後來的盤尼西林），以及複合避孕藥和威而鋼等少數家喻戶曉的藥物。本書用了不少篇幅討論各種不同形態的鴉片製劑，從史前時代罌粟漿液的第一次採集，到現今有致命危險的強效合成製劑。鴉片的後代子孫之所以值得關注，一來是因為它們具有歷史意義（數千年的精煉與發展，向我們揭示製藥史的梗概）；二來是因為它們當前的重要性（現今毒癮與藥物濫用問題的元凶）。另外，也因為它們的故事裡充滿有趣的人物與事件，從清朝末代皇后到中世紀的天才煉金師，從鴉片海盜到海洛因咳嗽糖漿。

細心的讀者可能會發現，我在本書介紹的藥物有十多種，而非正好十種。某些章節只談一種化學物質，比如氯普麻（chlorpromazine, CPZ），其他章節則討論相關的化學藥物，比如史他汀類（statins）。所以，別為藥物數量傷神，數目不是重點。

重點在於，沒有人選得出歷史上最重要的十種藥物，那是白費力氣。因此，我是憑著自己的感覺，以藥物本身的歷史價值和趣味性為選擇依據。寫作方式也經過設計，為了方便一般大眾閱讀，盡量避免學術用語，偏好生動的故事和難忘的人物。科學家可能不太開心，但我希望你會喜歡。

歡迎來到藥物的世界。

湯瑪斯・海格

二〇一八年寫於奧勒岡州尤金

❷譯注：Mickey Finn，十九世紀美國酒吧老闆，據說會在酒客的酒飲摻料，洗劫財物。

第一章

CHAPTER 1

快樂草

從罌粟、鴉片到嗎啡

The Joy Plant

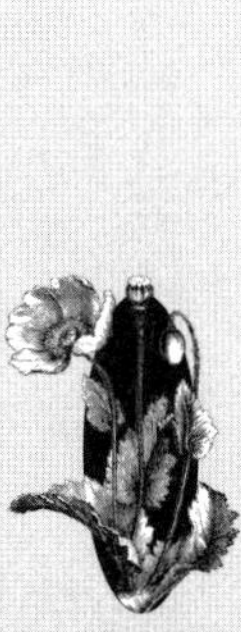

Ten Drugs

你不妨想像在遠古時代的中東地區，有個採獵先民正在尋找下一餐。那人在一片陌生鄉野漫步，嚐嚐這種或那種昆蟲、動物或植物。營養豐富的種子多半值得一試，周圍的豆莢或果實通常也不錯。在這特別的一天，那人在某處開闊地域遇見一片高度及腰的植物，每一株都掛著拳頭大小的臘質淺綠色莢果，沉甸甸低垂著。

好像不錯。嗅一嗅，咬一小口。皺起眉頭，呸地一吐。莢果的肉苦得叫人嘴歪眼斜，這可不是好現象。我們傾向憑苦味辨識毒性物質，大自然用這種方式教我們該避開什麼。苦味通常會帶來胃痛或更糟的後果。

於是這位遠古探險者轉身走開，放棄那些有著巨大莢果的植物。一、兩個小時後，怪事發生了。像置身幻境，疼痛舒緩了，有股愉悅的幸福感，彷彿與眾神同在。這是神聖的植物。

事情可能是這麼來的，或者也可能是某個眼尖的原始人發現動物吃了那種莢果後，變得有點怪異，同樣是神蹟，顯示那種植物具有特殊力量。

我們不知道事情究竟是怎麼發生的，卻約略知道發生在什麼時候。人類愛上這種奇妙植物已經有一萬年以上，那時城鎮尚未建立、農耕尚未開始、科學尚未出現、歷史尚未記錄。等到地球上人類最早的城市，在幼發拉底河與底格里斯河的河谷拔地而起，這種神聖植物的種子已經是餐桌上的食物，那苦澀的漿液則用來治病，人們歌頌它的功效。考古學家在現今敘利亞西北部挖掘四千年前的宮殿時，發現廚房附近有個不尋常的房間。房間裡有八個爐台和不少大鍋，卻沒有食物殘餘。相反地，他們找到罌粟、香水草、甘菊和其他用於醫療的草本植物。這是世界上最古老的製藥廠嗎？

這個古代遺跡最引人注目的植物，是某個特定品種的罌粟。它們的莢果外層的漿液對人體的作用是如此強大、如此有療效，幾乎是超自然的存在。有個在克里特島（Crete）出土的陶俑，據估計有三千多年的歷史，是一尊女神雕像，頭巾上裝飾著罌粟莢果，莢果上刻出刀痕，與現今收取罌粟漿液的切割方式如出一轍。有個希臘歷史學家說：「那個女神似乎處於鴉片導致的慵懶狀態，臉上的表情是如痴如醉的喜悅，顯然沉浸在鴉片激發的美好幻象裡。」有些考古學家認為，這尊女神像所在的房間，可能是克里特島的米諾斯人（Minoan）吸食鴉片煙的地方。

希臘神話中的睡神修普諾斯（Hypnos）、夜神妮克絲（Nyx）和死神塔納托斯（Thanatos）都與罌粟有關，希臘人的錢幣、花瓶、珠寶首飾和墓碑上，也不乏罌粟的圖像。根據希臘神話，女神狄蜜特（Demeter）在女兒普西芬妮（Persephone）被綁架後傷心過度，用罌粟撫慰內心的悲痛。西元前八世紀，古希臘詩人赫希俄德（Hesiod）的作品中曾經提到，希臘古城科林斯（Corinth）附近有一個名叫密孔涅（Mekonê）的城鎮。密孔涅意思接近「罌粟鎮」，有些歷史學家認為，這個小鎮是以周圍的廣大罌粟田得名。古希臘吟遊詩人荷馬（Homer）在他的作品《伊利亞德》（*Iliad*）中提到這種植物，也在另一部作品《奧德賽》（*Odyssey*）裡描寫到海倫（Helen）調製睡眠藥劑，很多人推測裡面含有罌粟汁液。被譽為醫學之父的古希臘醫師希波克拉底（Hippocrates）曾提到許多醫療用藥，裡面都含有罌粟。罌粟出現在神廟祭儀中、刻在雕像上，也繪製在墓穴牆壁上。乾燥後可食用或吸食，是古人最強效、最具安撫效果的藥物，如今它卻最具爭議性。它是人類尋找到的藥物之中，最重要的一種。

在某種程度上，遠古人類能找到天然藥物，本身就不可思議。試想，地球上三十多萬種植物之中，九五％都不適合人類食用。出一趟門，到你家附近的樹林走走，隨手摘點綠色植物嚐嚐，十之八九你會腹痛如絞、嘔吐，甚至死亡。在我們能消化的少數植物之中，找到有療效藥物的機率趨近於零。

但我們的祖先做到了。世界各地的史前人類透過反覆試驗、靈光乍現與細心觀察，慢慢找到各種藥草，累積出可觀數量。早期的醫者只使用在地生產的藥材；在北歐地區，有效的藥草包括曼德拉根（mandrake root，據說治百病，比如胃病、咳嗽或睡眠問題）、黑嚏根草（black hellebore，強效通便劑）、天仙子（henbane，止痛與安眠），和顛茄（belladonna，能助眠並對治眼疾）。其他諸如大麻等古代藥物，則是隨著貿易路線從南方和東方各地而來。中東和亞洲的貿易商帶來的許多香料也大受歡迎，比如肉桂與胡椒，既能入藥，也能調味。早期的醫者不只熟悉在地藥草，也知道如何運用。西元一世紀古羅馬皇帝尼祿（Nero）的希臘裔軍醫佩達努思・迪奧斯科里德斯（Pedanius Dioscorides）蒐集當時的藥學知識，寫成《藥物論》（*De Materia Medica*），成為全世界最早也最重要的用藥指南。他在書中列出數百種藥草和各自的功效，還說明調製方法與建議劑量。藥草的葉子可以乾燥或壓碎，加入慢火熬煮的藥汁。藥草的根部取下後清洗乾淨，可以壓成糊狀或直接食用。有些可以跟葡萄酒搭配，其他則用水調和。製成的藥劑可以吞服、飲用、吸入、外敷或栓塞。迪奧斯科里德斯的書指引醫療用藥的使用上千年之久。

他在《藥物論》中提到罌粟的效力和危險性：「少量使用，可以舒緩疼痛、安眠、助消化、止咳、對治腹腔不適。如果太常飲用，會造成傷害（導致昏睡），甚至致命。加點薔薇灑在患處可以止痛，搭配杏仁油、番紅花和沒藥調和，滴進耳朵可以舒緩耳腔疼痛。加上烤熟的蛋黃和番紅花，可以治療眼睛發炎；加醋調和可以治療丹毒和外傷。如果要治療痛風，就得加人乳和番紅花。當作做栓劑以手指推送，可以助眠。」

罌粟和它的神奇汁液從這個文化流傳到那個文化，累積了許多不同名稱，古代蘇美人稱之為**hul gil**，意為「快樂草」；中國人叫它**鴉片**（英文裡對某種東西「上癮」〔having a yen〕就是來自中文）。如今直接以罌粟漿液製成的藥物稱為**opium**，就是來自希臘文**opion**（意為汁液）。

不是所有罌粟植物都能製成鴉片。地球上的罌粟花總共有二十八種，都屬於**罌粟屬**（Papaver）。其中絕大多數都是嬌豔的野花，鴉片含量極低。這二十八種罌粟之中，有兩種能產出數量可觀的鴉片，卻只有一種容易栽培，抗病蟲害，也不需要頻繁灌溉。這種植物的學名叫Papaver somniferum，亦即鴉片罌粟，其中somniferum來自羅馬神話中的睡神索莫諾斯（Somnus）。目前全世界的天然鴉片幾乎都取自它的莢果。

鴉片罌粟自古以來就含有豐富鴉片？或者古人刻意栽植培育，以提升鴉片產量？當代研究人員對此莫衷一是。不管怎樣，一萬年前的種植方法跟如今沒有什麼差別，鴉片的處理方式也大致相同。

兩千年前，迪奧斯科里德斯曾描寫收集罌粟漿液的方法，出奇的簡單。罌粟的花期不長，之後花瓣掉落。花謝後幾天內會長出臘質綠色莢果，可以長到雞蛋大小。採收工人會看著莢果乾燥，變成暗淡的棕色，抓準時機在莢果表皮淺淺割出多道傷痕。蘊含神奇力量的漿液就會從切割處滲出。莢果表皮內層的漿液鴉片濃度最高，廣泛運用在烘焙與調味的罌粟種子鴉片含量極低。

新鮮的罌粟汁液是混濁的白色水狀液體，幾乎沒有任何作用。不過，暴露在空氣中幾小時後，就會變成棕色的黏稠殘餘，質地介於鞋油和蜂蜜之間，這時藥效才會釋放出來。採收

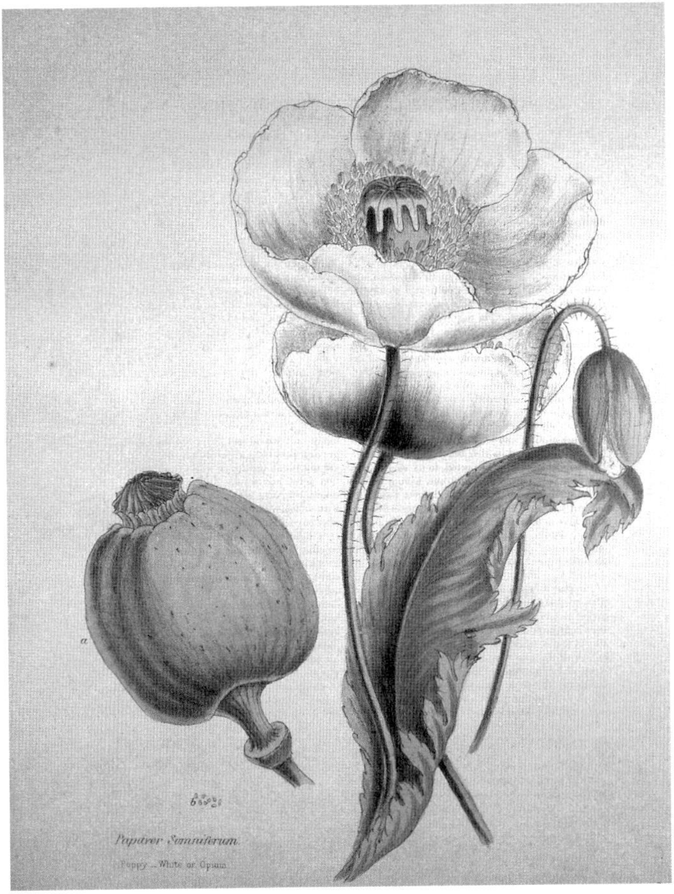

鴉片罌粟的白色花朵與種子。瑪麗・安・伯內特（M. A. Burnett）繪。（衛爾康博物館收藏〔Wellcome Collection〕）

工人刮下這些殘餘，製成一塊塊黏稠膏體。這些膏體需要經過熬煮去除雜質，多餘的水分也蒸發，留下來的固體就是純鴉片。這些純鴉片被搓成黏稠的深色圓球，從此改寫歷史。十九世紀以前的藥物，不只是女巫、郎中或神職人員收藏在暗室裡的幾把乾燥藥草。當時的藥物兼具醫療與魔法用途，以特殊方式處理與調配，煮成湯藥或靈液，或製成藥丸。搭配各式各樣的材料，從木乃伊遺骸和獨角獸的角，到珍珠粉和乾燥的老虎糞便，無奇不有。是專為有錢病患調配的複方藥品。

鴉片是珍貴藥材，它可以溶入酒液，也可以跟其他藥材製成混合藥劑。不管你以什麼方式使用，口服、鼻吸、栓塞、煙燻、飲用，或直接吞服固體形態的藥劑，都有效果。某一種方法的藥效可能比另一種迅速，但不管如何攝取，都有相同程度的效果，可以讓使用者昏昏欲睡，恍如置身幻境，消除疼痛。

更重要的是，它讓病人感到快樂，算是美妙的附加價值。它昇華病人的心靈。它不只是藥物，更是通往喜悅的途徑。誠如某位歷史學家所說：「鴉片迷人之處，在於它既能撫慰肉體，還能激發唯美幻想⋯⋯。心靈與肉體的不適消失了，取而代之的是無憂的平靜。」一種種功效實在充滿誘惑力：疼痛得以緩解、幸福美滿的感受、愉悅的心情、置身夢幻情境。早期使用者與照護人員經常用同一個語詞描述它的效果：**陶醉**。鴉片幫助病人承受疾病與外傷的疼痛，得到深度休息，是古代醫者的完美手段。前提是必須審慎使用，古代醫者太明白鴉片輕易就能將病人從睡眠送向死亡。

也難怪鴉片的使用橫跨各時代，從中東到西方世界，從蘇美人、亞述人、巴比倫人到埃及人，從埃及到希臘、羅馬和西歐。據說古代品質最好的鴉片，產於埃及古都底比斯（Thebes）周遭地區；根據一份埃及醫學史料記載，有七百餘種醫療用藥都添加鴉片。亞歷山大大帝（Alexander the Great）的軍隊帶著鴉片攻城掠地，一路從希臘、埃及到印度，將它介紹給當地百姓。罌粟花變成睡眠與長眠的象徵，跟睡眠、夢境與轉換的神祇相關，標示從生到死的通道。

罌粟與死亡之間的關聯未必詩情畫意。早在西元前三世紀，希臘醫生已經靈敏地察覺，鴉片雖然令人陶醉，卻也極度危險，他們甚至為鴉片的療效是否值得病患付出那麼多代價爭執不休。希臘醫生擔心病患使用過量，也知道一旦病人開始使用鴉片，就很難停下來。他們記錄了第一個成癮案例。

但鴉片的效益似乎遠遠超過它的危險。西元一到二世紀，羅馬統治世界時，鴉片據說已經變成相當於葡萄酒的飲品，並且以罌粟糕的形態在羅馬的商鋪販賣。罌粟糕是一種未經烘烤的軟質甜食，以鴉片、糖、蛋、蜂蜜、麵粉和果汁製成，可以讓羅馬人民提振心情，消除各種長短期疼痛。據說皇帝馬可．奧理略（Marcus Aurelius）靠鴉片助眠，詩人奧維德（Ovid）也是知名的鴉片使用者。

羅馬帝國瓦解後，多虧阿拉伯商隊與商賈，鴉片找到新市場。由於它重量輕、方便運送，只要找對主顧，價格堪比黃金。每一支商隊都會攜帶，經由印度、中國和北非送往世界各地。阿拉伯最偉大的醫生伊本．西納（Ibn Sina，在西方稱為維森納〔Avicenna〕）在西元一千年左右寫道，鴉片是阿拉的非凡贈禮，人們應該為這份賞賜每日表達感謝。維森納詳細描述鴉片的許多功效，也點出它的危險性，比如記憶與思考問題、便祕和容易使用過量。維森納親眼目睹，一名病人使用鴉片肛門栓劑過量致死。這位偉大醫生在一千年前對鴉片做出的結論，很類似如今的態度。他說：「醫生必須有能力預估疼痛的持續時間、劇烈程度與患者的忍耐力，而後評估使用鴉片的風險與效益。」他建議將鴉片留到萬不得已的時刻，也提醒醫生盡量少用。維森納本人很可能也是早期的鴉片成癮者。

他跟其他阿拉伯醫生將鴉片製成糕餅、注入液、濕敷藥糊、藥膏、栓劑、油膏和藥水。中世紀的阿拉伯醫生是世上最優秀的製藥師，他們發展出過濾、蒸餾、提純與結晶等方法，大幅提升製藥技術。他們將那些技術統稱為「煉金術」（al-chemie，有人認為這個字源於埃及文的khem，因此al-chemie意思大體上是「埃及的科學」）。煉金術的基本概念是指淬鍊天然的原始材料，讓它們趨於完美。幫助這些天然物質脫離原始的粗糙本質，進化為更精緻、更純淨的形態，釋放它們純淨的內在精神（這個概念深入英語，所以我們稱用煉金術從葡萄酒與啤酒中提取的烈酒為「spirit」）。煉金術同時也是製造醫療用藥和香水等實用物品的方法，是對自然世界的探索，是靈魂對所有事物一種近乎虔誠的追尋。

古伊斯蘭文件清楚記載，鴉片雖然效力強大，卻也會奴役使用者。有些手稿也描述鴉片成癮者，表示這些人會產生危險的幻覺，遲鈍、懶散、心智能力退化。有一個作者提出警告：「它讓獅子變成甲蟲、讓自信的人怯懦和讓健康的人生病。」

羅馬帝國衰亡後，歐洲的鴉片使用量一度減少。直到東征的十字軍踏上歸途，

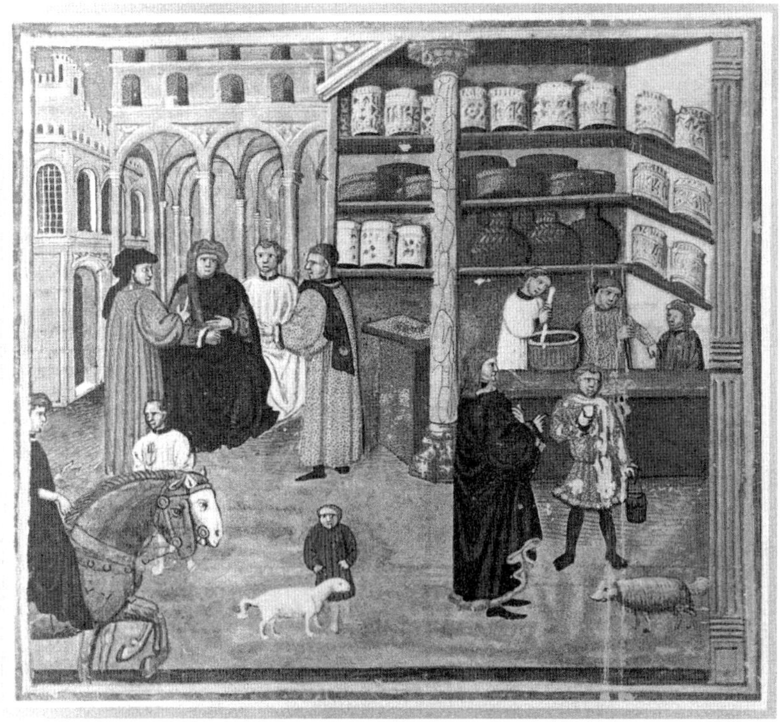

維森納向學生解說製藥學。（衛爾康博物館收藏）

從聖地帶回鴉片，使用量再次攀升。到了十六世紀，整個歐洲從義大利到英格蘭，已經用鴉片治療各種疾病，從寒顫、霍亂和歇斯底里，到痛風、疥瘡和牙痛。

鴉片的眾多擁護者之中，有個人是醫學史上最古怪也最饒富興味的人物，那是姓名別具特色的瑞士煉金師暨醫療改革者菲利普斯．奧里歐勒斯．德奧弗拉斯特．博姆巴斯茨．馮．霍恩海姆（Philippus Aureolus Theophrastus Bombastus von Hohenheim）。如今他較為人知的名字是帕拉塞爾蘇斯（Paracelsus）。他是獨一無二的醫學天才，既是反叛者也是騙徒，有點神祕、有點瘋狂，充滿傳奇色彩。他一步一腳印，走遍歐洲大城小鎮，揹著醫療用藥和器械，還有一把巨大佩劍，據說圓形劍柄裡裝著生命的靈藥。他每到一個城鎮就會跟當地人閒聊，推銷自己的醫術，治療生病的人，宣揚驚世駭俗的新理論，跟當地醫生學點祕訣，批判當時根深蒂固的醫療觀念。他說：「在我的時代，沒有任何醫生有能力治療牙痛，更別提重大疾病。我四處尋找醫療這門藝術經過驗證的可靠知識。我不只向學識豐富的醫生學習，還向各行各業的人士請教，比如剪羊毛工人、理髮匠、男女智者、驅魔師、煉金師、僧侶，以及貴族與平民。」他傾聽、爭辯、學習，並將最好的見解運用在病人身上。

他一生中寫了幾本書，其中大部分直到他去世後才出版。有個歷史學家評論他的書寫風格，說他的文字「很難讀、更難懂」。那幾乎是一鍋大雜燴，混入詭異的煉金符號、魔法暗示、占星術語、基督教神祕主義、醫療處方、神聖靈感及哲學沉思，但其中的根本核心是醫

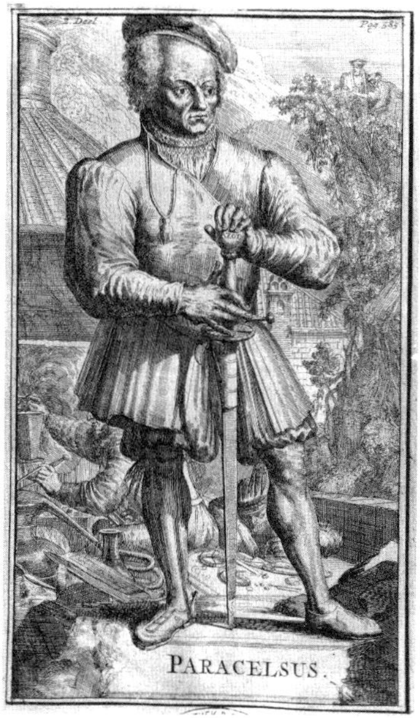

帕拉塞爾蘇斯全身像。
（衛爾康博物館收藏）

療上的創新觀念。

帕拉塞爾蘇斯認為，大多數醫生都「虛榮自負又喋喋不休」，只需要鸚鵡學舌般套用古人陳舊過時的理論，轉述羅馬、希臘和阿拉伯權威人士廣受接納的智慧，重複過去的錯誤，就能財源廣進。他對這種現象提出改進方法：真心想要追求知識，就應閱讀大自然之書。他認為，醫生們與其盲目遵循古代權威留下的古老文件，不如依靠在真實世界裡看到的現象，用開放的心態看待奇妙的大自然，找出新療法，以新方法使用新藥物，看看結果如何，再運用觀察得來的知識改進醫療這門藝術。

帕拉塞爾蘇斯熱衷藥物實驗，嘗試新的配方，看看哪一種有效。（在此必須聲明，這不是現代科學所謂的實驗，倒比較類似「這東西好像挺有意思的，我來試試，看看會有什麼反應」。）

他最受稱道的，是一顆似乎能治百病、奧妙又神奇的黑色小藥丸。他在一五三〇年左右寫道：「我有一個祕方，我稱為『勞丹』（laudanum），它的效用勝過所有廣為流傳的藥方。」有個跟他同時代的人說：「他有一種他稱為勞丹的藥丸，看起來像一顆顆老鼠屎，只用來治療極重症。他自吹自擂地說，可以用那些藥丸讓死人復活。他也確實做到了，因為有些看起來已經死亡的病人會突然甦醒。」

帕拉塞爾蘇斯的勞丹變成傳奇靈丹。如今我們知道他的神祕配方：四分之一是純鴉片，其他成分千奇百怪，而且大多沒有藥效，比如天仙子、糞石（取自母牛腸道的堅硬物質）、琥珀、麝香、珍珠粉、珊瑚粉、各種油脂、鹿心骨，最稀罕的是獨角獸的角（許多中世紀藥物都號稱含有這種肯定是子虛烏有的成分，當時所謂的「獨角獸角」多半是獨角鯨的角）。勞丹的藥效主要來自鴉片。

帕拉塞爾蘇斯對自己的見解是如此自信，當他說：「不學無術的醫生是地獄的僕役，奉派前來折磨病人」，口氣是那麼肯定。或者，當他大張旗鼓地在公開場合將維森納的書投入火堆，很多人覺得他是一個大言不慚的傲慢傢伙。但他不是江湖郎中。相反地，他是藥理學的先驅，以一人之力推動藥學研究，擺脫古老理論的束縛，建立更現代化的基礎。據說他為了研究鴉片，用自己和門徒做實驗，追蹤藥效反應。在他之後的幾個世紀，像這樣以身試藥是醫界的普遍做法。

一五四一年帕拉塞爾蘇斯過世時，歐洲的鴉片需求日漸成長。哥倫布（Christopher Columbus）出海探險時，奉命尋找並帶回鴉片。義大利探險家卡伯特（John Cabot）、西班牙探險家麥哲倫（Ferdinand Magellan），和葡萄牙探險家達伽馬（Vasco da Gama）等人出海前，也都收到同樣的指示。原因在於，鴉片有別於文藝復興時期的大多數藥丸和藥水，它確實有效。隨著鴉片的接受度越來越高，醫生使用的方法也越來越多樣化。有些聰明的醫生將它溶入溶劑，與桑椹與毒芹混合，慢火煮進海綿裡。將這塊飽含藥物的「助眠海綿」弄濕再加熱，釋出的蒸氣既能舒緩疼痛，也能讓病人入睡。鴉片因此成為最早的麻醉劑。知名的威尼斯糖漿（Venetian treacle），除了鴉片之外，還添加諸如蜂蜜、番紅花和腹蛇肉等六十二種成分，用途極其廣泛，從毒蛇咬傷到瘟疫無所不治。這種糖漿太受歡迎，甚至因此催生倫敦最早的藥物法規。一五四〇年，英國國王亨利八世賦予醫師權力搜查藥材商店，通報危險或劣質藥物，包括威尼斯糖漿。到了莎士比亞的時代，倫敦只有一個人持有製藥許可，不過此人在銷售前還得先通過當時的皇家醫師院（College of Physicians）審核。

早期的醫生使用鴉片的難題在於，他們永遠不知道自己用的藥劑效力如何。因為鴉片來自世界各國，處理程序各有不同，誰也不知道每一個團塊裡究竟含有多少鴉片。這家藥商的藥丸鴉片含量可能是另一家的兩倍、三倍或五十倍。每拿到一批新藥，醫生只能在病人身上試用，而後靜待佳音。病人花錢碰運氣。

鴉片藥劑的標準化最早是在十七世紀，首開風氣之先的，是現代臨床醫學之父英國醫生湯瑪斯・席德納姆（Thomas Sydenham）。席德納姆熱烈推崇鴉片，深信這種神賜之物的醫療價值，遠遠超越人類所能調製出來的任何藥物。他也因為自己調配的特殊鴉片酊劑聲名大噪。他將鴉片溶入葡萄酒，再加入甜波特酒、肉桂和丁香，去除鴉片的苦味。這種液態鴉片比藥丸更方便病人服用。最重要的是，他調製酊劑的方法已經初具標準化規格，每一瓶的鴉片含量平均分配，劑量也謹慎拿捏。席德納姆靠這款液態鴉片致富，也許是為了紀念帕拉塞爾蘇斯，他將這款酊劑命名為「勞丹」（laudanum 從此專指鴉片酊）。

在席德納姆的宣傳下，鴉片酊一炮而紅。他極力讚揚它的功效，因此被朋友戲稱為「愛鴉片博士」。隨著銷售量升高，有識之士希望更精準計量它的效力。克里斯多佛・雷恩（Christopher Wren）和吉德翁・哈維（Gideon Harvey）等科學家開始用貓、狗試驗鴉片，進一步了解該用多少量才能得到某種效果，他們也找到新的方法來測試藥效並確保品質。鴉片將醫療從藝術變成科學。

鴉片也用於取樂。英語世界第一本討論鴉片的專書《鴉片揭祕》（*The Mysteries of Opium*

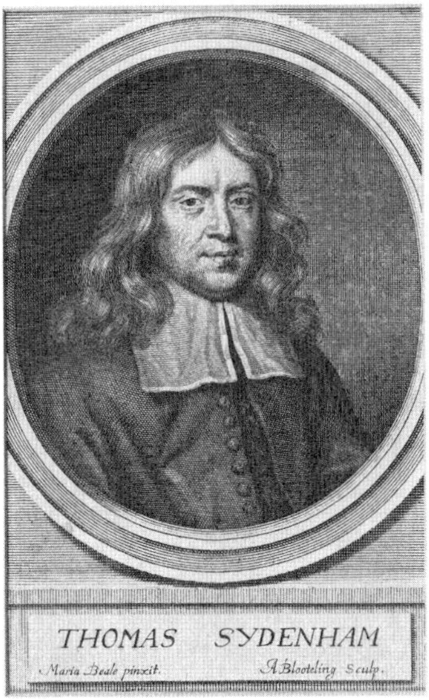

湯瑪斯・席德納姆肖像。
（衛爾康博物館收藏）

Reveal'd）在一七〇〇年出版，作者是約翰・瓊斯（John Jones）醫生。瓊斯告訴讀者，鴉片不只幫人排除焦慮，也能讓人「處理事務與經營事業更果斷、沉著、敏捷、俐落……聖靈的鼓舞、勇氣、蔑視危險和寬宏大度……滿意、默許、知足、鎮定」等。鴉片帶給人的感覺「就像聽到天大的好消息，或得知喜從天降時那般神采飛揚、心曠神怡」。他用永恆的高潮形容鴉片的效果。看樣子，他也有鴉片癮。

鴉片用於改變心情而非止痛的風氣，遍及社會各個階層。比方說，一七七三年三月二十三日，知名日記作家詹姆斯・包斯威爾（James Boswell）

寫道：「我跟詹森醫生共進早餐，他昨天的低落已經一掃而空，因為昨晚服用了鴉片。」鴉片被用來化解憂鬱。

到了十八世紀末，新的藥劑如雨後春筍般出現，鴉片的用途也越來越廣。市面上出現杜佛氏散（Dover's Powder）、快克滴劑（Quaker Drops）和貝茲博士的平靜丸（Dr. Bates' Pacific Pills）等商品。人們輕易就能向醫生購買，在地藥鋪甚至日用品商店也能買到，不需要處方箋。這些藥劑不受法令規範，鴉片因此廣為流傳。

歐洲的人們熱切渴望。當時正值工業革命時期，工廠勞工人數急遽成長，工作條件無比惡劣。收入微薄的工人住在日益擴大的貧民區，需要廉價的排解。琴酒是其一，鴉片其二。

鴉片的熱度與疾病形態的變化齊頭並進。結核病就是一個例子：發展迅速、人口擁擠的工業中心，正是結核病等傳染病的溫床。結核病是一種進程緩慢的致命疾病，患者到最後會遭受極大痛苦，只有鴉片能夠緩解。另外，還有霍亂，隨著不潔淨的水源散播，感染力極強，也是跟隨貧民窟一起發展的傳染病。霍亂的致命原因在於病人腹瀉不止。幸好，鴉片著名的副作用之一就是便祕。讓霍亂病人使用鴉片，既可能挽救生命，也能減輕病危者的痛苦。鴉片還有另一批忠實愛用者，就是人數越來越多的娼妓。她們靠著鴉片酊抒解職業帶來的痛苦、治療性病症狀，並且減輕內心的絕望感。有些人會介紹給恩客使用，也有人用它結束自己的生命。醫生扮演鴉片推銷員，向病人推銷這些藥劑，順便賺點錢。在藥劑師和藥商的店鋪，鴉片製劑都是熱銷商品，也是宣傳廣告的主力。

鴉片就是這樣：可以是止痛藥或派對毒品，可以是救命藥或自殺工具，就看怎麼用，什麼時候用。到了十八世紀末，鴉片在西歐大受歡迎，有些歷史學家認為它揭開浪漫時期（Romantic Era）的序幕，因為浪漫時期強調率性而為、個人體驗、道德鬆綁、異想天開、夢幻遐思等。事實上也沒錯。浪漫時期很多引領風騷的藝術家或政治人物，或多或少都使用鴉片，比如英國詩人拜倫（George Byron）、法國作曲家白遼士（Hector Berlioz），英國國王喬治四世和拿破崙。英國詩人雪萊（Percy Shelley）曾經在鴉片迷幻中闖進瑪麗．高德溫（Mary Wollstonecraft Godwin）的住處（他是有婦之夫，卻深愛瑪麗），一手拿槍，一手拿鴉片酊，大聲嚷嚷：「死亡能讓我們結合。」他們活得夠久，最後共結連理；但是一八一四年瑪麗同母異父的姊姊因鴉片過量致死。英國另一位浪漫時期的傑出詩人濟慈（John Keats）也豪邁地飲用鴉片酊。英國詩人塞繆爾．柯立芝（Samuel Taylor Coleridge）和英國作家托馬斯．德昆西（Thomas De Quincey）都是徹徹底底的成癮者。

有個歷史學家說：「十九世紀文學浸漬在鴉片酊裡。」臣服於鴉片酊魅力的，遠遠不只知識分子。到了十九世紀中葉，鴉片的售價已經跟琴酒一樣低廉，在英國的流通性比菸草更普遍，席捲勞工、農民和窮人階級。女人使用鴉片調劑生活的煩悶，也用它安撫飢腸轆轆的幼兒，制止他們哭鬧；男人用鴉片舒緩疼痛，忘卻煩惱。如果還有剩餘，就餵給家中飼養的牲畜，多長點肉，賣個好價錢。

英格蘭東部鄉間的芬蘭區（Fenlands）是窮鄉僻壤的沼澤地，這時變成聲名狼藉的罌粟國度。導致反覆高燒的瘧疾在那裡橫行，風濕病和寒顫也是。奎寧（取自南美金雞納樹皮的瘧疾特效藥）價格昂貴，當地農民負擔不起，醫生的診療費也不便宜，清貧的農民只好選擇鴉片。鴉片對他們而言不只是藥，正如某個觀察家所說，農民用它「逃脫芬蘭區汙濁的泥沼和勞苦的農耕生活」。一八六三年，造訪當地的醫療官員指出：「偶爾能看到農民站在田地裡，拄著鋤頭打盹。有人走近時，他會驚醒，緊接著勤奮地工作一段時間。也有人會在處理艱苦工作之前吃顆藥丸打底，很多人喝啤酒必加鴉片。」

人們覺得鴉片只是無傷大雅的壞習慣，肯定比烈酒安全。只要傳出哪家的小嬰兒鴉片糖漿過量致死，立刻又會聽說某些人長期服用平安無事。一八五〇年代的鴉片商販聲稱，有個八十歲的老婦人連續四十年每天服用半盎司（約十五克）鴉片酊，沒有發生任何副作用。還有「提燈女士」❸南丁格爾（Florence Nightingale）身為護理人員的典範，不也偶爾服用？當然是。如果這種東西對身體不好，她會使用嗎？一八二五到一八五〇年之間，鴉片銷售量每年成長四%到八%。為了供應國內逐步上升的需求，英國鼓勵印度人種植罌粟，印度因此迅速變成世界主要的鴉片產地。東印度公司開始將鴉片銷往世界各地。從種植、處理、運送到販賣，每個環節都是生財管道。英國只是一個起點。既然鴉片在國內這麼暢銷，如果鼓吹其他

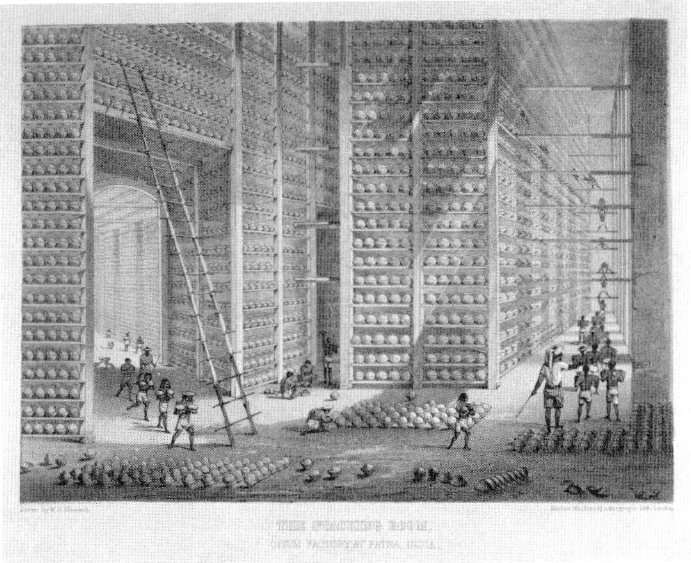

印度帕特納（Patna）鴉片工廠儲存庫的忙碌景象。
平版印刷，原作約於1850年由薛維爾（Walter Stanhope Sherwill）繪製。（衛爾康博物館收藏）

國家的人民多多使用，貿易商能賺取多少利潤？

印度是個選項，可是英國人需要轄下的印度子民保持清醒。還有其他目標，比如打開鴉片市場對英國有利的國家；對英國而言，最好被鴉片削弱的國家。於是鴉片來到地表人口最多的國家：天朝，也就是中國。

中國人對鴉片並不陌生。這種東西在古代已經略知一二，至少可以追溯到西元三世紀。當時

❸ 譯注：原文為The Lady with the Lamp，這個稱號來自當時《泰晤士報》（*The Times*）的一篇報導，描寫南丁格爾夜晚獨自提燈巡視病房，關懷傷兵的情景。

阿拉伯商人將鴉片傳過來，中國煉金師發現這種藥物頗堪玩味。上層階級使用少量鴉片治療痢疾，或安撫富人的妾室。接下來一千多年裡，鴉片的使用大致如此。

後來第一批歐洲水手來到，迫切想跟中國貿易，帶來不少自認中國會看上的東西。可是中國人有絲綢，怎麼會要刺癢的英國毛料或粗硬的荷蘭亞麻？中國有瓷器，怎麼會要西方的劣質陶器？

然而，確實有少數物品入了中國人的眼。其中之一是一種可喜的新藥草，這種乾燥葉片來自美國人稱為「菸草」的植物。中國人著迷地看著外國水手將這種葉片切成的細絲塞進小菸斗，點火引燃，開始吞吐芳香煙氣。那煙氣有著誘人效果。中國權貴很快就接受菸草，吸菸變成十七世紀中國的風潮。歐洲人終於找到可以交易的商品，一船船運往廣東。當菸草供應短缺，中國人為了節省菸草用量，添加其他物質替代，比如細屑鴉片和砒霜。當時的人認為這些添加物可以預防瘧疾，當然也能增加吸菸時的快感。

吸菸習慣在天朝太過普遍，成癮現象又太明顯，到了一六三二年，明朝崇禎皇帝覺得有必要禁止所有形態的菸草。為了確保禁菸成效，他甚至下令處死癮君子。菸草消失了，在接下來的空窗期，少數中國人改吸純鴉片煙。

這種情況持續到十八世紀初，另一種珍貴乾燥植物登場。這種植物在中國已經栽種很長的時間，只要泡在熱水裡，就能製造出滋味美妙又提神醒腦的飲料。英國人稱為茶，他們瘋狂愛上茶葉，就像當年中國人迷上菸草。

英國對茶葉的需求量增加，貿易商急於尋找可以跟中國交換茶葉的商品，任何東西都好，菸草不行。於是英國派遣使節前往中國朝廷，帶著錫、鉛、棉布、機械錶、魚乾，或任何中國人可能會感興趣的東西。不料期待落空，一八〇〇年左右的中國皇帝嗤之以鼻：「天朝物產豐富，應有盡有，無所匱乏，不需要進口外邦蠻夷製造的產品來交換我朝貨物。」

中國對外國製造的產品不感興趣，卻喜歡一種原物料。中國的通貨以銀子為大宗，對這種珍貴金屬的胃口永不饜足。然而，英國人頭痛了，因為當時的主要銀礦在西班牙掌控下的美洲新大陸。英國的銀存量有限，過不了多久就被與中國的茶葉交易掏空，導致全世界供需失衡。英國迫切需要替代品。

於是他們打起鴉片的主意。多虧在印度大面積種植，英國人有足量的鴉片可供出口。他們只需要培養中國的鴉片人口。

中國皇帝不感興趣。菸草的教訓記憶猶新，面對英國積極推銷的新毒品，中國官方祭出一道又一道命令，限制鴉片的交易。英國人想方設法送更多鴉片到中國，每多一個人吸食鴉片，就多一筆收入。那些人一旦開始吸食，就不想停下來。中國農民的生活就跟英國芬蘭區的農民一樣，看不到希望，很多人因此熱衷逃進鴉片世界。中國的有錢人和無所事事的人抱著玩鬧心態嘗試一番，一發不可收拾。市場迅速成長。一七二九年，英國運送滿滿兩百箱鴉片到廣東港口。到了一七六七年，這個數字變成一千箱，一七九〇年更增加到四千箱。那段時期的中國皇帝弘曆（乾隆）和他兒子永琰（嘉慶）震怒。菸草之禍捲土重來。不，這比菸草更糟糕。這種新毒品不只誘人，還讓人怠惰，不事生產。朝廷頒布的反鴉片命令口氣越來越強硬，到了一七九九年終於下達全面禁令，禁止這種可憎又可鄙的東西輸入天朝。表面上，英國政府必須遵從。

於是他們轉而走私。過不了幾年，已經有約莫二十組人馬走私鴉片進中國，從半合法的生意人到不折不扣的海盜都有。這些人肆無忌憚地占據中國海岸的偏僻小港口，賄賂當地官員，將數以噸計的鴉片從印度運到中國。英國政府公開譴責這樣的行為，私底下卻坐收漁利。東印度公司是幕後主要黑手，畢竟牽涉到龐大利益。違法活動被縱容，交易持續進行，鴉片不斷從印度輸入中國，換取的金錢再採買茶葉送往英國，過程中順便一步步侵蝕根基動搖的清朝。這對英國也有好處，清廷越弱，對鴉片交易的干預就越少。歷史學家估計，到了一八三〇年代末，全中國已經有一%的人口鴉片成癮，大約是四百萬人。而在走私港口附近，成癮比率甚至高達九〇%。據了解，一八三二年英屬印度的國內生產毛額有六分之一來自鴉片交易。

於是中國政府決定永遠禁絕鴉片。鴉片戰爭一觸即發。

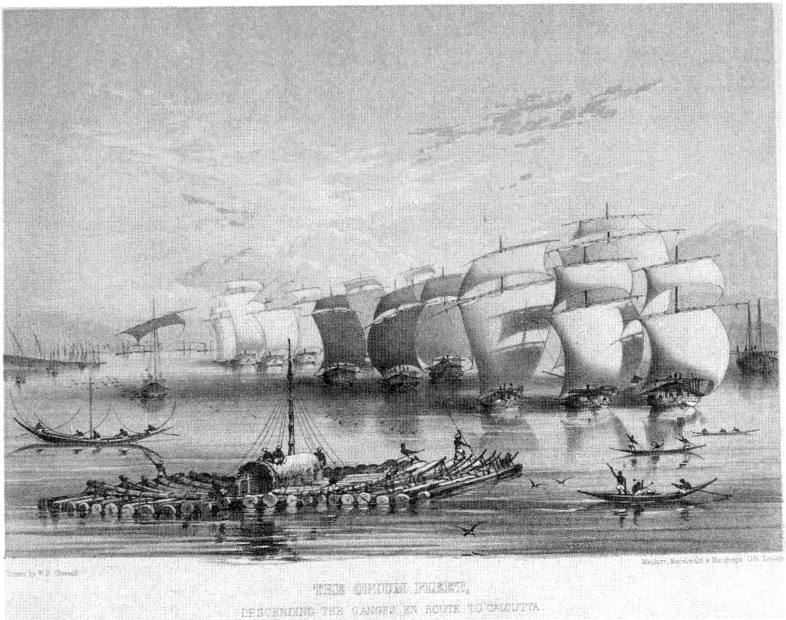
THE OPIUM FLEET,
DESCENDING THE GANGES EN ROUTE TO CALCUTTA.

恆河上運送鴉片的快速帆船隊和其他船隻與木筏。
平版印刷，原作約於1850年由薛維爾繪製。（衛爾康博物館收藏）

導火線在一八三九年引燃。當時一隊人數可觀的清朝官兵來到廣東一處英國交易所外。帶隊的武官傳達皇帝旨意，要求交易所內的鴉片商人交出所有存貨。當時交易所的英國軍隊人數不多，指揮官看看外面的大批清朝官兵，建議商人聽命行事，商人於是交出數千箱鴉片。清朝官兵當著英國人的面前，立刻焚毀所有鴉片，藉此向外國貿易商和本國人民宣示立場：朝廷絕不容忍鴉片。

英國女王的內閣（維多利亞女王兩年前才就任）不堪受辱，派遣軍隊和軍艦來到廣東。這是兩場速戰速決的鴉片戰爭之中的第一場。這兩場戰爭英國都是旗開得勝，也稱不上真正的戰爭，只是幾場小衝突，以及遠從半個地球外趕來的軍艦在中途跟清軍爆發小規模海戰。但這兩次戰爭卻隱含幾個重要意義。首先，也是最重要的，英國裝備精良的現代化軍隊加上船堅炮利的艦隊，全面碾壓配備過時、火力遜色的清朝軍隊。清廷被迫面對現實，看清西方人具備優勢戰力，有更好的槍砲、更嚴謹的紀律和性能更優越的船隻。鴉片本身也發揮影響力：到了一八四〇年，很多清朝官兵都吸食鴉片，被鴉片消蝕心志，沒有能力戰鬥。

其次，鴉片戰爭向中國人表明，在貿易方面，英國人說了算。等到戰爭結束，英國人收割戰利品。清朝皇帝將香港割讓給維多利亞政府，開放其他通商口岸，提供優惠貿易條件。天朝被迫開放。

但不是對鴉片開放，絕不可能。英國要求特許鴉片進口，用豐厚的鴉片稅收引誘清廷。但處於弱勢的清朝皇帝堅守底線。清朝第八位皇帝道光寫道：「朕確實無力防止這種毒物湧入，因為唯利是圖和自甘墮落的人為了追求利益和享樂，會阻撓朕的意圖。但朕絕不會利用朕的百姓的惡習與苦難換取稅收。」他拒絕讓鴉片合法化。他之所以態度頑強，部分原因來自他的家族。他有三個兒子都吸食鴉片成癮，甚至因此喪命。據說道光皇帝在一八五〇年傷心過度，抑鬱而終，在他有生之年始終不曾開放鴉片交易。

這無所謂，鴉片已經穩穩立足中國。香港變成世界的鴉片中心，一八四四年英國派駐香港的總督指出，在這個廣大的毒品市場，「幾乎每個擁有資金、不屬於清朝官方的人，都從事鴉片交易」。理論上，進口鴉片仍屬違法，但走私組織勢力越來越大，英國政府索性視而不見。有些鴉片販子變成商業巨擘，買下小型鴉片快速帆船隊（當時速度最快的船隻），縮短貨品從印度到中國的時間，再用賺取的獲利回英國買下華麗莊園。大型海盜平底帆船隊巡遊在中國沿岸，有些由走私組織掌控，有些則企圖打劫走私船。中國淪為律法不彰、運作失常的無政府狀態。在十九世紀中葉，高稅賦、饑荒、道德淪喪與鴉片交易等現狀引發民怨，導致太平天國之亂。太平天國起義領袖自稱耶穌基督的弟弟，清朝皇帝花費十四年才平定叛亂。這起動亂造成兩千多萬名中國人死亡，數千萬人流離失所。許多無家可歸的人賣身成為契約工人，從此遠離中國，這便是「苦力交易」的開端。

當清朝開始崩解，帝國的大部分地區百姓挨餓、官府失能，大多數人向鴉片尋求慰藉。一八八八年《倫敦時報》（*London Times*）估計，七〇%的中國成年男性鴉片成癮或經常吸食。

如今鴉片也傳到中國以外。數以萬計的中國苦力被運往美洲，充當廉價勞工，從事挖礦、農耕或建造鐵路等工作。這些人帶著鴉片過來。到了一八八〇年代，舊金山有二十六間鴉片煙館，這些地方通常是罪惡淵藪，彌漫的煙霧裡少不了賭博與性交易。當地的風塵女子、藝術家、放浪形骸的文化人和追求刺激的有錢白人，對鴉片趨之若鶩。美國的毒品次文化由此誕生。

最後，靠鴉片交易獲利數十年後，就連大不列顛帝國也賺飽了。十九世紀晚期一系列聳人聽聞的新聞報導，突顯清朝的腐敗與慘狀，激起英國上流社會反感，於是國會決定終止鴉片交易。來自英國的官方與非官方支持，至此劃下句點。

但傷害已經造成。就在第一次世界大戰前，清廷頒布另一道命令，中國境內禁止吸食鴉片，所有鴉片館必須在一九一七年以前關閉。只是皇帝至此已經太弱勢，帝國已經式微，沒有多少人聽從。就連在紫禁城也是如此，那裡的達官貴人不受朝廷禁令管轄，依然故我。

這就導致清朝末代皇后婉容的悲劇。這位美麗的年輕女子生於一九〇六

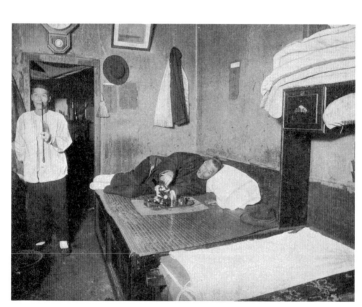

舊金山的鴉片煙館。（衛爾康博物館收藏）

年，十六歲嫁給冷漠的年輕皇帝溥儀，儘管養尊處優，但生活卻找不到目標，也沒有愛。她年紀輕輕就染上鴉片癮，終其一生不曾戒除。短短幾十年的生命中，她見證大清帝國衰敗，經歷一九二〇年代和一九三〇年代的內憂外患，熬過第二次世界大戰，最後被丈夫拋棄，對鴉片的依賴越來越深。到了一九四六年，帝國化為煙塵，受制於鴉片的婉容淪為中國共產黨的階下囚。

他們利用她大肆宣傳。先是將她打入監牢，百般羞辱，任由她鴉片癮發作，飽受煎熬。士兵和農民獲准排隊進入監獄參觀，隔著牢房指指點點，取笑逗樂。婉容產生嚴重的戒斷症狀，身上的破爛衣裳沾滿嘔吐物與糞便，鎮日喃喃念叨，低聲啜泣，大聲使喚假想奴僕。獄卒不肯幫她清洗，也不餵食。一九四六年，她死於營養不良與戒斷症候群。

這是中國的全新現狀。一九五〇年，中國共產黨政權禁止所有致幻藥品的種植、販售和使用。早先英國人退出鴉片市場後，中國人自己種植罌粟。如今那些罌粟田被燒毀，翻土掩埋，改種糧食。儲存的鴉片也盡數焚毀，煙館拆除。成千上萬的鴉片商販和成癮者送進監牢再教育，如果繼續吸食就處死。

如此雷厲風行，才總算斷絕積重難返的鴉片問題。到了一九六〇年，鴉片終於在中國絕跡。

可是鴉片的威力太強大、太誘人，沒有那麼容易根除。

十八世紀末，美國第三任總統傑佛遜（Thomas Jefferson）去了一趟巴黎，接觸到一款油脂狀深色藥劑拉布魯納（La Brune），這種藥劑最大的特色是添加少量鴉片。傑佛遜十分驚豔，帶了一些回美國，介紹給親朋好友，當作緩解所有長短期疼痛的特效藥。

對鴉片的狂熱就此展開。當時的美國人性格一如今日，套用那時一份刊物所說：「美國人喜歡嘗試新事物。」從新的機械裝置、新的專利藥品，到新的麻醉藥物。新建立的美利堅合眾國有不少小型藥廠，全都渴望製造添加鴉片的萬靈藥、萃取物或滋補劑。其中有很多成品都是方便好喝的液體，類似席德納姆的鴉片酊。

十九世紀的美國是專利藥品盛行的時代，有大眾化廣告與藥品巡迴展售，有漫天吹噓的黑心推銷員和信口雌黃的宣傳。在那個時代的美國，只要有人買，藥房什麼藥都能賣。所謂專利藥，並不是說這些藥像如今的專利藥品一樣經過審核、獲得許可，而是指當時英國某些皇家使用的藥品獲有「皇室制誥」（letters patent），允許製造商在宣傳廣告中標註「御用」字樣。十九世紀中期，專利藥在美國有龐大商機。在早期大眾行銷廣告帶動下，這些液態成藥的銷售量一飛沖天，因為它們的療效被誇大得近乎可笑，成分中含有大量酒精，而且通常少不了鴉片。街角藥房貨架上的商品，包括史考特牌珍奇果汁（Stott's Unique Fruit Cordial，珍奇之處在於內含三％的鴉片）、溫絲蘿太太安撫糖漿（Mrs. Winslow's Soothing Syrup，最適合安撫哭鬧嬰兒的甜味鴉片），以及哥羅丁（Chlorodyne，以鴉片、大麻和三氯甲烷調製而成）。

醫生向病人推薦含鴉片的成藥，用來治療風濕、霍亂或任何造成身體不適的原因，比如分娩或痛風。添加鴉片的專利藥或許治不好癌症（某些藥廠宣稱有此功效），卻肯定能鎮痛、止咳、提振心情。美國的鴉片使用量激增，一八四〇年鴉片進口量是一萬六千公斤，十年後是四萬四千公斤，到了一八七〇年已經成長到二十五萬公斤。

使用量增加，風險也隨之升高。幼童服用過量的意外越來越常見，而且並非所有案例都是「意外」。間或傳出家長利用過量的安撫糖漿擺脫不想要的孩子，幼兒福利機構與慈善單位於是發出警告。

成年人的問題在於成癮。早在一八四〇年，社會輿論已經開始關注那些離不開鴉片的人，並且以美國傑出短篇小說家愛倫坡（Edgar Allan Poe）的妻子為戒。愛倫坡的妻子用鴉片緩解結核病末期的痛苦，某位歷史學家形容她使用的劑量「高得驚人」。據傳愛倫坡本人也使用鴉片，或許甚至成癮。跟他一樣的人不在少數。

很多醫生繼續建議病人使用鴉片藥劑。在十九世紀中期的美國，一般不認為成癮是多嚴重的問題。就連不贊成使用鴉片的醫生多半都覺得，只要病人適度控制用量，醫生也妥善監督，服用鴉片算是相當溫和的成癮行為。不管怎麼說，肯定比酗酒好得多。

酗酒在美國是特別頭痛的麻煩。喝醉酒的人會高聲喧鬧、舉止狂野，偶爾甚至相當暴力，會濫用槍械或與人鬥毆。鴉片使用者相對溫馴、內斂，而且總是出乎意料地開心。一八四〇年，《紐約時報》（*New York Times*）特派記者寫道：「烈酒會喚醒獸性，鴉片卻完全將之制服，以人性更為神聖的那一部分取而代之，將人類的高貴情感完整表現出來。」大多數醫生認為，鴉片成癮是私人問題，是個人的懦弱性格所致，應該寬容以待。如果是因病成癮，就該慢慢幫助他們戒除。戒斷過程不管多久，都應該繼續提供一定劑量以緩解痛苦。畢竟很多人（或許是絕大多數）之所以成癮，都是醫生治療疾病或外傷時，為了緩解他們的疼痛導致的。即使已經成癮，鴉片使用者只要還能得到最低劑量，多多少少能維持正常功能，不算太糟。

緊接著現代科學介入，鴉片的故事發生戲劇性變化。

對鴉片入迷的不只吸食者，還有科學家。現代化學家取代舊時代的煉金師，他們擁有越來越強大的科學技術和設備，研究能力自然一日千里。但有些事的改變並不大。現代化學家跟過去的煉金師一樣，仍然喜歡解析天然物質的成分，找出藥效的來源，精煉純化各種成分，用全新的方法將它們混合。化學家想知道鴉片的效力來自哪一種主要成分。醫生想為病人提供更純淨、更精煉、更標準化的鴉片。他們都想追本溯源探究鴉片的核心，找出鴉片之中解除病痛或產生愉悅感的特定化學物質，加以善用。

最早的突破是在一八〇六年，當時有個名叫弗里德里希·史特納（Friedrich Sertürner）的見習藥劑師大爆冷門，獨自在簡陋的實驗室裡做研究，找到鴉片的靈魂。他花費幾個月的時間，想方設法慢火加熱、溶化、分解黏稠的鴉片膏，分離出不同成分，用不同的溶劑和蒸餾方法加以純化，將蒸氣冷卻為液體，從液體提煉出結晶體，再用不同的溶劑溶解這些晶體。他以這種方式製造出數百種配方，先用流浪狗試驗藥效，之後讓朋友試服，最後親自上場。

史特納發現，鴉片不是單一藥物，而是很多成分的組合。其中效力最強的是一系列名為生物鹼的化學物質家族。這些化學物質有著同樣的分子結構和特性，而且每一種的味道都是苦的。研究發現鴉片有三、四種主要生物鹼，也許還有數十種次要生物鹼。

史特納率先提煉並研究鴉片最主要的生物鹼，也就是鴉片之中藥效最強的生物鹼。這種生物鹼從鴉片提煉出來以後，藥效是同等重量鴉片的十倍。他將自己提取的這種物質命名為**助眠原理**（principium somniferum），因為它能讓人昏昏欲睡、心神恍惚。後來他又改叫「嗎啡」（morphium），名稱來自希臘夢神墨菲斯（Morpheus），也就是如今的嗎啡。

以一個二十出頭、初出茅廬的見習化學家而言，這是十分了不起的成就。也許是因為他的身分，這項成就在當時不受重視。史特納只是無名小卒，沒有正規的科學家會把他當成一回事。但他繼續研究，提煉出越來越精純的嗎啡，一劑又一劑地服用，評估藥效，密切觀察自己的情緒變化。

一開始，感覺美妙極了，連續幾小時的陶醉感，飄飄欲仙的夢境，疼痛消失。不久後，他開始出現便祕症狀。如果他停止服藥，就會感到極度憂鬱，還有一股噬人的渴望，幾乎令他發狂。於是他繼續服藥，增加劑量。有一回，他和三個朋友嘗試每隔半小時服用大量嗎啡，結果差點送命。他們能活下來，是因為史特納在最後一刻發揮僅存的理智，讓大家服下催吐劑。情況已經失控。經過幾年的研究後，到了一八一二年，他為自己所做的一切驚懼不已，他寫道：「我有責任提醒大家注意，這種我稱為嗎啡的新物質具有恐怖效力，可能衍生災難。」

史特納在一八四一年過世，生前創立自己的藥廠，生活還算富足，死時沒沒無聞，並沒有因為嗎啡發財致富。

發財的是別人。繼史特納之後，對生物鹼的研究日新月異。到了一八二〇年代，其他更有名的科學家開始認真研究嗎啡。德國一家老牌藥廠成為大量製造嗎啡的能手。你可能聽過德國默克（Merck）集團，如今該集團製造的藥物多不勝數，但嗎啡始終是當初建立企業王國的基石。

分解原始物質、純化並研究其中活性成分的能力，造就了有機化學這個新領域。有機化學研究的是生物分子，跟製藥業攜手並進。整個十九世紀裡，科學家從鴉片分離出更多成分，提煉出其他生物鹼。鴉片的生物鹼非常多，一八三二年分離出來的可待因（Codeine）止痛效果不如嗎啡，卻也較不容易成癮，目前多半用於止咳糖漿。此外，還有蒂巴因

（thebaine）、諾斯卡賓（noscapine）、罌粟鹼（papaverine）、那可汀（narcotine）、那碎因（narceine），族繁不及備載。隨著生物鹼化學家的技術日益精進，又從古柯葉、菸葉、咖啡、番木鱉樹和金雞納樹皮提煉更多的生物鹼，比如古柯鹼、尼古丁、咖啡因、番木鱉鹼（strychnine）、金雞納鹼和顛茄鹼（atropine）。生物鹼為數眾多，同屬一個化學物質大家族，都能在人體發揮作用，味道都是苦的。

但嗎啡是最早分離出來，也是最重要的。它很快在醫療上取代鴉片，因為可以依照嚴格的標準與效力強弱製造出來，方便掌握正確劑量，醫生治病時也多了一種更完善的手段。嗎啡的止痛作用遠勝鴉片，因此變成醫院藥劑室與醫生藥袋裡的常備藥品。它唯一的缺點是，早期病人只能直接口服，或使用蠟封的栓劑，作用因此減慢，效力也不易掌控。即使選擇口服液，病人也得靜候藥物發揮作用，藥效慢慢釋出，劑量因此難以調整。

醫生希望找到更好的方法，將嗎啡送進病人體內。他們試過製成粉劑供病人吸入，可是這種方法容易造成噁心作嘔；也有人試過塗抹在皮膚上，但皮膚會起水泡；也曾試過用利器或針尖劃開皮膚，將填裝嗎啡的微小球體植入皮下，可是這種方式很難控制劑量。

解答在一八四一年出現，那是法國外科醫生查爾斯．加布里耶．普拉瓦茲（Charles Gabriel Pravaz）開發的全新醫療器械。當時普拉瓦茲正在想辦法治療靜脈曲張，覺得或許可以用藥物減緩血管阻塞。問題在於，他想要使用的藥物，如果口服就會被胃酸破壞，因此需要直接將藥物送入靜脈。於是他請金屬工匠用白金打造一根空心針，針的另一端連接小巧的銀製柱筒。他的想法是將藥物填入柱筒，將針刺入靜脈，再將藥物推送進去。

他發明第一支注射器。有了注射器，他可以吸入精準計量的藥物，穿過皮膚直接送進身體，避開腸胃道各種不可控因素，加速藥物的作用，也將更多藥物送到該去的位置。普拉瓦茲在大禮帽內側縫上一個皮革內襯的口袋，專門用來攜帶注射器。他發明的這款注射器，當時被稱為「普拉瓦茲」，很快被醫生們採用。它提供醫生們一項全新的重要技法，可以更迅速、更精準把藥物送進人體。

普拉瓦茲注射器是使用嗎啡的完美器材。直接將藥劑注射到體內，片刻間就能解除痛苦，找回平靜。就像一則趣聞所說的，護士只要看到病人疼痛難當，會立即取出一管填裝嗎啡的注射器，宣稱：「我馬上會變成你最好的朋友。」醫生也因此可以執行更精準的研究。

這款提純出來的新藥也帶給鴉片成癮者希望。某些醫生猜想，如果提供鴉片成癮者劑量更低、更精準的嗎啡，也許能削弱他們對鴉片的渴望，慢慢戒除。

當然沒有效果。嗎啡基本上是跟鴉片一樣的藥物，只是藥效更強。它頂多是鴉片的替代物，不是解藥。用注射器注射嗎啡，反而讓成癮者更快得到更強烈的滿足感，成癮風險因此升高。

一八六〇年代美國南北戰爭期間，嗎啡成為戰場的必需品，以注射方式為傷兵緩解傷處的疼痛，也治療在軍營肆虐的痢疾與瘧疾。北美和南美的住宅庭院處處可見罌粟花搖曳生姿，因為百姓本著愛國熱忱，為軍隊種植罌粟。這些鴉片原料再處理成嗎啡，匆匆送往前線，總共用掉數百萬劑。成千上萬永久傷殘（肢體殘缺、骨頭碎裂、精神崩潰）的老兵學會使用注射器，自行施打藥劑，戰爭結束後持續很長的時間。

結果是新一波名為「戰場病」的成癮問題。因為嗎啡，在一八七〇年代和一八八〇年代，美國平均每人的鴉片類藥物使用量成長三倍，造成美國第一次鴉片類藥物危機。任何人都可以透過郵購，或在藥房輕易買到注射器和嗎啡。隨著嗎啡在醫療上用途增加（手術、意外傷害、幾乎所有疾病或外傷），依賴這種藥物的病人也大幅成長。

科學家稱這種新興現象為「嗎啡癮」（morphinism），憂心忡忡地想辦法抑制。

一八八〇年代的鴉片類藥物危機，跟現代的鴉片類藥物危機頗有雷同，一來使用者的人數同樣激增，二來社會的反應也相似。一開始，醫生和政府採取「柔性」措施，將問題簡化，聲稱嚴重性不如酗酒，減少建議用量，尋找更好的方式幫助病人慢慢擺脫；甚至試辦公營勒戒中心，成癮者在那裡還能繼續取得基本緩衝劑量。藥商也注意到這個問題。雖然鴉片類藥物是很多藥商的重要營收來源，卻也有人決定不再販售這類藥物。紐約一家藥商的廣告看板寫道：「貪婪可恥的藥商才賣嗎啡和古柯鹼，我們不屑與之為伍。」

但兩波危機還是有點差別。現代的鴉片類藥物成癮者不免附帶著下層階級的標籤，不是大都市的毒蟲，就是鄉村地區的窮苦白人。但在一八八〇年代，嗎啡成癮者（退伍軍人除外）多半是中上階級、專業人士和生意人。這些人都因為身體上的疼痛，經由醫生教導學會自行注射。醫生本身也是最忠實的嗎啡使用者。根據一八八五年的一項估計，紐約市大約有三分之一的醫生嗎啡成癮。

在很多方面來說，嗎啡是女性的藥物，醫生用它來治療各種女性疾病，從經痛和歇斯底里（當時這是女性所有心理疾病的統稱）到憂鬱症（當時稱為善憂思〔melancholia〕）。驚人的是，整個十九世紀美國鴉片酊和嗎啡的使用者主要是女性，烈酒和菸草則被視為男性專屬。女性的生活受到社會規範與禮儀標準的嚴重束縛，鴉片類藥物成為逃避現實的世外桃源。很多女性一開始都是在醫生建議下使用，而後漸漸成癮，放縱自己享有一個沉默、私密、易於隱瞞的習慣，這是很多專業人士家庭公開的祕密。嗎啡取代鴉片酊，成為那個時代上流社會老殘病弱的安慰劑。年華老去的未婚女性或痛風纏身的老祖母，覺得累了或心緒不寧，就回到自己的房間注射一劑，放鬆心情。正如某位歷史學家所說，一八七〇年代「南方典型的成癮者是女性、白種人、家境富裕，因為治病成癮」。第一次世界大戰以前，甚至曾經短暫流行用嗎啡為產婦止痛，醫生稱為「暮光之眠」（Twilight Sleep）。醫生對分娩婦人使用嗎啡搭配暈車藥，達到無痛分娩的效果。後來發現這種做法並不能緩解疼痛，只是抹除疼痛的記憶。某些產婦在暮光之眠作用下，依然痛得高聲尖叫，醫院不得不將她們送進隔音病房。等她們醒來，抱著寶寶向醫生致謝，全然忘記產痛歷程。提供暮光之眠的機構在各大城市陸續出現。

雖然嗎啡成癮多半是因為醫療，但在戒斷方面，醫藥的幫助卻不大。二十世紀初，醫生越來越擔憂嗎啡癮的問題，委婉勸導病人減少用量。除此之外，他們能做的不多。

在那個時代，人們對成癮這個概念（不管是生理或心理上）所知不多，不了解其中的機制，治療的問題也都留給病人自行承擔。大多數的成癮者經濟寬裕，只要有意戒除，都負擔得起當時在大城市漸漸增多的私人治療中心或療養所，這就是如今我們所謂的私人戒毒機構的起源。成癮者在這類機構可以暫時擺脫藥物，只是離開後很難繼續堅持。

對製藥業而言，嗎啡和嗎啡的解藥都是獲利來源。藥物與製藥業都是管理鬆散的生意，幾乎不受任何法令監督。絕大多數人都可以無限暢飲號稱能治百病（包括嗎啡癮）的成藥。這些成藥其實都只是各種野生藥草加上大量酒精調製出來的無效大雜燴，也有不少含有鴉片或嗎啡，這樣的戒癮藥物效果往往適得其反。

嗎啡的存在讓鴉片的老問題多了一點古趣色彩。在浪漫時期，喝鴉片酊的人通常是從一天一盎司開始，以大多數配方而言，大約是烈酒杯半杯的量。這一盎司中所含鴉片約略等於一喱（〇．〇六五克）嗎啡。重度鴉片酊成癮者每天最多可能會喝五到六倍的量，差不多六喱嗎啡。相較之下，一八八〇年代用慣注射器的嗎啡成癮者，每天的劑量最高達到四十喱。

那麼高的劑量可能會讓剛成癮的人送命。這正是另一個問題：嗎啡會致命。它是所謂的「治療窗狹窄」的藥物，有效劑量的範圍不大。劑量太少，疼痛無法解除；劑量太高，病人就長眠不起。由於需要的劑量與致命的劑量相當接近，因此容易發生使用過量。十九世紀末那幾年，嗎啡過量的案例大幅增加。

根據十九世紀晚期的一項估計，嗎啡是女性自殺最常用的方法，男性則僅次於飲彈。曾經有數十年的時間，它也是常見的殺人利器，讓被害人嗎啡過量既方便又廉價，幾乎不會被發覺（檢驗血液或尿液嗎啡含量的有效方法，直到一九三〇年代才開發出來）。到了一八六〇年，據說美國有三分之一的下毒事件都使用鴉片與嗎啡。

這類嗎啡悲劇是報端常客：一八九〇年代備受敬重的維也納教授暨婦科專家伊巴哈德．薩塞（Eberhard Sacher），他的十多歲女兒未婚懷孕。經過拙劣的墮胎手術後，留下劇烈疼痛的後遺症。薩塞用嗎啡幫她止痛，最終導致成癮。薩塞十分自責。接下來的事，外界並不清楚，想必十分慘烈。薩塞背負醜聞、女兒的疼痛和自己的絕望等多重壓力，一八九一年某天走進他的醫療器材室，拿出一管針筒。幾小時後，他跟女兒都死於嗎啡過量。他女兒的死亡或許只是意外，又或許是預謀殺人與自殺，沒有人知道答案。這則新聞震撼維也納，於是整個奧匈帝國呼聲四起，要求管制嗎啡的使用，可惜官方沒有任何作為。這個問題看起來似乎無解。

然而，等到十九世紀結束，二十世紀降臨，袖手旁觀已經不可行。有太多自殺、太多意外、太多他殺和成癮問題，帶走太多生命。必須採取行動，必須找到方法，比如研發出修復所有損害的新藥，來自實驗室的新奇蹟。於是科學家孜孜不倦著手研究，決心找出更溫和的藥物，既能緩解疼痛，又不至於成癮或致命。一場歷時百年的科學探索於焉展開，積極尋找更安全、非成癮性的鴉片類藥物。

另一方面的努力則屬於法律層面。政府機關終於意識到鴉片類藥物需要管制，於是紛紛頒布各種法令規範，對藥品宣戰。成癮性藥物和使用者被妖魔化、非法化，這場官方打擊藥物濫用的行動持續一個世紀。

如果我必須選出一種對醫療與製藥錯綜複雜的歷史影響最大的藥物，那會是鴉片。不只因為鴉片的威力和它在歷史上根深蒂固的地位，也因為鴉片比其他任何藥物都更鮮明、更直接呈現一般藥物的雙重本質：能帶來極大好處，也能造成極大傷害。

沒有人能只享受好處，避開傷害。每一項科學發現都是雙面刃，所有的效益不可避免地附帶生理和心理的風險。人們經常為效益歡欣雀躍，危險則留待日後再面對。又稱快樂草、神的藥的鴉片正是如此。

第二章

—— CHAPTER 2 ——

瑪麗小姐的怪物

天花、牛痘、疫苗接種

Lady Mary's Monster

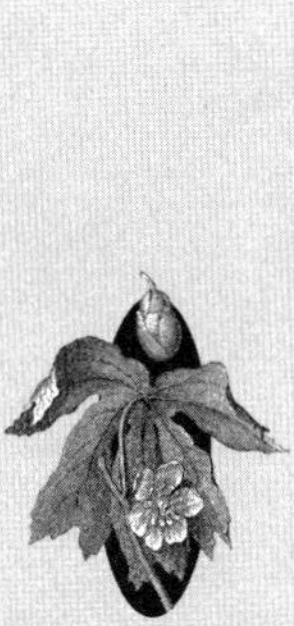

瑪麗・皮爾龐特（Mary Pierrepont）的性格剛強、容貌姣好，且熱愛閱讀。她的人生從一開始就比別人幸運兩倍：一六八九年出生在英國貴族家庭，因此既富且貴。她的家族不但重視社會地位，更熱愛學習。她的曾祖父在一六六〇年代後期參與創立全世界第一個科學組織——皇家學會（Royal Society），那是她出生前約三十年的事。她的父親是上議院議員。他們的祖宅書香滿溢，擁有一座私人圖書館，無論藏書數量或品質，都是全世界數一數二。她度過非常快樂的童年，住在典雅的房子，吃最上等的美食，經常接觸幽默風趣的訪客，受教育機會令同時代大多數的女性望塵莫及。瑪麗在這樣的環境成長，如魚得水。長大後出落得嫵媚動人，人們讚許她那雙美麗的眼睛，也認定她將來必定有個理想歸宿。她天資聰穎，她自己知道這點，家人也用心栽培。十幾歲時就讀遍家族圖書館，自學拉丁文，寫詩，跟各地主教通信。

但她想要更多，決心做別人做不到的事：當個女作家。她不願意接受別人的安排，要追求獨立自主。當父親不顧她的反對，為她安排婚事，她拋下家人精挑細選的未來夫婿，跟自己看中的人私奔。對方是第一代三明治伯爵（Earl of Sandwich）的孫子愛德華・沃特利・孟塔古（Edward Wortley Montagu）。這樁醜聞一時之間成為當時上流社會茶餘飯後的熱門八卦。不過，結果還算不錯，畢竟孟塔古出身名門世家，本身也有志從政。

瑪麗開始發表作品，有幾首詩頗受矚目。她的筆鋒有時相當尖銳，有些詩諷刺意味濃厚，太明顯指向上流社會的某些人物，因此選擇匿名發表。她的作品慢慢受到肯定，被譽為當代最聰明的女性，孟塔古則在政治界步步高陞。他們的長子在一七一三年出生，兩人的生活似乎幸福美滿。

然後斑點怪物襲來。

最先受害的是她弟弟，當時才二十歲，瑪麗跟他感情最好。這場病來得突然，他高燒不退、全身疼痛，整個人外表走樣，面目全非，短短幾星期就喪命。

這種疾病叫做「天花」（英文為smallpox，以便與great pox〔梅毒〕區分），在當時的英國和全世界大多數地區，是無法改變的殘酷事實。天花是當時最致命的傳染病，散播速度極快，感染數百萬人，年輕人的死亡率比老年人高。天花症狀剛出現的一、兩天，很容易被誤認為一般流行性感冒，只是頭痛和輕微發燒。之後急遽惡化，病人脈搏狂跳、體溫飆高，導致冒汗、便祕、嘔吐、乾渴難解。幾天之後，皮膚會長出粉紅色的奇癢皮疹。這些疹子的顏色會漸漸變暗，侵襲也越來越深，變成氣味難聞的發癢膿皰。有些病人只在胸膛和背部冒出數十顆疹子，也有人長了幾千顆，包括嘴唇、口腔、喉嚨、鼻腔、眼睛和性器官在內，全身皮膚膿皰密布，病人在熱、痛、癢之中飽受煎熬。病人的身體對病毒攻擊的反應，就是漸次加劇的高燒。病人可能會全身浮腫，皮膚像氣球般鼓起緊繃，嚴重時連五官都走樣。鼻腔和喉嚨因為腫脹而堵塞，導致呼吸困難。膿皰漲滿後皮膚軟化，最後爆破，惡臭黏稠的黃色膿液噴濺在床單上，病人根本沒辦法好好休息。

有些醫生認為最好的治療就是靠流汗排出毒素，於是讓病人蓋幾條毯子，壁爐火勢加大。可惜沒用。也有醫生反其道而行，用濕冷的床單裹住病人，敞開窗戶。當然也沒有效果。諸如放血、通便、導瀉、催吐或其他當時的標準醫療手段都沒有作用。群醫束手無策。

沒有人知道該怎麼辦，因為在十八世紀初，人們不知道這種病是怎麼來的。到了最後，他們唯一能做的就是減輕病人的痛苦，安慰憂愁的家屬，耐心等待。膿皰出現後幾天內，可能的發展方向有兩種：大約有四分之一的病人症狀惡化，回天乏術；其他人則能恢復元氣，擊退病魔，高燒停止，膿皰結痂脫落。經過幾天或幾星期的復元期，病人終於可以撐起衰弱的身體走出病房，重返人間。

性命還在，卻留下標記。有些病人雙目失明，更多人面目全非。幾乎所有存活者，長過膿皰的皮膚都殘留凹陷難看的疤痕。正如當時一位評論家所說：「可愛的嬰兒變成醜娃娃，媽媽看在眼裡不禁顫慄。美麗的少女眼睛和雙頰變得如此驚悚，她們的未婚夫婿看得膽顫心驚。」英國大多數的成年人都有天花疤痕。據說戴面紗、化濃妝和貼美人痣這些時尚之所以興起，都是為了遮掩天花後遺症。曾經有一段時間，婦女流行用布料剪出十字或星星圖案，貼在最嚴重的疤痕上。

這種情況持續幾年。天花傳染力極強，如今我們已經知道，只要吸入患者的皮膚碎屑、碰觸患者的膿液，甚至只是整理他們的衣物，都可能被感染。在瑪麗・孟塔古的時代，只要城裡出現天花病例，就表示該移居到鄉間住宅了。天花對貧富貴賤一視同仁，這點有別於當時其他致命疾病，比如通常發生在都市貧困地區的霍亂。天花橫掃宮廷與貧民窟，殘害王公貴族和底層百姓。至今仍是史上傳染力最強的疾病，是人類遭遇過殺傷力最大的傳染病。它在歐洲奪走的性命超過黑死病。一六九四年，一名評論家指出：「墓園塞滿屍體。尚未感染的人生活在驚恐之中，倖存患者身上留下見證它破壞力的猙獰足跡。」當歐洲探險家和征服者帶著它到沒有見識過它威力的全新地域，結果是慘烈的大屠殺。它在非洲滅絕整個部落，殺死美洲大多數阿茲特克人（Aztecs）和印加人（Incas）。它繼續追隨歐洲人的腳步散播，荼毒北美大多數種族，像是一場生物種族大滅絕，為白種拓荒者披荊斬棘。在瑪麗小姐的年代，天花剛開始蹂躪澳洲的原住民。

唯一的好消息是（如果這算好消息），只要熬過天花的摧殘，終生不會再感染。這勉強算得上是一件幸事：天花存活者可以放心大膽地照顧被感染的病人，不必擔心再患病。可是沒有人知道為什麼，這只是這個謎團年代的另一個不解之謎。有關疾病與生死問題，幾乎都超出人類理解範圍。只有神能招致疾病，也只有神能決定疾病的後果，決定誰生誰死。

最了不起的是，如今天花已經絕跡。一九七〇年代至今，全球沒有再出現任何病例。從瑪麗小姐的時代到我們的時代，我們終究清除了這個有史以來最棘手的傳染病。這或許是醫療史上最大的成就，而這個故事要從瑪麗說起。

弟弟過世兩年後，瑪麗跟官運亨通的丈夫定居倫敦。有一天她發燒了，皮疹迅速出現，醫生的診斷毫無疑義。她感染了天花，從此臥病在床，經歷一階段又一階段的病程。醫生並不樂觀，因為她的病勢沉重，膿皰擴散加深。她輾轉反側，搔抓皮膚，醫生建議她的丈夫準備後事。

可是瑪麗還有重要使命。她度過危險期，克服了天花。幾星期後，她打開臥室房間走出來。她的睫毛掉光了，一雙明眸周圍的皮膚發紅刺痛，而且往後的歲月都維持這個狀況，讓她的面容顯得有點凶殘。她臉上曾經光滑的皮膚，如今布滿坑洞和疤痕。但她沒有失明，比其他很多病人幸運，而且她的精神似乎沒有受到影響。

不久後她的丈夫升官，被任命為駐鄂圖曼帝國（今土耳其）大使，奉命前往君士坦丁堡（今伊斯坦堡）就職。孟塔古原本打算隻身赴任，畢竟那是一七一五年，長途旅行格外艱辛，讓妻子和兒子留在英國是傳統做法。但是瑪麗一點都不傳統，她的力量回來了，她對那個陌生國度充滿好奇，怎麼肯錯過這場冒險？她堅持陪同丈夫前往，還要帶著年幼的兒子同行。

於是他們踏上歷時數月的漫長旅程，橫越歐洲，進入神祕的東方國度。她在旅程中撰寫一系列精彩書信，歷歷如繪地描述沿途見聞。相較於同時代大多數作家，瑪麗的觀察力更敏

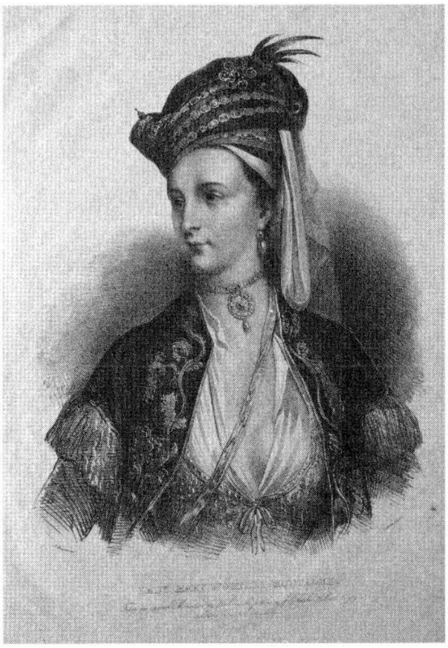

瑪麗・沃特利・孟塔古。平版印刷，德維里亞（Achille Devéria）製作。原作由辛克（Christian Friedrich Zincke）繪。（衛爾康博物館收藏）

銳，下筆更直率，對外國文化也少了點偏見。這些書信日後付梓，成為早期遊記的經典作品。這或許也在她的計畫之中：把握鄂圖曼帝國之旅，成就她的作家夢。

瑪麗在君士坦丁堡歐洲區安頓下來。丈夫白天都在大使館上班，她開始探索這個陌生的穆斯林世界。她對當地女性的生活特別感興趣。當時的歐洲人普遍將土耳其人視為落後的蠻族：蓄養奴隸，將女性圈禁在深閨，處死不信神的人，全天候在高塔上呼號他們的信仰。根本還生活在中世紀。

瑪麗發現那不是事實。她身為大使夫人，有機會結交城裡的婦女界領袖。那些優雅高貴的女性對她大開友誼之門，邀請她走入她們的住宅、澡堂，品嚐她們的食物，認識她們的風俗，了解她們的思想。她慢慢發現，土耳其婦女雖然居住在只有女性的後宅，做禮拜與男性隔絕，也不能直接參與政治，但她們卻不認為那是禁錮，反倒覺得是一種特殊的自由。她的新朋友好像並未遭受脅迫或剝奪；相反地，她們聰明、有教養，看起來幸福快樂，以某種她想像不到的方式享有自主權。沒錯，大多數時間只能跟女性往來，可是在那個世界裡，她們比很多歐洲女性更自由，可以有自己的觀點，自由表達意見。她們聰明伶俐、知識豐富，跟同性之間以單純的情感建立深厚的友誼。她觀察發現，她們格外擅長婉轉行使自己的權力。她們的生活方式雖然與現代歐洲女性截然不同，卻不失充實。當代歐洲女性通常在男性的世界耗費心力，與其他女性爭奪權力和注目。

她們也擁有身體的自由。她們對瑪麗穿在身上的「盔甲」十分驚訝：沉重的長禮服和僵硬的胸衣與束腹。她卻為她們在澡堂裸露身體的那份隨性自在感到詫異。穆斯林女性身上有個小細節特別令她感興趣，就是她們光潔無瑕的美麗肌膚。她們的天花疤痕呢？

她找到原因，也寫在一七一七年的一封信裡：「我有件事要告訴你，你聽了以後會遺憾自己未能來到這裡。在英國流傳那麼廣，奪走那麼多人命的天花，在這裡完全沒有殺傷力。因為這裡的人發明一種方法，他們稱為『嫁接』（engrafting）。有一群老婦人專職做這件事，時間選在入秋後熱氣漸消的九月分。她們派人詢問哪些人家有人想要感染天花，為此專門舉辦派對。等這些人聚在一起（通常是十五或十六人），負責接種的老婦人就會帶著裝滿上選天花膿漿的堅果殼來到，詢問接種者想種在哪一處靜脈。之後她立刻用一根大針刮開對象指定的位置（疼痛的程度相當於一般刮傷），將沾在針尖的膿漿送進接種對象的靜脈，之後用空心堅果殼包紮傷處……。接種的兒童或年輕人當天會聚在一起玩耍，到了第八天，恢復健康。接種後不久，他們會發燒，躺在床上休息兩天，很少躺上三天。大多數人的臉上最多只有二、三十處皮疹，而且絕對不會留下疤痕，八天後他們已經完全復元……。沒有人因此喪命。我對這種措施的安全性非常滿意……。」

這段文字是西方對「嫁接」（也就是如今所謂的預防接種）最早的描述。瑪麗對整個過程的敘述大致正確，只有**靜脈**這個詞彙用錯了，顯示她的醫學常識不足。土耳其的技法是在皮膚上（通常選擇手臂）刮出一道單純傷口，只要達到出血的深度即可，接著用針尖沾一點輕症病人患處痂皮的粉末及／或膿漿，植入傷口裡。這些「天花痘種」會在接種者體內引發輕症天花。病程結束後，接種的孩子再也不必擔心會感染天花。

瑪麗深深著迷。她曾跟英國大使館的醫生討論這個做法，也跟法國大使聊過。法國大使告訴她，這種種痘法就跟在歐洲泡溫泉一樣普遍又無害。有些歐洲醫生曾經在寫回祖國的信件裡稱許這種技法，卻沒有產生任何效應。於是瑪麗開始考慮做點非常大膽的事，或許也非常愚蠢：她想要讓兒子接受這種「野蠻的」嫁接法。

事不宜遲，她的丈夫已經接到命令，即將返國任職。於是她瞞著丈夫跟一名精通接種技術的婦人見面，大使館蘇格蘭裔外科醫生查爾斯．梅特朗（Charles Maitland）也在她的說服下勉強加入，從旁觀察。老婦人來了，帶著從當地合適的輕症患者膿皰取得的新鮮痘種。她取出一根長針（梅特朗注意到那根針鏽跡斑斑），在瑪麗的六歲兒子手臂刮出一道傷口，孩子疼得放聲大哭。老婦人將天花膿漿與孩子的鮮血混合，再揉進傷口裡。這時梅特朗按捺不住了。為了確保效果，通常兩隻手臂都需要接種，梅特朗為了避免孩子再受一次針尖刮肉的痛楚，拿出自己的手術刀在孩子另一隻手臂劃開一道傷口，親自植入一點痘種，再包紮傷口。

接下來就是等待。一如預期，孩子發展出輕微症狀，而後徹底痊癒，沒有留下任何疤痕。瑪麗保護了自己的兒子，他再也不會感染天花。

這是關鍵時刻：瑪麗和梅特朗在土耳其學會如何刻意讓孩童感染輕症天花，避免日後發生更嚴重、甚至致命的重症。這是瑪麗的切身之痛，當初如果她弟弟也接種，也不致於天人永隔。如果她自己也曾接種，容貌就不會受損。她決定將這種土耳其技法帶回英國。

只有一點疑慮：她不認為英國醫生肯採用這種技術。他們之中有太多人長久以來使用沒有療效的古老方法治療天花，賺了太多錢。她寫道：「只要我覺得英國有哪位醫生品格夠高尚，願意為了人類福祉放棄一大筆收入，我會很樂意寫信向他詳細介紹這種技術。不過，如果我能活著回到英國，也許我會有勇氣與他們作戰。」

瑪麗和家人回到英國後，果然引燃戰火。她積極推廣土耳其接種法，英國醫界輕蔑以對。他們提出三方面的理由進行抵制。首先來自宗教：穆斯林有什麼資格教導基督教國家？其次來自性別歧視：那些沒受過訓練的女人有什麼資格教導受過專業訓練的男性醫生？最後則是醫學層面：在一七二〇年的英國，醫界治療天花的方法主要來自古希臘的理論，也就是血液、黏液、黑膽汁和黃膽汁四種體液的均衡。基本概念在於，當這四種體液因為某種原因失去平衡，疾病就會發生。因此，治病的方法主要是讓四種體液恢復平衡。以天花為例，膿皰的產生，明顯是患者的身體想要排除汙穢物質，找回均衡。醫生的責任就是為病患放血、清腸和催吐，輔助身體的自然運作。

但病人變虛弱了，造成更多死亡。

瑪麗熱情推薦的**土耳其接種法**不適合這個體系，所以他們不予考慮。

一七二一年春天，倫敦爆發另一波天花疫情。這回死亡率特別高。這時瑪麗已經多了一個女兒，是在離開君士坦丁堡之前出生的，當時年紀太小不能接種。瑪麗決心保護她的第二個孩子免受天花侵襲。她的女兒已經三歲，剛好可以種痘。瑪麗找上當時也已經回國的梅特朗幫忙。梅特朗再次猶豫：如果出問題，會是他職業生涯的重大打擊。為了保護梅特朗，同時鼓勵其他人，瑪麗邀請人們旁觀這次過程。她認為這件事不該是私人行為，她要將女兒的接種變成公開示範，展現接種的功效。

瑪麗影響不了醫生，於是轉而向自己社交圈裡的人介紹種痘技術。她有位高權重的朋友，甚至包括王室成員，比如當時王儲的妻子威爾斯王妃安斯巴赫的卡洛琳（Caroline of Ansbach）。卡洛琳邀請皇室御醫參觀這場種痘示範。一群頭戴假髮的貴族聚在一起，觀看梅特朗為瑪麗的女兒種痘。緊張不安的梅特朗用手術刀在小女孩的手臂輕輕一劃，將輕症患者的膿漿植入。

事情很順利，瑪麗的女兒安然度過預期中的天花輕症，整個復元過程都呈現在當時醫界領導人物眼前。瑪麗鼓勵朋友親自來家中看她的女兒，於是訪客絡繹不絕，有醫生，也有社會人士。由於疫情仍然凶猛，瑪麗社交圈裡有不少貴族開始要求讓孩子接種。

其中最早表態的正是卡洛琳。卡洛琳是未來國王喬治二世的德國籍妻子，當時已經有五個年幼的孩子，其中一個有一天會繼承王位。卡洛琳跟瑪麗一樣，也是個聰明女子。她跟很多引領時代的思想家書信往來，比如德國大思想家哥特佛萊德．威廉．萊布尼茲（Gottfried Wilhelm Leibniz）。法國哲學家伏爾泰（Voltaire）曾說卡洛琳是穿著貴族服飾的哲學家，也難怪她跟瑪麗志同道合。卡洛琳親眼目睹瑪麗女兒的種痘經過之後，有意讓她的孩子都接種。

她開始遊說公公國王喬治一世，徵求他的同意，但卻遭到拒絕。在證實這種外國技術安全無虞之前，喬治一世不願意讓自己的血脈冒險。卡洛琳只好安排進一步的實驗，這回對象

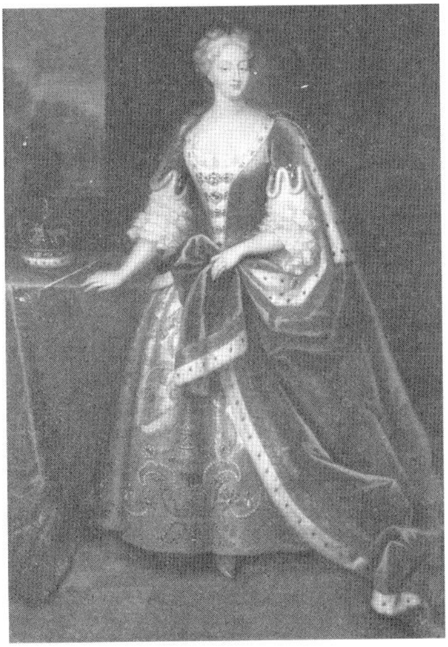

安斯巴赫的卡洛琳。伊諾克·西曼（Enoch Seeman）繪，約1730年。

是倫敦新門監獄（Newgate Prison）自願參與的囚犯。雀屏中選的囚犯，在試驗結束後可以獲得皇家特赦。

他們挑選各三名男女囚犯接種，密切監控，並邀請二、三十名科學家和醫生到場見證。五名囚犯在幾星期內發展出輕微症狀，之後如期復元（後來發現第六人已經感染過天花，所以接種無效）。只是，接種真能讓他們抵抗正在倫敦肆虐的「野生」天花嗎？為了解答，其中一名十九歲的女性囚犯奉命每天晚上跟一名罹患重症的十歲男孩躺在同一張床鋪上睡覺，她連續照顧男孩幾個星期，始終沒有染病。這個結果很鼓舞人心，但這就足以證明嗎？

還不夠。他們安排另一場實驗，

這回的對象是十一名倫敦孤兒。同樣的，結果相當可喜。

早期選擇囚犯與孤兒做實驗的做法，奠定之後兩百年醫學實驗的基調。當新開發的藥物需要大規模人體試驗的，最簡便的途徑就是選擇沒有能力反抗的對象。這種對象的行動和去處可以受控制，方便長時間觀察。囚犯和孤兒因此成為完美對象，後來加入行列的軍人和精神病患也是。住院病人是另一個選擇。從歷史的長河看來，直到不久前，醫界才開始思考「知情同意」❹的問題。

一七二一年九月，新門監獄的大門打開了，六名剛完成接種的健康囚犯重獲自由。這是歷史性的一刻。這些以囚犯和孤兒為對象的實驗，是最早的「臨床實驗」（套用如今的術語）。所謂臨床實驗是指對一群人測試新藥或新療法的功效，看看是否安全、效力如何，目前已經是所有新藥上市前的標準流程。現代每一種處方藥都必須證實對人體既安全又有療效，要做到這點，唯一的辦法就是讓人試用。現代的臨床實驗對象通常多達數百或數千人，目前已經發展成頗具規模的產業。

不過在一七二一年還沒有這樣的標準，只需要少數幾名醫生、六個囚犯和十一名孤兒就夠了。然而，以當時的水準來說，這已經是真正的科學實驗。實驗過程事先考慮周全，對多名對象實施，仔細監控，記錄觀察所得，發表實驗成果。其他人可以進行同樣的實驗，比對結果。醫學慢慢變成一門科學。

瑪麗和卡洛琳的示範有其效果。更多科學家和醫生對接種產生興趣，慢慢地、嘗試性地採用這種技術。

可是要到另一位名人背書之後，社會大眾才普遍接受。事情發生在一七二二年春天，卡洛琳王妃終於得到國王許可，讓她的兩個大女兒接種。很明顯，國王只允許女孩接種，還不願意讓王位繼承人冒險。接種的兩個女孩都順利存活，民眾欣喜異常。

皇家的示範產生兩個結果。首先，越來越多英格蘭貴族讓自己的孩子接種，引發漣漪效應，吸引更多醫生提供這項服務，於是一般大眾也有機會接種。

第二個結果是一股反制行動，也就是社會開始出現反對聲浪，這是現代反疫苗運動的始祖。

英國喬治時期的反接種人士，在散頁傳單、報紙、酒館和咖啡館發抒他們的見解。有些人認為這種外國技術太野蠻；有些人因為提倡的人是女性（在土耳其甚至是由女性執行）而抱持懷疑；其他人覺得這種事違背神的旨意；大多數人則覺得太危險。其中當然還有政治因素：因為皇室支持，反君主主義者自然而然拒絕信任。

❹ 譯注：informed consent，指研究者在進行研究以前，必須讓研究對象了解自己的基本權益，並且說明包括研究主題、方法，乃至結果的發表等細節。

反接種人士擁有充足的攻擊手段。隨著接種技術的推廣，有少數接種者出現嚴重症狀，其中一部分人不幸死亡。根據一項統計，到了一七二九年，英格蘭接種的八百九十七人之中，有十七人死亡。死亡率大約是二%，遠比天然感染的二五%死亡率低得多，因此不少醫界領袖繼續支持這種技術。可是有些民眾受到神職人員的影響，採取反對立場。因為神職人員主張只有神有權決定生與死，接種違反基督精神，他們質疑醫生施行可能致死的接種手術，難道不是在毒害他人嗎？

反接種運動如火如荼進行。他們有聲有色地宣揚接種的失敗案例（接種對象死亡、家屬被感染後死亡），鼓吹仇外心理，質疑接種的合法性。他們質問：醫生為什麼可以靠著製造苦難獲利？

有些醫生拒絕為人接種，也有人設法改善接種技術。預防接種的出現，標記醫學史上的一段過渡期：因為科學的應用帶來的新知，四種體液說這個主導醫學界兩千年的輝煌理論慢慢退場。卡在新舊世界之間的醫生，想方設法將接種技術塞進舊框架。在舊時代的觀念裡，膿液的形成被視為好現象，「無毒膿」（laudable pus）是痊癒的跡象。因此，英國醫生接種時偏好用手術刀取代針，傷口也切得較深，劃開皮膚直達肌肉，以期產生更多膿液。其他舊時代理論的遺毒，包括放血、清腸和限制飲食。

土耳其接種法的英國修正版於是出現。接種不再只是在皮膚上迅速一刮，隔離一段時間，讓輕微症狀出現又消失。英國醫生堅持實施漫長而複雜的事前準備，在接種前幾天甚至幾星期，對孩子施行清腸和放血，提供特殊飲食。接種的程序因此更困難、更耗時，醫生的收入相對增加。早期接種者大多數都是家財萬貫的貴族，花得起大錢，接種費於是水漲船高。

參加接種試驗的孤兒之中，有個八歲的孩子經歷過那道繁複程序，日後他描寫到那段為期數週的「準備」階段：反覆放血清腸，減少蔬菜攝取，跟其他男孩被安置在「接種棚舍」。等到他接種時，身體已經非常虛弱，他的病勢沉重，一直被留置在棚舍裡，幾星期後才終於康復離開。那段經歷成為他終生難忘的惡夢。他的名字叫愛德華．詹納（Edward Jenner）。

到了詹納的時代（十八世紀後半），大多數醫生都已經認同接種是對抗天花的最佳手段。他們的技術越來越精進，揚棄深度傷口和放血，重拾土耳其的做法。隨著接種變得更容易、更便宜，接種的人數也增加。據說政府有意補助大眾接種。

天花接種傳到美國和整個歐洲。美國有個黑奴早年在非洲部落時曾經接種，他說服主人科頓．馬瑟（Cotton Mather）全力推廣接種。俄羅斯帝國的凱薩琳大帝（Catherine the Great）也在一七六八年祕密完成接種（幫她接種的醫生非常擔心會失敗，備妥馬匹，方便必要時逃命）。當時成千上萬的人都在接種。

瑪麗打贏這場仗。她活到古稀之年，在生命的舞台上發光發熱，跟同時代的大思想家交往密切。英國大詩人暨作家亞歷山大・波普（Alexander Pope）對她用情至深，據說遭到她輕蔑地拒絕。後來她愛上一名才華洋溢的威尼斯伯爵（為了對方跟丈夫離異），足跡遍及歐洲各地，持續發表創作，贏得讚譽。她在君士坦丁堡接種的兒子長大後誤入歧途，淪為浪蕩不羈的賭徒；充當醫學示範的女兒後來則成為英國首相夫人。

瑪麗於一七六二年去世，她將接種法引進歐洲，應該博得醫療先驅的稱譽，可惜她的這項重大成就直到近代才受重視。在天花接種方面，大部分的

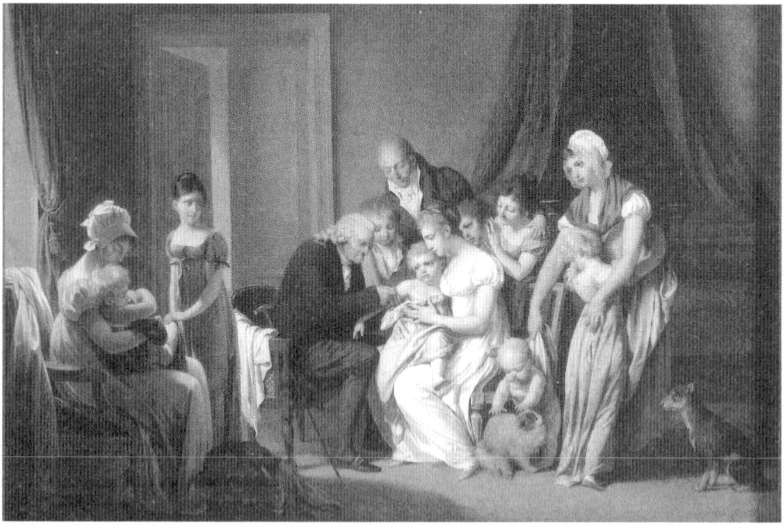

疫苗接種。路易・布瓦伊（ Louis-Léopold Boilly）於1807年繪。（衛爾康博物館收藏）

光環和榮耀都歸於詹納身上，也就是那個在接種棚舍吃盡苦頭的孤兒，他正是後來的疫苗之父。

擠牛奶女工以好氣色聞名。住在鄉下的人都知道，英國的擠牛奶女工向來兩頰紅潤、肌膚滑嫩，最重要的是，她們都沒有天花疤痕。也許是因為她們的飲食比大多數人攝取更多牛奶、乳脂和奶油，或是別的原因。乳牛的乳房有時會感染一種名叫牛痘（cowpox）的輕微疾病，看起來有點像天花，卻沒有太大的威脅。女工擠牛奶時難免會因為手部接觸感染，長出紅疹，幾天後就消失。之後她們幾乎不會感染天花。因此，如果農場有人感染天花，這些女工通常會負責照顧病人。這些事在農村裡眾所周知。

農夫也會感染牛痘。十八世紀中期英國多塞特郡（Dorset）耶敏斯特（Yetminster）村，有個叫班傑明．杰斯提（Benjamin Jesty）的佃農就得了牛痘。當時他還年輕，跟附近地區很多農民一樣，出了疹子又好了，沒有放在心上。後來他變成鄉里間的中堅分子，以勤勞、理性著稱，生活也越過越好。

他交遊廣闊，跟當地醫生約翰．弗斯特（John Fewster）交情不錯。弗斯特也為人接種，他知道當地人相信擠牛奶女工得過牛痘就不會得天花。他曾經在倫敦發表一場小型演說，提及牛痘似乎有預防天花的能力，只是沒有引起太大的關注。

弗斯特提出理論，具體實踐的卻是農夫杰斯提。一七七四年，一場天花疫情威脅到那個地區，杰斯提不擔心自己，因為他得過牛痘。可是妻子和兩個年幼兒子卻沒有，更不曾感染天花，步步進逼的疫情可能會奪走他們的性命。他四處打聽，得知鄰近一處酪農場有一頭乳牛正好感染牛痘。於是他召集全家人，帶著他們長途跋涉，越過田野，來到那座農場。他在染病的母牛乳房又刮又捅，收集牛痘膿漿，拿出一根縫補針將牛痘刮進妻小的手臂。

這場從動物到人體的轉移，一開始遭遇挫折。他妻子的手臂傷口感染發炎，不得不找醫生診治。鄰居發現他做的事，辱罵又嘲弄，拿泥塊和石頭扔他，指控他冒犯了神。

但是他成功了，妻子和兩個兒子都出現輕微牛痘症狀。後來天花侵襲到他的村莊，他們都平安度過。可能真是杰斯提救了家人的命，不過他的個性謙和，想跟鄰居維持良好關係，所以沒有自吹自擂，繼續埋頭耕作。

這件事後來流傳出去，杰斯提變成執行後世所謂的「種牛痘」（vaccination）的第一人（vaccination這個字來自拉丁文的vacca，意思是「牛」）。

vaccination這個字是在杰斯提的試驗過後幾年創造出來的，造出這個字的人正是詹納，發明牛痘接種的功勞也多半落到他頭上。到了一七九〇年代，也就是杰斯提帶著家人橫越田野的數十年後，詹納做了必要的科學研究，努力向世人證實牛痘接種比過去的天花接種安全得多，效果也更好。詹納的見解一度遭到攻擊，後來又被認可，最後享譽全世界。正如英國科學家法蘭西斯・高爾頓（Francis Galton）所說：「在科學領域，得到榮譽的往往是說服全世界的人，而不是最先發想的人。」

而開路先鋒瑪麗曾做過的努力，就像科學史上其他很多女性的付出，多半都被忽略了。

一八六三年，美國林肯總統（Abraham Lincoln）發表蓋茨堡演說（Gettysburg Address）之後數小時就病倒，大多數歷史學家認為他得到天花。他臥病四星期後康復，貼身男僕卻不敵病魔，死於同一種疾病。

雖然瑪麗、杰斯提、詹納和其他人努力教導世人如何預防天花，這種傳染病依然在世界各地蔓延，而且還會持續發威一個世紀。光是在二十世紀，據估計全世界就有三億人死於天花，比整個二十世紀所有戰爭和天災奪走的人命多出一倍以上。

後來天花疫苗開始生效。越多人接種，感染源就越少。預防接種越積極，比如要求學童強制接種，感染人數就會逐漸下降，最後歸零。最後一例自然感染的天花，美國發生在一九四九年；北美在一九五二年；歐洲則是在一九五三年。很顯然，如果全世界所有國家都採取這種強烈措施，天花也許會在地球絕跡。

事實證明，天花雖然是超級殺手，卻也最容易根除。首先，它很容易追蹤。天花症狀在感染後兩、三天就十分明顯，因此能找出病人加以隔離，避免擴大感染。另一個重點則是，會攻擊人類的兩種天花病毒並不會感染其他動物，所以不太可能會有某個「動物載體」帶著天花病毒，藏在某個偏僻角落，等著侵犯人類。其他的傳染病就有這種現象，比如黃熱病（yellow fever）能傳染給猿猴，再傳回人類身上。最後，後來的天花疫苗比詹納的牛痘接種有效得多，更方便也更安全，因此可以在短時間內為眾多人口提供保護。

如今已經更了解疫苗如何保護我們。瑪麗、杰斯提和詹納的發現來自簡單的觀察，他們看見某種方法有效，想辦法改善，再推廣給更多人。他們不知道那種方法為什麼有用，因為他們不知道天花或其他任何傳染病是怎麼發生的。

這些問題要到十九世紀後半才能解開，那時路易・巴斯德（Louis Pasteur）、羅伯特・科赫（Robert Koch）等人發現，疾病的發生和傳播不是因為體液紊亂，而是名為「微生物」、肉眼看不見的有機體所造成。微生物理論像一枚炸彈擊中醫學界，炸毀舊時代的理論，為新療法清除路障。其中就包括其他傳染病的疫苗，比如狂犬病、炭疽病、麻疹和小兒麻痺。對於某些疾病，有效的疫苗能創造奇蹟。

但不是全部，有些疫苗試驗後沒有功效，視個別疾病而定。一八八〇年代到一九三〇年代這段期間，科學家努力探究原因。為什麼有些疫苗有效，有些無效？疫苗究竟為什麼會有效？

答案就在人體的防禦機制。隨著微生物理論與疫苗發展向前邁進，我們對身體免疫系統的認識也逐步加深。免疫系統是錯綜複雜、精密調節、牽涉廣泛的系統，幫助我們的身體辨識、鎖定並摧毀入侵的細菌和病毒等微生物。病毒是比細菌更微小、具感染力的微生物（第一隻病毒在一八九二年被發現）。無論瑪麗的接種或詹納的種牛痘，都是用少量病毒喚醒免疫系統。一旦入侵者被辨識出來，身體就能記住，下次再遇見就能迅速啟動防禦，從此對那個入侵者產生免疫力。

研究人員發現，天花的病原體是兩株天花病毒，其中一種非常危險（**主天花病毒**，Variola major），另一種較為溫和（**次天花病毒**，Variola minor）。疫苗對這兩種病毒都有不錯的預防效果，比大多數疾病的疫苗都有效。每一種傳染病本質都不一樣。比如流行性感冒有很多病毒株，每年都會突變或輪替，所以疫苗效果較差。瘧疾的病原體大不相同，是一種寄生蟲，因此疫苗對瘧疾的效果不大。有些病毒和微生物學會避開免疫系統，疫苗的作用也有限，比如愛滋病毒。

天花疫苗的效果卻非常好，於是到了一九六〇年代，經過全球衛生單位的努力，天花已經幾近絕跡。這是一個艱鉅任務：工作人員徒步穿越叢林，或空降到山區聚落，深入亞洲、南美和非洲偏遠地域，為他們找得到的所有人施打疫苗。這項行動的目標是醫療史上前所未見：不只要控制疾病，還要它永遠絕跡。

他們並沒有花費太多的時間。到了一九七七年，東非索馬利亞二十三歲的衛生工作人員暨醫院廚師阿里．馬奧．馬林（Ali Maow Maalin）在歷史上留名，因為他是地球上最後一個自然感染天花的人。索馬利亞的游牧民族和荒涼地域成為天花最後的避風港。馬林發病後立刻被隔離，所有跟他接觸的人都被詢問疫苗接種時間，並且嚴密觀察。他順利熬過來，之後投入小兒痲痺防治工作。全世界的衛生專家屏息以待。接下來幾個月（遠遠超過專家判定沒有宿主的天花病毒能存活的時間），沒有出現新病例。

人類宣布勝利，史上致死率最高的疾病天花已經消失。

至少人們這麼認為。

到了一九七八年，英國伯明罕的攝影師珍娜．帕克（Janet Parker）以為自己得到感冒，接著疹子出現，再變成膿皰。

她的醫生無比震驚，英國已經數十年沒有出現天花病例，可是珍娜的症狀不容置疑。調查發現她在當地醫院工作，負責拍攝組織或器官的照片，供醫生建檔。她沖洗照片的暗房樓下是一間實驗室，有個名叫亨利．貝德森（Henry Bedson）的研究員在那裡做研究，他研究的正是天花。

天花病毒已經從自然界消失，卻有一些樣本保存在世界各地五、六間實驗室，冷凍或上鎖，留給後世（以及科學研究之用）。貝德森的實驗室正是其中之一。

事件曝光後，人們才知道原來當初貝德森的天花實驗室碰上麻煩，官方說他的實驗室設備不符合國際安全標準，通知他幾個月後要勒令關閉。珍娜染病的時間點，正是貝德森加快速度要想取得研究結果的時候。

沒有人知道確切的感染途徑，病毒可能飄進醫院的通風管道，或者經由沾染病毒的衣物或器械散布，就連事後的官方調查也找不出真相。總之，貝德森的天花病毒不知怎地感染了珍娜。

這件事大有可能演變成醫療災難。有關單位封鎖珍娜的住處進行消毒，也調查她的接種紀錄：她確實接種過，卻是在十二年前。天花疫苗必須每隔幾年施打一次，才能確保免疫效果。由於天花已經絕跡，她跟大多數人一樣，沒有追蹤接種。英國已經太久不曾出現天花病例，沒有人會多此一舉去接種；很多年輕人根本沒有免疫力。

珍娜很快被隔離。衛生單位盡全力找出曾經跟她接觸的人，包括她的父母和送她去醫院的救護車司機在內，總共大約五百人全部隔離。

英國的醫療突然回到七十年前。這些接觸者要安置在哪裡？一九〇七年英國曾經建造一所「熱病醫院」，用來收治傳染病重症患者。到了一九七〇年代，這個地方幾乎已經閒置，工作人員只剩兩人。官方命人徹底清潔，增置軟硬體設施，重新運作。跟珍娜接觸過的人大多安置在那裡，密切觀察健康狀況。

最受關注的是珍娜。她的病情惡化，全身布滿膿皰，從頭皮到手掌和腳跟，無一倖免。她的呼吸越來越困難。壞消息接連不斷：珍娜的母親也受到感染，父親也在同一家醫院隔離，因為太擔心妻女，去探望女兒時心臟病發，幾天後不幸過世。

在一連串的悲劇之中，有一天肇事的天花研究員貝德森走進自家庭院的工具棚割喉自殺。他的遺書寫道：「我辜負眾多親友同事對我和我工作的信任，更愧對因我而蒙受汙點的妻子和心愛的孩子，在此深深致歉。我知道這麼做很不理智，只希望我的家人能因此得到平靜。」

十天後，珍娜死於天花。

她的遺體被判定為具有生物危害風險，葬禮在衛生單位監督下舉行，送葬隊伍部分車輛上坐著警察。焚化遺體的火葬場受到嚴密管制，親友無法瞻仰遺容，事後火葬場也由醫療技術人員進行消毒。

官方展開調查，國會也熱烈討論，最後世界衛生組織做出因應。各方達成共識，認定天花病毒太危險，不該有這麼多實驗室從事這方面的研究。萬一病毒不慎散逸，代價太過高昂。珍娜過世後幾年內，全世界實驗室裡儲存的天花病毒絕大多數都被銷毀，如今只剩兩處嚴密管制的實驗室還有斑點怪物：其一是位於亞特蘭大的美國疾病管制中心（U.S. Centers for Disease Control）；另一個則是在俄羅斯科利佐沃（Koltsovo）的國家病毒學與生物科技研究中心（State Research Center of Virology and Biotechnology）。

至少檯面上如此。誰也不敢保證其他地方沒有惡意儲存。一九九〇年代蘇聯解體，俄羅斯儲存的天花病毒樣本安全性於是引發關切；二〇〇一年國際恐怖主義威脅升高，更加深這種憂慮。一九九四年，有個研究團隊公布天花病毒的完整基因組，隨著控制基因的技術日漸精進，難保哪天不會有某個惡意實驗室重建活體天花病毒。

地球已經四十年沒有出現天花病例，沒有人知道怎麼治療，只有一小部分人對它免疫。以美國為例，一九七一年起就不再對兒童強制接種天花疫苗，目前只有駐紮南韓的美軍和其他少數特例需要施打天花疫苗。此時此刻，我們就跟阿茲特克人、印加人或一七〇〇年的英國幼兒一樣，對天花沒有抵抗力。

為了預做防範，九一一事件後美國採取應急措施，大量儲備天花疫苗，足以在必要時對全美所有人施打。

說到底，就是風險和效益的問題。疫苗風險不高，很少出現併發症，卻不是沒有。可是如今感染天花的機率趨近於零。恢復天花疫苗注射，即使只有少許併發症風險，似乎也不太有必要。不過還是備妥疫苗，以防萬一。

所有的疫苗施打都應該套用這樣的風險效益評估。有些疫苗由個人決定是否施打，例如流感。流感通常症狀溫和，而疫苗的效力離一〇〇％有一大段距離，所以要不要施打看個人。帶狀皰疹和皰疹病毒的疫苗也一樣，這些病毒都有疫苗，安全性高，適合高危險群施打，但決定權在你手上。

至於比較危險的疾病，情況就不同了。衛生專家主張，幼童都必須施打白喉和破傷風等高危險疾病疫苗。在這種情況下，預防疾病的高效益遠遠超過施打疫苗的低風險，所以強制施打明顯對大眾健康有益。

那不代表反疫苗運動已經消聲匿跡。真要說起來，反疫苗聲浪甚至比上個世紀更強烈，因為如今多了網路傳播謠言，引發恐懼。在某種程度來說，現代的反疫苗運動源於疫苗接種的成功。我們用疫苗防治的疾病，如今大多只像是無害的幽靈，失去製造恐懼的力量，疫苗讓它們變成過去式。目前生活在地球上的人，只有極少數見過天花、白喉或小兒痲痺。也很少人像瑪麗或珍娜的母親一樣，被這些疾病奪走弟弟或女兒。在我們的心目中，這類疾病的危險性已經太小，施打疫苗的效益似乎太低，以至於疫苗的些許風險好像變高了。

在我看來，這是危險的誤判。越多人決定不打疫苗，沒有免疫力的人就越多，捲土重來的傳染病散播的速度就越快。天花之所以會在地球上絕跡，是因為接種疫苗的人數夠多，又沒有其他動物宿主，病毒無處繁殖，也無法散布，因而消亡。只要接種的人夠多，危險就接近於零，這就是所謂「群體免疫」的好處。

對天花的勝利得之不易，我們避免了難以估計的苦難，挽救了數不清的生命。時至今日，小兒麻痺等致命疾病也接近絕跡。瑪麗憑藉她的獨立自主、機智、影響力和堅毅，帶領我們跨出通往奇蹟的第一步。我們應該繼續為防疫而努力，藉此稱頌她的見識與勇氣，以及她為人類所做的貢獻。

第三章

CHAPTER 3

米奇·芬恩

是安眠藥也是迷姦藥的水合氯醛

The Mickey Finn

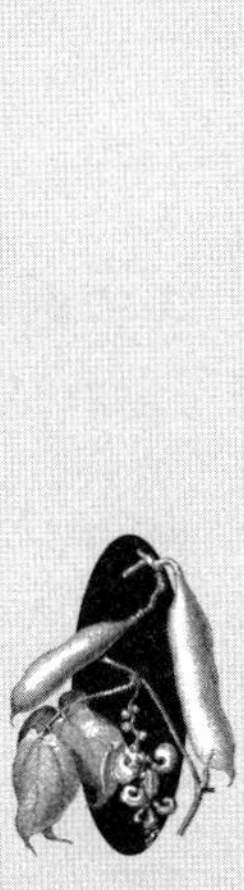

Ten Drugs

鴉片和嗎啡是天然產物，它們的原料是植物。十九世紀中葉除了汞等非植物物質之外，醫生掌握的藥物大多取自植物，都是從自然界提煉而來。

不過變局將至。現代的科學完全以觀察、實驗、發表、再實驗為基礎，即將對藥物世界產生深遠影響。舊時代對人類健康與自然世界的解釋，依循的是來自羅馬與希臘、駁雜的古代理論，摻入些許阿拉伯洞見，硬塞進基督教的框架裡。但那些已經是明日黃花，新的科學即將釋出大批新藥。

在十九世紀中葉，沒有哪一門科學比化學更活潑、更創新或更重要。簡單來說，化學指的是原子如何相互結合變成分子，這些分子彼此之間又會產生什麼反應。正是在這個分子層次，十九世紀的化學家猛力衝擊宗教信仰。

事情要從生命的定義說起。在西方世界，基督教教義很久以前就界定生與死的區別。兩者的差異在於，有一股神聖力量，某種神賜的靈光，讓生物有別於沒有生命的石頭。這不只是宗教觀點。舉例來說，很多一八〇〇年前後的科學家相信，取自活物（即有機化學物質）的化學物質，本質上與其他化學物質不同。這種觀念不乏堅實的佐證：比方說，實驗室裡的化學反應大多可以逆轉，亦即反應物變成產物，產物也可以變回反應物。當時的人認為，以生物製造的化學物質產生的反應卻無法逆轉：葡萄酒不能變回葡萄、煎熟的蛋不能變回生蛋。人們認為，涉及生命運作的有機化學物質，成分肯定與其他化學物質有所差別。不能用同樣的方式處理或研究它們的作用，因此將它們劃歸一類，創出有機化學這個新領域。它們具備某種特質，依循不同的規則運作，受到其他事物的觸動，可能就是那具有活力的靈光。

十八世紀和十九世紀初的化學深受活力論（vitalism）影響。化學家各有主張：有人相信所有化學物質都一樣，最終大家會發現，有機化學物質與其他化學物質沒兩樣，受同一套規則支配；沒有所謂的生命靈光，沒有某種神祕事物區別生與死。其他人則聲稱，來自生物的化學物質肯定有所不同，更特別，或許神聖。

當時大多數醫療人員相信，生命具有一種特別的靈性，而身體的健康取決於生命力量的平衡與流動。這種「特殊力量」觀念主導西方醫學好幾個世紀，一般稱為四種體液說，中國人稱為「氣」。到了現代，它就是另類治療師相信的不可捉摸能量。

但是化學已經摒棄那一套。這種活物與死物之間的生硬區分，在一八一八年遭受來自文學界的打擊，當時英國小說家瑪麗・雪萊（Mary Shelley）發表科幻小說《科學怪人》（*Frankenstein; or, The Modern Prometheus*），裡面的生物學家主角扮演上帝，利用殘缺屍塊拼湊出生命。緊接著在一八三二年受到來自科學界的重大衝擊，當時德國化學家弗里德里希・維勒（Friedrich Wöhler）證實，他可以全程在實驗室裡用兩種無生命化學物質，合成一種公認只能由有機體製造的物質，也就是尿素。如今這看來只是小事一樁，在當時卻轟動一時。科學以越來越強大的論據與技術，逐漸模糊生與死的分隔線。科學家即將跨越一道分水嶺。

緊接著將化學帶向另一個新境界的，是尤斯圖斯．馮．李比希（Justus von Liebig）。他是維勒的好友，甚至可以說是比維勒更偉大的化學家。李比希是科學界超凡的存在，他是真正的天才、偉大的教育家，熱衷將化學應用到所有事物上，尤其是生命的運作。這位德國籍化學家對有機生命體與無生命世界的互動深深著迷，特別是那種互動產生的化學作用。舉例來說，他率先證實成長中的植物需要氮、磷、鉀等礦物質才能繁茂茁壯。換句話說，他解開肥料滋養植物之謎，他是農業化學之父。而這個嚴格、認真、固執己見的人，對藥物也有著終生不悔的興趣，更是遠近馳名的臨床化學（指化學在醫學上的應用）先驅。

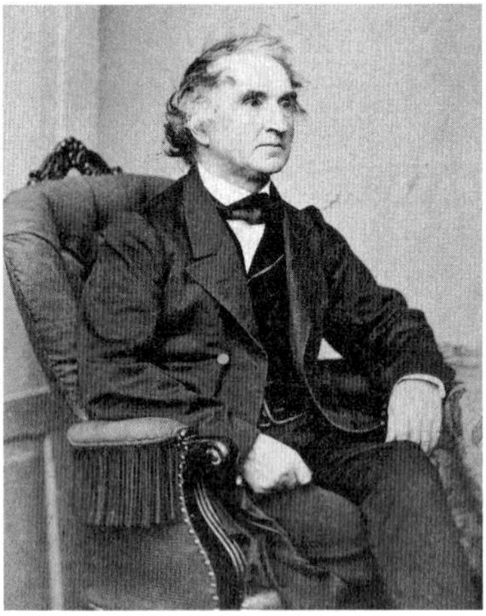

尤斯圖斯．馮．李比希。弗朗茲．漢夫施丹格爾（F. Hanfstaengl）攝。（衛爾康博物館收藏）

事實上，李比希只是在揭示，營養、生長和生命的運作本身憑藉的不是神的力量，而是化學變化。他在一八四二年出版的著作《動物化學》（*Animal Chemistry*）裡，闡述這個觀點。

繼李比希之後，大多數科學家認為生命的運作可以有效化約為一連串化學反應。軀體可以解析為越來越微小的局部，最後達到分子的層面。從那時起，對生命的研究大多由這種化約法主導，不再仰賴神的意旨定奪。

在整個過程中，李比希製造出不少有趣的化學物質，比如一八三二年在他的實驗室問世的水合氯醛。在被李比希製造出來以前，這種純粹合成的化學物質不存在生命體，據了解也不曾出現在地球上。然而，這種物質日後卻成為藥物。

李比希在世時並不知道，他從未想過用它作為藥物。他只是拿著化學物質分子逗弄戲耍，看看什麼原因讓某種物質變成另一種。比方說，他發現可以把水合氯醛變成一種帶著甜味的厚重液體，名為三氯甲烷（chloroform，又譯為哥羅芳）。這種液體的煙氣能讓人昏迷不醒。到了一八五〇年代，醫學界用哥羅芳做試驗，為手術前的病人麻醉。可是這種物質不容易操作，危險性太高，病人一不小心就會吸入過量，手術台上因此發生死亡意外。研究人員只好放棄，轉而尋找其他替代品。李比希已經證實可以在實驗室裡將水合氯醛變成三氯甲烷，在人體也能產生同樣的作用嗎？水合氯醛會不會是三氯甲烷更安全的替代品？他們於是展開動物實驗。

水合氯醛在室溫下呈現固體狀態，但是只要與酒精混合，就會變成更容易操作的液體。一八六〇年代，科學家發現水合氯醛不管是固態或液態，都非常適合用來讓人入睡。從李比希製造出這種物質到醫學界的應用，中間相隔數十年，沒有人能申請專利。很多藥廠都能製造，使用也相當普遍。

鴉片等天然藥物雖然能讓人昏昏欲睡，卻有不少副作用。於是在很多歷史學家眼中，水合氯醛變成第一種真正的催眠藥劑，屬於醫界稱為「安眠藥」的族群。少量的水合氯醛就能讓病患鎮靜，再多一點就能讓他們放鬆入睡，大量使用則會讓他們昏迷不醒。到了一八六九年，它既是助眠藥劑，也用於安撫手術前的患者。水合氯醛不但是第一種安眠藥，同時也是第一款廣泛使用的純合成藥品。

短短幾年內就遍及全球。它跟嗎啡一樣，既用於醫療，也用於玩樂。維多利亞時代，精神緊繃的人們用它來安撫情緒；失眠的人在睡前大口吞服；派對玩家靠它的效力找樂子。正如一八七四年《紐約時報》從倫敦發表的一篇報導所說：「水合氯醛是時下流行的安眠藥，人們用它來追求大自然最甜美的補藥——安穩的睡眠。」

但它也具有危險性，隨著使用更普遍，意外服藥過量或蓄意自殺的案例屢有所聞，而且還有更糟的。

一九〇〇年秋天的某個晚上，美國紐澤西州帕特森（Paterson）的十七歲女孩珍妮・博斯齊特（Jennie Bosschieter），走出家門去幫侄女買爽身粉。珍妮和家人住在一棟勞工階級公寓裡，但她再也回不去了。隔天早上，有個送牛奶工人在帕塞伊克河（Passaic River）岸邊發現她的屍體。她生前遭到強暴，有中毒跡象。法醫解剖發現，死因是水合氯醛過量。

這起命案成為美國鍍金時代（Gilded Age）轟動一時的事件。珍妮的屍體被發現幾天後，有個出租馬車的車夫作證指出，他前一天晚上在一家酒館載過被害人，當時有四名男子將她從酒館側門抬出來，送她上馬車。被害人上車時昏迷不醒，但還有氣息。那些人要求他送他們前往鄉間一處偏僻地點，到了目的地之後，他們拿出毛毯鋪在地上，反覆強暴她。過程中他們只停頓一次，是因為被害人嘔吐。後來他們將她抬回馬車上，她已經全身癱軟，不省人事，施暴者也驚覺情況不對。車夫表示那些男子好像家世不錯，指使他送他們到某個知名醫生的家，那名醫生跟一名施暴者的父母關係友好。可惜為時已晚，女孩死了。他們重新把她抬上馬車，命令車夫送他們到河邊。他們棄屍，再給車夫十美元當封口費。

但十美元不足以封口。幾天後車夫主動向警方報案，警方找上那名醫生，醫生吐露那群年輕人的身分。四名凶手都來自當地富貴體面的家庭，其中一人有個法官哥哥。

四名男子將過錯推到被害人身上，說她主動找上他們，跟他們調情，喝得醉醺醺，對他們投懷送抱。他們聲稱，他們請她喝苦艾酒和香檳，根本不知道什麼水合氯醛。他們只是帶著她搭馬車兜風，後來她昏迷了，他們有點擔心，發現她死了，才驚慌失措。至於她的貼身衣物為什麼不見蹤影，她的遺體附近又為什麼有一瓶摻了水合氯醛的酒，他們語焉不詳。

城裡的中上階層相信那群年輕人的話，傳言紛飛，說被害人是行為放浪的工廠女工，十幾歲的勞工階級婊子，蠱惑他們的優秀青年。有一份傾向社會主義的報紙為珍妮仗義執言，聲稱她的死亡是上流社會敗類對勞工階級的暴行，新聞媒體瘋狂報導。

法院的審判也備受矚目，法庭擠得水洩不通，人聲沸騰。另有數百個人不得其門而入，在法院外兜轉，對著陸續抵達的證人吼叫吶喊。

四名年輕人聘請當地最好的律師，在交叉詰問時咬定原先的說辭。可是鐵證如山，三天後他們都被判處二級謀殺罪，其中三個人判刑三十年，第四人坦承認罪，說出真相，被判十五年。他們服刑過半後就獲得假釋，套用媒體的話，只因「帕特森的權貴人士多年來努力不懈地為他們請求寬恕」。

造成珍妮死亡的是添加水合氯醛的酒精飲料，這種東西一般稱為「迷藥」，是最早的約會迷姦藥物，也有其他方面的用途。

比如「米奇．芬恩」。米奇．芬恩可能確有其人，據說是二十世紀初芝加哥城南一家酒吧的酒保兼經理。後來這個名字有了另一種意義。一九〇三年，有個綽號「金牙」的妓女瑪麗・桑頓（Mary Thornton）作證指出，孤星酒吧（Lone Star Saloon）的經理米奇・芬恩用藥迷昏酒客，搜刮他們的財物。這套簡單的作業流程大致如下：芬恩或他手下的侍者或女僕偷偷把水合氯醛摻進顧客的酒飲裡；等藥效發作，半昏迷的酒客被扶（或抬）進酒吧後側的房間，搜光身上的財物後扔到後巷。事後被害人什麼都想不起來。

芬恩被逮捕，酒吧勒令停業，可是「給某人來點米奇」的招數方興未艾，迷藥成為美國的新興犯罪工具。

水合氯醛的合法用途更為重要，當時這種藥物主要在精神病院使用，因為病患偶爾會失控、發狂、拳打腳踢，威脅到自身和周遭人員的安全。在過去的年代裡，醫院的護理人員會以暴力手段和約束衣等物品束縛他們，再用鴉片、嗎啡甚至大麻讓他們平靜下來。可是水合氯醛更好，效果更快，也比較不容易產生幻覺，是讓病人入睡既穩妥又便於操控的方法。只需要一點劑量，就能讓激動的病人冷靜，無論病人或護理人員都能睡個好覺。也難怪二十世紀前後三十年，就算你蒙上眼睛，都能知道自己是不是在精神病院裡。原因就在於那股氣味，病患氣息裡那種類似梨子的味道會彌漫整個精神病院。

水合氯醛的時代一直持續到一九〇五年，那時化學家合成出更好的巴比妥類藥物（barbiturates），又在一九五〇和六〇年代製造出今日鎮靜劑的早期形態，以及更強效的精神抑制劑（參見第六章討論的氯普麻）。

如今我們已經製造出數百種更好的安眠藥與舒緩劑，想在被害人的飲品裡加料的不法之徒也有了更多選擇。水合氯醛雖然不再引領風騷，卻仍是處方藥，也不乏使用者。美國性感女神瑪麗蓮・夢露（Marilyn Monroe）和豔星安娜・妮可・史密斯（Anna Nicole Smith）都因為多種藥物過量致死，她們服用的雞尾酒藥物之中也有這一種。

不過，它已經在歷史上占有一席之地。作為史上第一款廣泛使用的全合成藥劑，水合氯醛開創新局面。它證明在實驗室操弄試管的科學家製造的藥物，效力可以和取自自然界的藥物並駕齊驅，甚至更勝一籌。精神病專家熱衷使用、失眠的人對它愛不釋手，甚至後來歹徒利用它犯下令人髮指的罪行，引起媒體關注，在在宣示，只要繼續在實驗室裡探索新藥，就能創造龐大利潤。

李比希和維勒在科學界的傳人，也就是十九世紀晚期到二十世紀初成年的那一代有機化學家，都擅長操弄能對人體產生效用的化學分子。這裡添加幾個原子，那裡抽走幾個，為了某種特殊目的量身打造。他們製造並進行人體與動物實驗的藥物越多，就越了解什麼對健康有益，什麼沒有。在化學工業蓬勃發展的趨勢中，有些化學家專心致力於製造新的合成藥物。

迷藥催生如今我們稱為巨獸藥廠的龐然大物。

第四章

CHAPTER 4

來點海洛因止咳糖漿

治療嗎啡成癮的萬能藥水？

How to Soothe Your Cough with Heroin

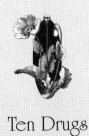

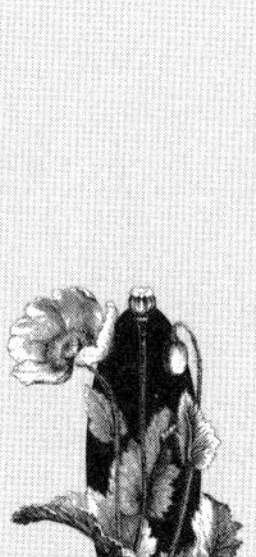

拜注射嗎啡帶來的愉悅感之賜，一九〇〇年全美七千六百萬人之中，據估計約有三十萬人鴉片類藥物（opiate）成癮，也就是每千人之中約有四人。這麼一來，一九〇〇年美國的鴉片類藥物成癮比率，跟將近一百年後的一九九〇年代相去不遠。當然，過去二十年來，類鴉片藥物（opioid）成癮的比率大幅竄升。只是不管當時或現在，這個問題有不少面向都十分類似。那時跟現在一樣，每年都有成千上萬人死於用藥過量。當時的人和現在的人一樣，都知道鴉片衍生藥物的陰暗面；每個人都讀過相關報導，知道這類藥物導致的自殺、過量、成癮與絕望。只是不管當時或現在，所有人都束手無策。

主要的差別在於，一九〇〇年含鴉片或嗎啡的藥物不需要處方就能取得，誰都可以在街角的藥房買到一劑嗎啡。

可是眼見成癮問題日趨嚴重，越來越多醫界、法界和社運人士大聲疾呼，要求設法管制這類藥物。完全禁止不可行，因為嗎啡這種藥物太重要，不能徹底禁用。可是各界壓力越來越大，管制措施勢在必行。

政治人物針對合法性爭論不休，科學家則是想找出替代品，好讓合法性爭議變得毫無意義。他們想要找出新形態的嗎啡，既有良好的止痛效果，又沒有成癮風險。這種神奇藥物變成藥物研究人員追尋的聖杯。化學家著手研究，改造嗎啡的分子結構，這裡增加一個支鏈，那裡拿掉一、兩個原子，持續鑽研探索。

每一年，化學家都向前一步。一九〇〇年前後十年是化學的黃金時代，尤其是有機化學這個次領域。有機化學研究的是蛋白質、糖和脂肪等含碳分子，也就是生命的分子。這些魔法師般的化學家好像只要願意，就能製造出人體任何分子的變異版。現在他們正在研究糖分如何累積、食物如何消化、催化生物化學反應的酵素又是如何運作。他們能夠塑造分子，就像匠人塑造木頭和金屬一樣，他們好像無所不能。

可是嗎啡拒絕配合。一八七四年，倫敦發生一起典型的失敗案例：有個化學家為嗎啡添加一小串原子支鏈（乙醯基〔acetyl〕）。這位英國科學家跟很多人一樣，也在尋找那個神奇組合，覺得自己似乎成功在望。可惜等他用新製造出的化學物質進行動物實驗，結果卻大失所望。

動物實驗是一種不完美的藝術。實驗室的大鼠、狗、小白鼠、天竺鼠和兔子的新陳代謝系統互有差異，跟人類也不盡相同，對新藥的反應因此有所差別。再者，牠們沒辦法向科學家描述身體的感受，這一點卻非常重要。科學家不知道受試動物的感受，只能用其他辦法測試牠們的反應，藉此評估藥物的作用。有時候一點也不難，比如判斷感染是不是已經痊癒；有時候卻不容易，比如評估老鼠憂鬱的程度。

儘管如此，動物實驗依然是科學家判斷某種新藥有沒有毒性、藥效大致如何的最佳方法。

因此，一八七〇年代那個倫敦化學家用動物測試新研發的乙醯基嗎啡，沒有產生任何反應。少量使用沒有毒性，但好像也沒有作用。這次跟大多數實驗一樣，又走進死胡同。他簡短寫下工作日誌記錄研究結果，轉頭去做其他事。

於是就這樣擱置二十年。在這段時間內，其他化學家繼續研究嗎啡和幾種主要的生物鹼，比如罌粟鹼、可待因和蒂巴因，將它們分解，添加新的原子重新組合，創造出數百種新藥，可惜聖杯始終沒有出現。全世界最優秀的化學家空有最先進的技術，卻毫無進展。

至少在十九世紀末以前看不到進展。到了一八九〇年代晚期，德國的拜耳（Bayer）公司決定設立分公司。這家公司原本就有一批化學家，專門負責把煤焦油變成合成染料之類的有用化學物質。煤焦油是煤氣燈時代製造煤氣的殘餘。一八六二年，維多利亞女王穿上淡紫色洋裝後，合成織品染料蔚為流行，因為淡紫色正是出自化學實驗室的新色澤。化學家於是開始用煤焦油製造出繽紛的新色彩，染料業發大財。不過到了一八九〇年代，德國已經有太多染料廠，市場漸漸飽和。

於是拜耳指示旗下化學家，轉而探索另一種高利潤的化學產品，就是藥物。有水合氯醛等合成藥物的成功先例，拜耳決定在實驗室裡開發出更多能治病的藥物。這個投入製藥行列的決策不無風險，潛在的報酬卻十分可觀。染料與藥物的基本研究方法大致相同：從價格相對低廉的普通天然物質著手（例如從煤炭找到染料，從鴉片找到藥物），接著就讓有機化學家改造那種物質的分子結構，直到將它變成更有價值的產品。這些新產品就可以申請專利，高價賣出。

拜耳加入製藥業以後，公司有個名叫費利克斯・霍夫曼（Felix Hoffmann）的年輕化學家中了兩次大獎。一八九七年夏天，他開始在化學物質裡加入乙醯基。有一次他將乙醯基加入某種從柳樹皮分離出來的物質（因為柳樹皮長久以來一直是治療發燒的草本藥物），他製造出一種新的藥物，既有退燒效果，也是溫和的止痛劑。公司將這款藥命名為拜耳阿斯匹靈（Bayer Aspirin）。等他跟二十年前倫敦那個化學家一樣，將乙醯基跟嗎啡組合起來，得到的成品跟英國化學家試驗過又放棄的東西一模一樣。但是拜耳沒有放棄，以更多種動物測試霍夫曼的乙醯基嗎啡，也用更正面的態度解讀實驗結果，他們甚至在公司裡找到幾個年輕的志願者進行人體實驗。

結果相當驚人。受試的德國工人表示，服用霍夫曼的新藥後感覺很好。不，不只是好，是美妙極了：他們感覺愉快、堅定、自信、英勇。

聽到這些反應，拜耳於是把一部分實驗藥品送給柏林的兩名醫生，讓他們挑選合適的患者試用。同樣地，結果令人驚豔。拜耳的乙醯基嗎啡跟嗎啡一樣能夠緩解疼痛，對咳嗽和喉嚨痛也有奇效。結核病患者服用這款新藥後，不再咳血。這款新藥還有附帶效果，讓人心情愉悅，覺得光明在望，並沒有發現嚴重併發症或危險副作用。

拜耳想聽的也就是這些。公司高層振奮之餘，決定將這款全新的神奇藥物上市。不過，他們得先想個響亮好記的商品名。他們原本想命名為溫德利希（Wünderlich，意為神奇藥物），最後決定用heroisch這個意為「英勇」的德文字稍加改造，這款新藥於是命名為拜耳海洛因（Bayer Heroin）。

實驗結果顯示，拜耳海洛因藥效是嗎啡的五倍，成癮性卻小得多；比可待因強十倍，

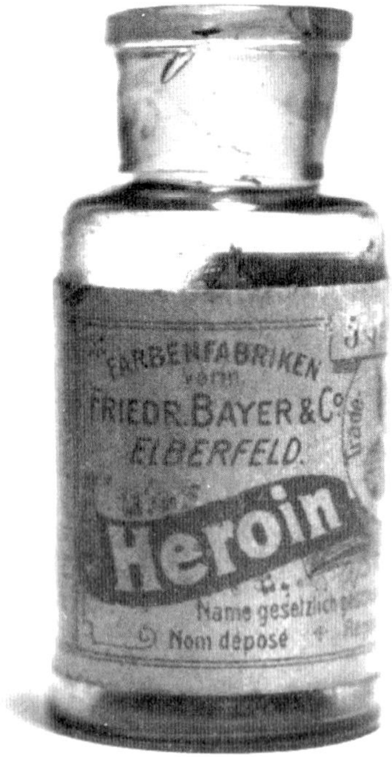

拜耳海洛因，約1900年。

毒性也低得多。拜耳的專家認為，海洛因還有一種罕見的附加藥效，可以讓呼吸道暢通。於是他們開始對外銷售，主要功效是止咳與治療呼吸症狀，次要功效是治療嗎啡成癮。病人愉快地放棄嗎啡，改用海洛因。他們愛上這款新藥，醫生也是。銷售迅速成長。十九世紀末的顧客只要花費一點五美元，在西爾斯羅巴克（Sears-Roebuck）郵購目錄下訂單，就能收到一支注射器、兩根針和兩瓶拜耳海洛因，全都裝在漂亮的手提盒裡。在早期的科學發表會上，如果宣揚拜耳海洛因如何成功，必定獲得全場起立致敬。

只是有一個問題。海洛因並不是拜耳發明的，二十年前倫敦化學家就製造出來了，所以拜耳的專利保護有限，其他藥廠迅速跟進生產。它已經不再是拜耳藥品的專有名詞，從此進入藥品製造與誇大叫賣的廣大世界。添加海洛因的止咳糖衣錠銷售數量以百萬計。含海洛因的萬能藥水，據說任何年齡的人都能放心服用，包括新生兒。藥房於是將海洛因搭配各式各樣的成藥出售，聲稱可以治百病，從糖尿病和高血壓，到打嗝和女子性愛成癮（有關女子性愛成癮的治療倒是有點事實根據，因為海洛因成癮者都知道，這種藥會讓人性致缺缺）。一九〇六年，美國醫學會（American Medical Association）認可海洛因為一般用藥，尤其是作為嗎啡的替代品。

拜耳沒有能力為自己的奇蹟藥物拿到專利，很快就放棄海洛因，在一九一〇年左右停產。不過當時拜耳阿斯匹靈已經席捲全球，為公司創造驚人利潤，於是他們加倍投資藥品開發。染料生產靠邊站，製藥移到第一線。

隨著海洛因的普及，醫生很快發現這種藥有兩個瑕疵。首先，拜耳認為這種藥對呼吸系統有益，事實不然，海洛因根本無法讓呼吸道更暢通。其次，海洛因並不能解決嗎啡成癮問題，正如嗎啡也不是鴉片成癮的解藥。相反地，醫生發現海洛因非常、非常容易上癮，這等於是嗎啡的翻版：醫生又在診間看到越來越多的海洛因成癮病例，報紙開始報導使用過量的事件。海洛因在某些方面確實跟嗎啡不同，可惜那些都不是關鍵點。每一款經過改進的鴉片藥劑、每一種新藥，好像都只是增強藥效，卻沒有降低成癮性。鴉片和它的子子孫孫（嗎啡、海洛因及如今更新的合成鴉片類藥物），都是魅惑人的藥物，有

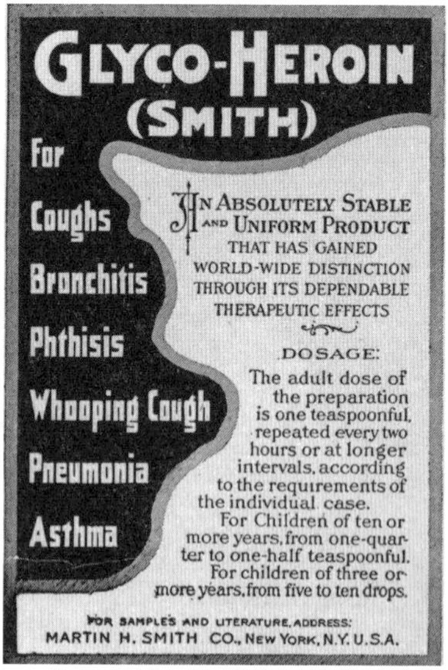

1914年海洛因止咳藥品廣告。

絕佳的止痛功效，能讓人心情愉悅（至少在一開始），容易接受，經過一段時間後，極難戒除。

「藥物成癮」這個詞彙最早出現在一九〇〇年左右的醫學文件，同一時間「藥癮魔」（drug fiend）這個詞彙也更常出現在報章媒體。（附帶一提，「鴉片類藥物」指的是直接由天然鴉片提煉而來的藥物，比如嗎啡和海洛因；「類鴉片類藥物」指涉比較廣泛，包括如今的合成止痛藥。）

有問題的不只是鴉片類藥物。還有合法古柯鹼（醫院和牙科診所使用相當普遍，可口可樂也短暫添加少量）；合法大麻（專利藥物還算普遍的成分）；乙醚和氧化亞氮（笑氣）等合法麻醉劑；以及水合氯醛和拜耳的巴比妥類安眠藥（兩種都是助眠藥劑）。每年都有大量新藥問世，有胡吹海誇的宣傳，卻沒有適度的法令規範。

就在第一次世界大戰前幾年，美國終於驚覺國內藥品問題不容忽視。針砭時弊的記者揭露藥物的危險性，從專利藥品到含有化學物質的化妝品都暗藏危機。藥物導致家破人亡、成癮女性被迫賣淫、男性則淪為搶匪，最後一無所有，萬劫不復。反毒品運動匯聚醫學專家和政府高官、家庭主婦與報紙編輯、追求改革的政治人物和有著鋼鐵意志的警察，掀起一波訴求藥品管制的大規模社會運動。這股浪潮有一部分力量來自以《聖經》為號召的禁酒運動；另一部分則來自當時志在改革的進步主義政策。鼓動這股反毒品浪潮的，是道德主義與醫療

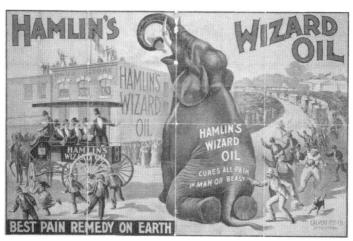

哈姆林魔法油（Hamlin's Wizard Oil），約為1890年的專利藥品廣告。卡爾弗特平版印刷公司（Calvert Lithoraphing Co.）製。（國會圖書館〔Library of Congress〕收藏）

用藥哥倆好，點綴少許種族主義：看看那些中國鴉片煙館、大麻吸得暈頭轉向的墨西哥人，還有醉心毒品的黑人。

一九〇一年，美國第二十六任總統西奧多・羅斯福（Theodore Roosevelt）就任後那些年，問題已經迫在眉睫。羅斯福是進步主義者，以清廉政府和果斷行動為己任。他跟很多人一樣，覺得專利藥品製造商過度誇大祕密配方的功效，蒙騙社會大眾。而那些祕密配方很多都含有鴉片、海洛因、古柯鹼或酒。他的行政部門無視專利藥品說客的強烈訴求，全力促成美國第一項聯邦藥品管理法規，也就是一九〇六年的《純淨食品與藥物法案》（Pure Food and Drug Act）。

他得到想要的法案，其中大多數重點放在確保食品安全，涉及藥品的法條卻是作用不大，只規定專利藥品的廣告必須符合事實。但這才只是開始。緊接著羅斯福著手挑戰中國的鴉片貿易。在他的支持下，第一屆國際鴉片會議（International Opium Conference）於一九〇九年在上海召開，並且強烈希望兩年後大會移師荷蘭海牙。同一年，美國通過聯邦《鴉片禁制法案》（Opium Exclusion Act），這是鴉片非法化重要的一步，而後又在一九一二年簽訂第一份國際藥品管制條約。

這些努力終於在一九一四年得到最重要的成果，那年美國通過《哈里森法案》（Harrison Act），規範麻醉藥品的生產、進口與銷售，並課徵稅賦。什麼是麻醉藥品？醫生用這個詞彙統稱所有讓人入睡或恍惚的藥品。但是對於警方和立法者而言，麻醉藥品等於麻煩藥品，會讓人上癮。於是這項法案也明文納入古柯鹼，雖然這種藥物會讓使用者精神亢奮，而非入睡。奇怪的是，第一版法案並未納入海洛因（幾年後才增列）。《哈里森法案》的目標主要是鴉片和嗎啡。有史以來第一次，全美的醫生和藥商買賣含有鴉片、嗎啡和古柯鹼的藥品都必須註冊、繳稅，且每一筆交易都得詳實記錄。這項法案是美國麻醉藥品管制的分水嶺。

專利藥品製造商全力反擊，聲稱《哈里森法案》侵犯美國人長久以來自由選擇藥品的權利，但他們無力回天。法案通過後，守法的醫生因為必須逐筆記錄每一份麻醉藥品處方箋，於是減少開藥次數。藥商也謹慎得多，病患用藥前更會三思。美國的鴉片進口量銳減，一九〇六年還有四萬二千噸，到了一九三四年只剩下八千噸。

有一個尚未解答的問題適時浮出檯面：藥物成癮究竟是道德淪喪或生病？換句話說，藥物成癮的人應該被視為罪犯或病患？

《哈里森法案》突顯出這個問題，並且將政府穩穩定位在主張成癮有罪的那一方。這麼一來，醫生陷入艱難處境。他們還是可以開立處方並施給麻醉藥品，只是法案寫道：「只限執行業務使用。」比方說，手術後用嗎啡緩解病人的疼痛並不違法。

那麼為病人治療嗎啡成癮呢？在這種情況下可以使用嗎？法案通過以前，醫生認定藥物成癮是醫學問題，他們的職責是施以治療。他們開立嗎啡或海洛因給成癮病人，幫助他們控管品質，降低用量，逐步戒除那些藥物。可是《哈里森法案》認定麻醉藥品成癮是犯罪行為，不是疾病，所以使用麻醉藥品治療成癮就不是合法執行業務。因此，開立麻醉藥品給成癮者的醫生本身變成罪犯。有點詭異，卻是事實：《哈里森法案》實施後短短幾年，大約有兩萬五千名醫生被控違法使用麻醉藥品，其中大約三千人被定罪，鋃鐺入獄。

藥物成癮者失去取得藥品的合法管道，一如往常地轉向街頭。《哈里森法案》實施後，非法藥物市場蓬勃發展，犯罪與毒品難分難解的漫長關係從此展開。到了一九三〇年，美國監獄的受刑人之中，大約三分之一都是因為這項法案遭到起訴。

根據一九二五年對《哈里森法案》的重新解讀，在某些情況下，醫生可以為麻醉藥品成癮患者開立處方。只是到了那時，規範已經建立：在政府的眼中，麻醉藥品成癮是犯罪行為。鴉片成癮者不再只是「上癮的普通人」，嗎啡成癮者也不再只是可悲可嘆的鄰人，現在他們是「煙鬼」或「鴉片鬼」，被他們的「癮頭」逼得發狂（這些都是與中國相關的鴉片黑話）。傅滿洲❺這個幽靈於是出現，伴隨而來的還有無數下流形象，描繪色瞇瞇的中國男人在煙氣氤氳的房間覬覦單純的白種女子。這是對歷史的殘酷扭曲，英國商人強賣印度鴉片，致使上千萬中國人成癮，現在中國人被醜化為壞人，故事裡的英雄角色卻是英國人，比如傅滿洲的頭號敵人奈蘭德・史密斯（Nayland Smith）。

諷刺的是，《哈里森法案》最大的受惠者之一竟是海洛因。一九一四年以後拜耳停止銷售，合法管道完全禁絕後，海洛因很快變成街頭毒品。毒蟲輕而易舉就能用嗎啡，甚至純鴉片製造出海洛因，成品比液態嗎啡更容易儲存與攜帶。海洛因可以製成粉末，濃度極高。只要區區幾塊，就能在毒品市場撈一大筆錢。海洛因的藥效太強，可以加入其他藥物或惰性填料，分裝成容易藏匿的小包裝。據說當時有所謂「吸毒派對」，年輕人聚在一起吸食海洛

❺譯注：Fu Manchu，英國推理小說作家薩克斯・羅默（Sax Rohmer, 1883-1959）筆下的反派人物，最早出現在一九一三年《傅滿洲博士的祕辛》（*The Mystery of Dr. Fu Manchu*）一書。羅默本名亞瑟・亨利・沃德（Arthur Henry Ward）。

因，也不乏傳聞描述可悲的吸毒者橫屍小鎮後巷。等到一九二四年，海洛因正式納入《哈里森法案》的規範，它已經是爵士時代（Jazz Age）風流公子和花樣少女之間的地下時尚，在紐約等繁華大都會更是流行。另外，一九二〇年代好萊塢有個綽號「伯爵」（The Count）的毒販名噪一時，因為他把海洛因裝在花生殼裡，成袋出售。默片時代的知名影星華萊士．瑞德（Wallace Reid）就是他的客戶。瑞德號稱最完美的銀幕情人和影壇最帥的男人，但隨著他的海洛因癮加重，演藝生涯也走到盡頭，一九二三年死於療養院，享年三十一歲。

美國將麻醉藥品非法化，英國則選擇不同方向。一九二六年，倫敦有個專責委員會認定，成癮者是病人，不是罪犯，從此為英國醫界的執業方式定調。比方說，一九五〇年代英國臨終病人還能來一劑布朗普頓雞尾酒（Brompton cocktail），這是以嗎啡、古柯鹼、大麻、三氯甲烷、琴酒、香料及甜味劑調和而成的強效藥物。有個醫生寫道：「它讓絕望的人樂觀，在死亡來臨時依然深信自己能夠康復。」

如今可能沒有人有機會來一劑布朗普頓雞尾酒，但英國仍是世界上唯一一個醫生可以合法開立海洛因處方箋的國家。只是這種情況相當罕見，而且通常用於安寧照護的疼痛控制。另外，英國的海洛因成癮比率比起美國是小巫見大巫。

海洛因是半天然產物，是用嗎啡製造出來的，而嗎啡是鴉片的天然生物鹼，它也是半合成產物，是操弄天然物質的分子結構、增減原子而來，是所謂的「半合成」鴉片類藥物。

一九〇〇年以後，很多實驗室追隨拜耳製造海洛因的腳步，製造自己的半合成藥物。它們從鴉片的生物鹼入手，比如嗎啡、可待因、蒂巴因等，想找出藥效的根源。這些化學物質不容易研究，以嗎啡為例，它的結構相當複雜，由五個原子環連結而成。有些科學家設法分離出最小的活性成分，拆解成碎片，尋找這些分子的核心。接著他們擺布那些碎片，替換不同的原子，添加支鏈，讓它們變成半合成產物。

第一次世界大戰前後，化學家繼續尋找非成癮性止痛劑聖杯，製造並試驗數以百計的半合成製品，其中有極少數順利上市，有些甚至非常成功。一九二〇年，有人用可待因製造出氫可酮（hydrocodone），這種物質與乙醯胺酚（acetaminophen）混合後，就成為如今的止痛藥維可汀（Vicodin）。以類似方法操作嗎啡，就會得到氫嗎啡酮（hydromorphone），這款藥物在一九二四年取得專利，如今仍在使用，商品名是第勞第德（Dilaudid）。一九一六年，化學家改造可待因，製造出氧可酮（oxycodone），這是一種藥效極強的半合成藥物，是波賽考特止痛劑（Percocet）的主要成分，緩釋型麻醉止痛藥奧施康定（OxyContin）裡也有它邪惡的身影。這些半合成鴉片類藥物都是有效的止痛劑，都能讓使用者精神恍惚，也都有成癮性。

也有化學家找出藥效驚人的成品，比如一九六〇年，有個蘇格蘭研究團隊製造出一種又一種新型蒂巴因（也是鴉片的天然生物鹼）。有一天研究人員拿起實驗室工作台上的玻璃棒攪拌幾杯茶，幾分鐘後，喝了茶的幾名研究人員全都倒下，昏迷不醒。原來玻璃棒沾上他們正在研究的物質，這是一種超級半合成藥劑，效力比嗎啡強上數千倍。這種藥劑後來以止動劑（Immobilon）商標上市，用在飛鏢上麻醉大象和犀牛。

半合成奧施康定（俗稱奧克西、棉花、踢客、豆子和土海洛因）已經是鴉片類藥物的今日嬌客，經常登上報紙頭條。全世界八〇%的供應量都銷往美國。它成功地將鴉片類藥物成癮問題，從鬧區街頭推向美國的中部小鎮。它無所不在，使用者遍布所有階層，以鄉村地區的貧窮白種人為主。過去一個世紀以來，醫藥的進步延長全人類平均壽命，這個族群卻反向降低，主要原因正是奧施康定過量（與酒精和其他鴉片類藥物混用時極易發生），以及吞奧施康定自殺。

奧施康定為什麼這麼普遍，這方面的資訊非常豐富，只要看看新聞就知道。一百七十年前中國之所以淪為成癮國度、一八八〇年代嗎啡之所以變成美國國家醜聞、一九五〇年代海洛因之所以是最醜惡的藥物，問題的核心跟目前的奧施康定風波一樣，因為它們是鴉片類藥物。而每一種鴉片類藥物都非常容易成癮，沒有例外。

經過數十年的努力和數不清的失敗，半合成這條路始終沒有通往那個非成癮的神奇化學物質。於是研究人員採取下一步，尋找不同的方法。他們要的不是以嗎啡、可待因或任何屬於鴉片成分為基礎的藥物，而是某種全新的東西，某種結構完全不同、純粹合成的藥物。

不可思議的是，他們確實找到幾種。這些新合成藥品之中效力最強的，比如吩坦尼（fentanyl）和卡吩坦尼（carfentanil），止痛效果不只跟嗎啡一樣強，甚至可能強上數百倍。只是這些藥物同樣容易上癮，無一例外。

想要了解目前的類鴉片藥劑濫用與過量問題，就必須了解合成藥品，我們會在第八章再做討論。

第五章

CHAPTER 5

神奇子彈

磺胺藥劑與抗生素革命

Magic Bullets

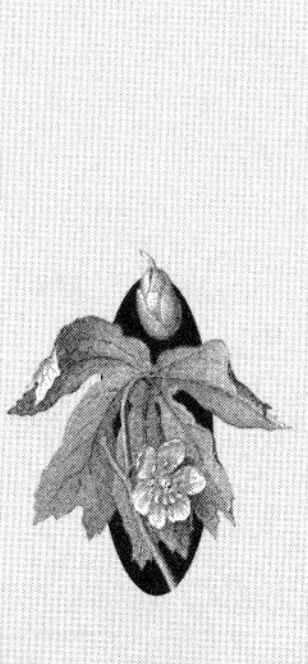

第二次世界大戰前那些年，醫生覺得當時的醫療水準絕對先進，他們精通外科手術，對細菌在疾病上扮演的角色知之甚詳（或自以為知之甚詳）；他們擁有的有效疫苗越來越多；認識所有重要維生素；他們掌握許多精密儀器，比如酸鹼值測定計、電子顯微鏡、X光機和放射性同位素，也運用這些來探究疾病真正的根源。當時醫界無比樂觀，深信可以在基因、蛋白質和其他生命分子的層次找到終極解答，也相信科學家很快就能衝破藩籬。只是根本上看來，一九三〇年的醫學並沒有比史前人類的治療方法更進步。面對感染力最強的疾病，身披白袍的現代醫生和搖晃沙鈴的巫醫都一樣無計可施。一旦某種危險的細菌感染在人體爆發，科學沒有任何辦法阻止，不是症狀持續惡化，最終奪走人命；就是身體靠自己的能力擊退。

細菌正是很多橫掃大城小鎮、甚至穿越國境的高致死率傳染病的元凶，比如肺炎、霍亂、白喉、結核病、腦膜炎和其他上百種疾病。自然界中絕大多數的細菌都對人類無害，或者對健康至關重要（少了腸道裡的益菌，生命無法維持）；但有少數幾種具有危險性，偏偏又無法阻擋。

某些鏈球菌導致的感染是最可怕的，這些難纏的細菌無所不在——泥土和灰塵、人類的鼻腔、皮膚和喉嚨，其中大多數無害，卻也有少數極度危險。鏈球菌能造成十多種疾病，包括惱人的疹子、咽喉炎和猩紅熱，其中最危險的是鏈球菌血液感染。一九三〇年代以前，只要危險的鏈球菌有機會進入血管，比如被骯髒的刮鬍刀劃傷這種小事，就可能引發一場災難。一旦發生這種事，只要細菌順利繁殖，演變成血液感染，再多的金錢和權勢都救不回一條命。

一九二四年，美國總統卡爾文．柯立芝（Calvin Coolidge）的十六歲次子小卡爾文在白宮打網球，事後發現腳趾磨出水泡，擦了碘酒後置之不理。沒想到傷處惡化，等到白宮醫生被找來診治，已經來不及了，水泡被致命的鏈球菌感染，細菌大舉入侵血液。小卡爾文跟病魔對抗了一星期，雖然有全國最好的醫生為他治療，卻還是不幸死亡。

鏈球菌是所有醫生的惡夢。

如今我們將抗生素視為理所當然。孩子的耳朵感染，我們給他們抗生素；家中長輩得了肺炎，同樣用抗生素治療；久咳不癒時，我們也會找抗生素。抗生素拯救的生命不計其數，專家推估，光是抗生素就讓人類平均壽命延長十年。

史上第一種抗生素是什麼？大多數人會回答盤尼西林。然而，早在盤尼西林普及之前很多年，真正的抗生素革命就開始了。

事情是從德國的一籠粉紅老鼠開始，那個籠子放在拜耳公司德國實驗室後側一個房間裡，那年是一九二九年。

當時的拜耳因為陸續開發出各種新藥，比如海洛因、阿斯匹靈、新型安眠藥和心臟用藥，賺足充裕資金，於是決定解決細菌感染的問題。他們選擇的途徑是從自己最熟悉的化學物質開始，也就是織品染料。拜耳最早是染料公司，現在他們要找出能治病的染料。

這種以染料治病的方法其實很有道理。想出這種辦法的是一九〇八年諾貝爾化學獎得主保羅．埃爾利希（Paul Ehrlich），他知道某些染料會選擇性附著在某些動物組織上，忽略其他組織。以亞甲藍（Methylene blue）為例，這種染料特別鍾愛神經組織。用亞甲藍染薄片肌肉，再拿到顯微鏡下觀察，會發現神經鮮明浮現，像精緻的藍色纖維網絡。這種染料可以將神經著色，卻不染上肌肉，這是為什麼？

埃爾利希是染料大師，開發出新產品，測試哪些染料喜歡附著在哪些組織上，想辦法找出原因。他知道某些染料喜歡細菌勝過人體細胞，這就引申出一個絕妙點子：何不用這些偏好細菌的染料當作武器？能不能在染料裡添加毒藥，讓它們變成導向飛彈，附著在特定細菌上，將它們殺死，又不傷害周遭的人體組織？能不能用這種方法治療體內的細菌感染？

他將這種製造新藥的概念命名為**魔球**（Zauberkugeln），如今我們用的是另一個名詞。想像警探追捕的殺人犯，闖進擠滿觀眾的劇院大廳，警探掏出手槍，不需要瞄準目標，直接對著人群開槍。別擔心，他的手槍裝填的是神奇子彈，呼嘯前進的過程中會避開無辜的人，只鎖定單一目標，也就是凶手，將對方擊斃，大廳裡的其他人毫髮無傷。

這就是埃爾利希的憧憬：神奇子彈般的藥物。這種藥只會殺死入侵者，對病人沒有傷害。如今我們稱為「魔彈」（magic bullet drug）。

埃爾利希花費很多年的時間，想把他的靈感變成真正的藥物。他製造出數百種化學物質，並一一試驗，忍受一次又一次的失望。到了一九〇九年，他終於找到一種以染料為基礎的藥物，好像有一點效果，至少可以對抗某一種細菌，他將它命名為撒爾佛散（Salvarsan，意為救贖之藥）。這款藥物本身相當粗糙，只是染料般的核心連接作為毒藥的砷，而且會引發嚴重的副作用，但它對梅毒有療效，當時梅毒是殺手級的病症，比埃爾利希的藥恐怖得多。在撒爾佛散問世以前，越來越普遍的梅毒是不治之症，現在終於有一個出自實驗室的現代高科技解藥。

埃爾利希的撒爾佛散不是優秀的神奇子彈，它對正常組織的殺傷力太強，而且只能治療一種疾病。

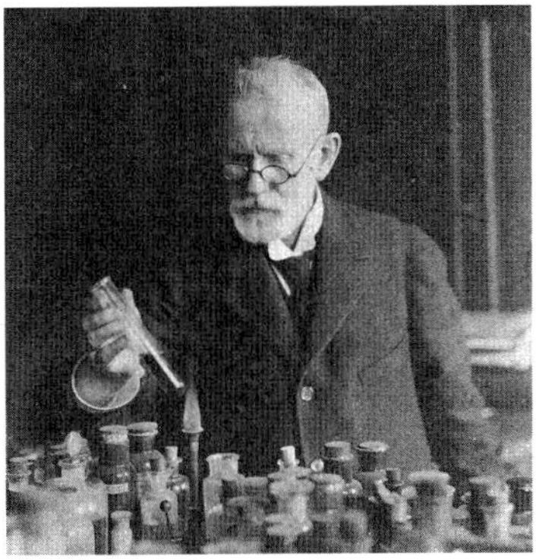

保羅・埃爾利希，1915年攝。
（衛爾康博物館收藏）

但是它也證實科學家能夠設計出新的化學藥物來阻止細菌感染，而且真的有效，這實在了不起。

可惜到此為止。埃爾利希雖然全力以赴，想開發出更多神奇子彈，卻沒有新的成果。一九一〇到二〇年代的其他科學家也是如此。也許撒爾佛散的出現只是一時僥倖，大多數的化學家放棄這條路。

拜耳是少數繼續堅持的公司之一。一九二〇年代，拜耳決定傾全力尋找抗菌藥劑。為此，他們挹注資金，創造新的作業模式：一種大規模的一體化程序，專門用來製造、試驗並行銷新的合成藥劑。他們不再仰賴像埃爾利希這種個別天才偶然的靈感，反而在這個領域投入許多技術人員，建立現代法人組織，當然還有源源不絕的金錢。藥品開發改以工廠運作模式進行，也就是專責研發新藥的生產線。他們為製藥業開創全新局面，就跟亨利·福特（Henry Ford）在美國塑造汽車業一樣。

拜耳已經有不少化學家在開發新染料，他們擅長改造分子，持續製造新物質，其中大多數都是以煤焦油製造出來的各種合成染料。拜耳的科學家每個月開發出數百種新的化學物質，幾乎沒有人測試過它們的醫療效果，沒有人知道它們有什麼作用。或許他們在開發新染料的過程中已經找到某些強效新藥，如今卻都在儲藏室裡蒙塵。也許他們坐擁金礦而不自知。

於是拜耳公司決定全面篩選，發掘它們的醫療用途。也許沒辦法全面篩選，但是只要有醫療專家的指導，至少可以測試其中一大部分。找出最有希望的幾種深入鑽研，肯定能找到令人振奮的新產物。即使只是一點看似樂觀的蛛絲馬跡，化學家就可以加以探索，製造出新物質，鼓搗操縱，左修右改，引逗出更多療效。最後也許能開發出另一種阿斯匹靈，甚至更好的是，找到埃爾利希的神奇子彈來對抗細菌感染。

拜耳公司有大批化學家、管理人員和廠房，欠缺的是醫學專家。於是他們聘請一名非常熱衷這項挑戰、個性溫和的年輕醫生，他名叫格哈德．多馬克（Gerhard Domagk），而他的表現果然沒有讓拜耳失望。

多馬克在成年時碰上第一次世界大戰，在德國戰地醫院服役，他的工作是將一車車送進來的傷兵分類，脫掉他們的衣服，幫他們清洗，偶爾進手術房當助手。他照顧的士兵被新型高爆炮彈炸得血肉模糊，或被機關槍打得遍體鱗傷。其中很多人獲救以前都躺在泥濘的戰壕裡，殘破的傷口又深又髒，慘不忍睹。

照料這些嚴重毀損的軀體時，他看到改變自己一生的景象。他們的努力似乎挽救無數生命：外科醫生用高超的技術成功修補各種傷口，縫合後送往康復帳篷。可是幾天後情況急轉直下，傷口會發紅，開始滲液。這是感染的初期徵兆，會讓細心縫合的傷口變成化膿、發黑的惡臭潰瘍。在一戰期間，這樣的術後感染奪走無數士兵的生命。問題的根源是細菌，大家

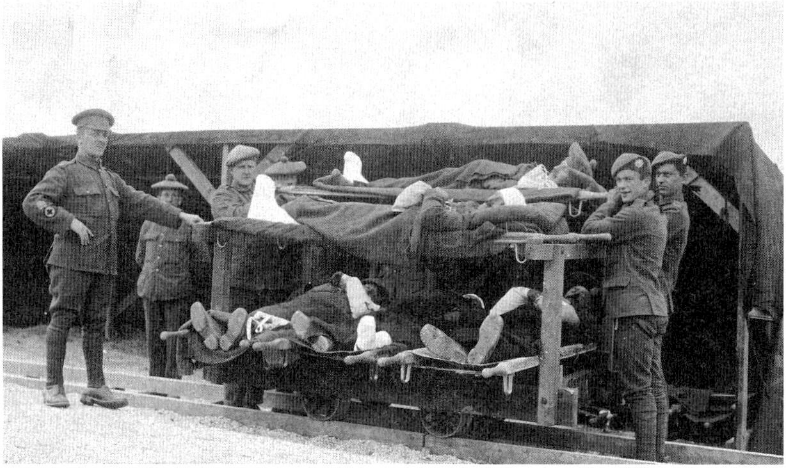

第一次世界大戰，法國皮舍維萊爾（Pushvillers），推車上的傷兵。
（衛爾康博物館收藏）

都知道。只是不管怎麼清洗消毒，都沒辦法殺死所有細菌。通常從鏈球菌感染開始，緊接著變成氣性壞疽（gas gangrene），細菌大批湧入血液，釋出毒素，一面進攻，一面侵蝕正常組織。醫生的對策是切除感染部位，截肢再截肢，趕在細菌侵蝕之前先下手為強。通常他們會落敗，數十萬名士兵因此喪命。根據估計，一戰期間死於感染的人比死於槍彈的人來得多。

多馬克後來寫道：「我對神和自己發誓，一定要對抗這種毀滅性的荒唐現象。」防止傷口感染變成他的人生目標。他進入醫學院，畢業後在大學實驗室擔任醫學研究員，工作上穩重又一絲不苟，也提出不少對抗細菌感染大有可為的概念，但是卻沒有得到升職機會。當時他的孩子還小，如果收入不能增加，很難養家活口。這時拜耳找上他，提出令他無法拒絕的優厚條件：要他負責一項開發新藥的計畫，這個計畫資金充裕，他會有高薪、新實驗室，也承擔更重要的責任。他在戰爭期間對抗的細菌也是他的工作目標。一九二七年，多馬克正式在德國愛爾伯福（Elberfeld）的拜耳工廠任職。

多馬克負責的營運部門占據一棟全新建築物三分之一的面積，裡面有一系列最先進的實驗室、動物區和辦公室。由拜耳化學家製造出來、前所未見的化學物質不斷送來。他的工作是看看其中有沒有哪些可以應用在醫學上。於是他設計出一套方法，以工業化模式篩選那些物質，每個月測試幾十種，每年數百種。他的首要目標是對抗細菌感染，既是為了回報戰時的夥伴，也是因為這條路潛藏著最大利潤。對抗最重大的疾病，就能獲得最大的報酬，而當時最重大的疾病非細菌感染莫屬。能夠治療結核病和肺炎這兩大殺手的藥物，一定能讓公司賺大錢。

他們唯一的任務，就是將它找出來。多馬克用兩道關卡測試每一種新化學物質。第一道是將它們跟致病細菌在試管裡混合，看看能不能殺死細菌。這只是粗略的篩選，因為有很多化學物質都能在試管裡殺死細菌，比如漂白水和純酒精，但這不代表它們能變成有效的藥物。第二道關卡比較重要，是用活體動物做試驗。通常是小白鼠（因為牠們便宜，也方便在籠子裡繁殖），還有兔子，是為前景可期的化學物質所準備。每一次實驗的小白鼠分為六組，分別關在六個籠子裡，每一隻小白鼠都先注射致病細菌，可能是結核病、肺炎或某種毒性特別強的鏈球菌，足以在幾天內致死。接著研究人員為牠們注射稀釋到不同程度的化學物質（或惰性物質作為對照組）；依據病菌種類、化學物質和劑量以不同顏色的墨水標記，最後就是耐心觀察。

接下來幾年裡，籠子裡的小白鼠都死了。多馬克的實驗室篩選數以千計的工業用化學物質，一疊疊實驗室筆記本記載的都是失望的結果。幾萬隻小白鼠感染疾病死亡，卻仍然找不到任何一種值得關注的藥物。他們試過的染料多不勝數，沒有結果；他們試了許多含金化合物，沒有結果；他們試過金雞納鹼的變異形態，還是沒有結果。

多馬克的測試系統運作得十分理想；他建立一套尋找新藥的完美機制，可是新藥在哪裡？耳語悄悄傳開：尋找化學藥物根本是浪費時間。活體動物太複雜，新陳代謝系統非比尋常，工業用化學物質怎麼可能對生物發揮作用，根本就是花大錢做白工。

但多馬克的老闆卻不沮喪，只要找到一種專利藥物，只要一次突破，所有的投資都能回收。他們繼續研究，繼續燒錢，耐心地等待下一款超級新藥。

終於，到了一九三一年夏天，他們好像找到了。多馬克那位神經緊張、才能出眾的年輕首席化學家約瑟夫．克拉赫爾（Josef Klarer）研究偶氮染料（azo dye）已經有一段時間。偶氮染料是常用的布匹染料，可以染出鮮豔的橙紅色。看來某些偶氮染料好像有點作用，可以殺

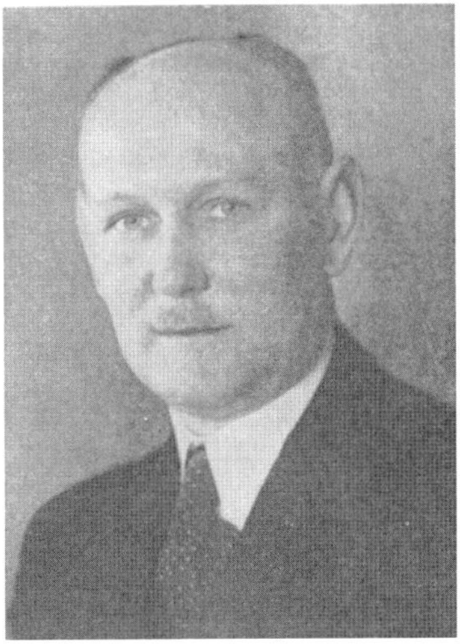

格哈德・多馬克。（衛爾康博物館收藏）

死小白鼠感染的細菌。抓到一點頭緒後，克拉赫爾花費幾個月時間調整偶氮染料核心，想開發出效力更強的藥物。試過大約一百次之後，他終於找到一個修正版，可以大幅增加殺菌力。他勇氣百倍，再接再厲，找到一種更好的物質，偶爾甚至可以完全治癒小白鼠的鏈球菌感染。

多馬克興高采烈，他的老闆也樂不可支。

接下來的發展卻走樣了。基於某些沒有人知道的原因，克拉赫爾的偶氮染料變異版效力消失，新製造出來的版本效力非但沒有變強，反而一種比一種弱。到了一九三二年初，這條路已經行不通了。克拉赫爾用盡一切方法，在不同的位置附加不同的原子，想把藥效找回來，可惜都沒用。

事情不該是這樣。多馬克的作業系統應該可以防堵這類的隨機逆轉，可以讓實驗流程更科學、更不容易出現偶發狀況。克拉赫爾讓他們看到一絲成功的希望，沒想到希望又破滅了，出了什麼問題？

幾個月過去，克拉赫爾還是沒有找到答案，所有的試驗都失敗了。而後在一九三二年秋天，在幾乎精疲力竭時，他再做一次嘗試。這回他在偶氮染料核心附加的是一種含有硫磺的常見支鏈。這個支鏈本身沒有什麼特別，是工業用化學物質，在染整業已經應用數十年，讓染料更容易附著在羊毛上，德國每一家染料公司的貨架上都有它的蹤影，它就是「磺胺」（sulfanilamide）。

多馬克正在度假。一九三二年秋天，他很慶幸可以出城散心，遠離過去幾個月來實驗室的挫折和國家新聞的紛擾。當時右翼某個邊緣派系即將掌權，他們的領袖是軍人出身，也是鼓舌如簧的演說家，名叫阿道夫・希特勒（Adolf Hitler）。多馬克開始休假後幾星期，希特勒就任德國總理。

多馬克出發後，實驗室照常運作，篩選對抗細菌的化學物質。其中一個實驗是克拉赫爾的磺胺偶氮染料，執行這個實驗的女性研究人員（多馬克的動物實驗助理幾乎全是女性）遵循正常程序操作。她們的工作是觀察感染地球上最致命疾病的小動物，早就習慣看見一籠籠死老鼠。可是這回她們看見一籠籠活老鼠，正如其中一名工作人員後來表示：「竄上跳下，活力十足。」等到多馬克度假回來，助手得意地交給他一大張實驗結果圖表。其中一個人告訴他：「你要出名了。」

多馬克的態度保留。實驗結果好得難以置信，也許某個環節出了差錯。他重新測試克拉赫爾的新分子，並再重新測試。再測試一遍，多馬克不曾見過這樣的實驗數據，任何人都沒有見過。

這種連接磺胺的化學物質，對小白鼠產生一〇〇%的保護作用，可以注射，可以口服，任何一種劑量好像都有效果，而且沒有嚴重的副作用（最嚴重的副作用是，小白鼠的皮膚在短時間內被藥物裡的紅色染料染成粉紅色）。這種新物質雖然不是對所有細菌都有效，但是對鏈球菌的作用卻無可挑剔。多馬克回憶團隊看見活蹦亂跳的小白鼠時的情景：「我們目瞪口呆地站在那裡，一個個如遭電擊。」

拜耳的高層欣喜至極。經歷五年的失敗，這場豪賭終於有了回報。克拉赫爾附加的那個磺胺支鏈像是一把鑰匙，開啟偶氮染料的殺菌力。

對克拉赫爾而言，這只是開始。接下來他的研究主軸是含有磺胺的化學物質，這裡修修，那裡改改，想找出藥效更強的東西。到了十一月底，他終於製造出最好的，那是一種暗紅色偶氮染料，拜耳公司將它命名為斯垂托容（Streptozon）。

拜耳立刻為這款全新的奇蹟藥物申請專利，也送了一些給當地醫生試用。醫生非常震驚，因為這種藥能讓看起來已經性命垂危的病人迅速康復。有幾個醫生在當地醫學社團發表治療結果。於是醫生之間口耳相傳，消息傳到法國和英國。有個研究人員說：「萊茵蘭❻醞釀著大事。」古怪的是，接下來拜耳絕口不提新藥，沒有鄭重宣布，沒有科學論文，沒有新聞報導，也沒有上市銷售。

兩年後，多馬克才發表這款新藥的第一篇論文，之後拜耳才開始全力促銷斯垂托容，只是換了新名字，叫彭多息（Prontosil）。

為什麼會等這麼久？說來話長，但問題的關鍵只有一個：早先法國研究人員拿到拜耳那款引起熱議的全新深紅色奇蹟藥物後，發現這種藥的效力並非如德國人想像中來自紅色的偶氮染料，而是來自克拉赫爾附加的小小支鏈。這種藥進入人體後，會分為兩部分，染料那部分除了將病人的皮膚染成粉紅外，沒有其他作用，所有的藥效都來自磺胺。磺胺是一種白色粉末，數十年前就已經製造出來了。正如當時某位風趣的科學家所說：「德國人那部複雜的紅色汽車，安裝了一具簡單的白色引擎。」

問題在於，那具簡單的白色引擎——磺胺製劑不能申請專利。這種東西已經存在太久，原本的專利已經過期。而它價格低廉，容易製造，要多少有多少。拜耳的奇蹟藥物一箱箱堆在倉庫裡。有更低廉的選擇，誰願意花高價買他們費盡心思申請專利的紅漆版本？拜耳沉寂兩年，顯然是想不出該怎麼靠這款新藥賺錢。在那段等待的時間裡，磺胺或許能拯救成千上萬條生命。然而，看起來製藥公司跟藥物本身一樣，不全然是好的，也不全然是壞的，它們好壞參半。

就在那時，在多馬克發表第一篇彭多息的研究報告，而這款藥還不普遍時，命運助它一臂之力。而且命運一如往常經過偽裝，這回是一對裝扮成德國農夫的有錢男女。

他們是美國的夢幻情侶。男方是身材高大魁梧的哈佛學生小富蘭克林・德拉諾・羅斯福（Franklin Delano Roosevelt Jr.），是當時美國總統羅斯福的兒子；女方是艾瑟兒・杜邦（Ethel du Pont），是當時美國最有錢、最迷人的名媛，是靠著火藥和化學物質致富的杜邦家族繼承人之一。美國報紙熱衷報導他們的新聞；兩人所到之處，鎂光燈此起彼落。報紙娛樂版鉅細靡遺地記錄他們出席的每一場運動賽事、觀賞的每一齣戲劇和參加的每一場高尚舞會。

比方說，一九三六年在阿格瓦姆狩獵俱樂部（Agawam Hunt Club）舉行的哈克波波滑雪社（Hock Popo Ski Club）派對。當晚在羅德島上的這場派對裡，經濟大蕭條彷彿不存在。舞廳裡擠滿富豪及政治人物、名流及當地權貴，個個穿著最可笑的服飾。那是一場化妝舞會。小富

❻譯注：Rhineland，指德國西北部萊茵河沿岸地區。

蘭克林一身德國農夫的打扮，皮短褲搭配開襟短外套，頭上的提洛爾帽插著一根羽毛。艾瑟兒配合他，穿著阿爾卑斯山農家女裙裝，上衣點綴雪絨花，頭戴草帽。這種選擇有點奇怪，因為當時羅斯福政府對希特勒和納粹黨越來越憂心。

不過，後來發現服裝一點都不重要，重要的是當天小富蘭克林喉嚨痛，輕微咳嗽，症狀不算嚴重，沒有嚴重到需要提早離開（派對通宵達旦，無限暢飲），卻足以讓他隔天後悔貪玩。他的喉嚨更痛了，幾天後發燒，臥床養病。到了感恩節前夕，他因為急性鼻竇炎被送進波士頓的麻省總醫院（Massachusetts General Hospital）。

醫生覺得問題不大。躺個幾天，吃點退燒藥就沒事。

在一九三六年，醫療這門技術已經穩穩踏上變身科學之路。兩百年來的解剖學、生理學、藥理學和其他幾個領域的進步，慢慢揭開人體的運作方式和可能發生的問題。如今有一個名為「分子生物學」的新領域也逐漸發展，從蛋白質和基因的層次對生命有了更深入的認識。過去穿著連身袍，徒手為病患進行手術的醫生，如今被明亮的現代醫院裡穿著實驗袍的醫療技術人員取代，這是科學、衛生和有效醫療的時代。

只是，這些都幫助不了小富蘭克林。

小富蘭克林的鼻竇炎並沒有如醫生預期般恢復，病情反倒加重，於是繼續留在醫院。他的母親愛蓮娜．羅斯福（Eleanor Roosevelt）覺得情況不對，堅持換主治醫生來為兒子治療。

新來的醫生是頂尖的耳鼻喉科專家，初步診斷發現總統的公子病情遠比大家想像得嚴重。小富蘭克林的右臉頰有個敏感痛點，看起來像是膿腫，明顯的感染病灶。他採檢造成膿瘍的細菌，從中找到一種最危險的鏈球菌，既能釋出毒素，也能造成致命的血液感染。如果那些細菌突破膿瘍向外發展，侵入病人的血流，總統的兒子很可能會死。

那位醫生決定賭一賭。他在德國醫學期刊讀過有關拜耳那款實驗性藥物的報告，紅色那種，實驗顯示對抗鏈球菌特別有效。德國人發表的實驗結果近乎奇蹟，他知道美國的約翰霍普金斯醫院（Johns Hopkins Hospital）也在試驗這款新藥，那裡有些醫生對它的功效讚不絕口。羅斯福夫人會願意讓兒子試用這款新藥嗎？

把總統的兒子當試驗品可能不是什麼好點子。可是羅斯福夫人考慮一、兩天，看著兒子的病情惡化，終於點頭同意。

到了十二月中旬，小富蘭克林住院第三個星期，高燒不退，感染也更嚴重。醫生為他注射第一劑德國新藥，那是名為彭多息的深紅色液體，裝在玻璃瓶裡，妥當包裝後運到美國。那位醫生拿到藥，卻不知道該使用多少劑量。這種藥太新、太少人用過，沒有人知道正確劑量。於是他為小富蘭克林注射自己覺得十分充足的劑量，也就是非常多。他仔細觀察藥效，每隔一小時叫醒病人，繼續注射。艾瑟兒守在床邊照顧病人，羅斯福夫人坐在病房外的椅子上，回答記者的問題，所有人都在等。漫漫長夜過去了，病情沒有多少變化。到了隔天，小富蘭克林開始退燒，膿瘍周遭的腫脹好像也在縮小，他睡得更安穩，清醒時精神也好得多。那天稍晚，他的體溫恢復正常。觀察病情的醫生團隊嘖嘖稱奇，他們從未見過鏈球菌感染的病例像這樣峰迴路轉。

耶誕節過後幾天，小富蘭克林出院了。鏈球菌消失了。日後他會跟艾瑟兒結婚（他五段婚姻中的第一段），第二次世界大戰期間表現優異獲得勛章，擔任三屆國會議員。除了這些成就外，他一生中最重要的事蹟，應該是作為第一個向世人展現世界第一款抗生素效力的美國人。

他的奇蹟式康復被美國所有媒體大肆宣揚，帶動一股磺胺熱潮。所有人都指定要這款藥物。

當其他藥廠發現彭多息裡那個活性成分（也就是「白色小引擎」磺胺）專利已經過期時，立刻開始製造磺胺藥劑。純磺胺就有效果，這種白色的小藥錠便宜又有效，可以治療鏈球菌引發的所有病狀。但是藥物化學家進一步研究發現，只要把磺胺支鏈附加在不同的化學物質上，就能製造出對抗其他細菌的藥物。彭多息可以治療鏈球菌血液感染、猩紅熱、氣性壞疽、丹毒、蜂窩性組織炎和產褥熱。新的配方則是將磺胺的藥效擴展到其他重大疾病，比如肺炎、腦膜炎和淋病。而這些新配方可以申請專利。當時《紐約時報》大聲宣告：「多年來最轟動、最有價值的新藥。」《科里爾》（*Collier's*）雜誌的標題則稱為「現代奇蹟」。

過度激情的醫生用它來治療所有疾病。有家醫院流傳著這樣的笑話，病人進來以後先打一劑磺胺，一星期後病情如果沒有改善，再做全身檢查。磺胺不需要處方，所以護士查房時，口袋裡隨時放著一把藥錠，當成阿斯匹靈隨手分送。這種藥的價格太低廉，沒有什麼副作用，而且好像能治百病。到了一九三七年秋天，美國藥廠每星期製造的磺胺藥劑超過十噸。

這款新藥的蜜月期熱情如火、燦爛耀眼，卻也曇花一現。所有的有效藥物都有副作用。隨著使用越來越普及，磺胺的副作用開始出現。未經改造的純磺胺幾乎沒有毒性，發生的少數問題主要是罕見的過敏反應。可是美國醫學會眼見這種藥物迅速普及，憂心忡忡地提醒民眾，新的磺胺製劑發展太快，大多數都未經嚴謹試驗，其中某些或許具有毒性。

他們的擔憂是正確的。

一九三七年秋天，美國奧克拉荷馬州塔爾薩（Tulsa）發生幼童死亡案例。這些孩子因為腹部劇痛送醫，緊接著無法排尿，之後昏迷不醒。短時間內就有六名幼童喪命，而且案例有增無減。

當地衛生機關花費幾星期才解開這個謎團。這些死亡案例有一個共同點，他們都曾服用一種名叫磺胺酏劑（Elixir Sulfanilamide）的新藥。這種甜味液態磺胺由專利藥廠麥森吉爾

（Massengill）生產。麥森吉爾當初製造這種新藥，是以幼童、婦女和黑人族群為對象，因為這些族群據說喜歡甜味藥水，不愛苦味藥錠。看起來是磺胺馳劑變成奪命凶器。

塔爾薩的醫生通知美國醫學會，美國醫學會再將消息轉達給一個新成立、規模極小的聯邦組織：食品與藥物管理局（Food and Drug Administration，簡稱ＦＤＡ）。ＦＤＡ派遣局內為數不多專員中的一人前往塔爾薩調查，這名專員發現災難如滾雪球般擴大，因為當地醫院收治的病例越來越多。不久後他強烈懷疑，罪魁禍首就是磺胺馳劑。這下子，他面臨一個迫切問題：還有哪些地方販售磺胺馳劑？

調查發現，這款藥已經上市一個月，全美各地都買得到。麥森吉爾全力對外澄清，強調他們的藥絕對沒問題。可是美國醫學會檢驗發現，麥森吉爾用有毒液體二甘醇（diethylene glycol）溶解磺胺。二甘醇是製造防凍劑常用的原料。

在美國醫學會與ＦＤＡ調查的過程中，死亡案例持續增加。大約九百公升的磺胺馳劑從藥廠送到經銷商和藥房，再到醫生和病人手上。大部分集中在南部的貧困地區，因為那些地方藥品紀錄鬆散，藥物流向更難追蹤。醫生擔心如果承認曾向病人介紹這款藥物，就會被吊銷執照。藥商也不願意承認自己賣過有毒藥物。買藥的人有時會謊報姓名，比如買來治療淋病的人。麥森吉爾還是聲稱他們的藥沒問題。到了十月中旬，已經有十三人因此死亡。

喬治亞州有一個典型案例。一名藥商買了大約四公升磺胺馳劑，分成小瓶裝賣給病人。

他告訴ＦＤＡ，總共才賣出一百七十毫升。但是調查人員實地檢查剩餘藥劑，發現減少的數量是藥商說的兩倍。進一步追問之下，藥商才坦承還有另外兩個人向他買藥，那兩人都死了。

新聞媒體得到消息，警訊開始散播。等到十一月底，農業部（當時管轄ＦＤＡ）向國會報告時，死於磺胺馳劑的確定案例已經達到七十三人。另外，還有一個是麥森吉爾的首席化學家，他發現自己引發的災難後，舉槍自盡。

這是美國歷史上規模最大的中毒事件，是國家醜聞，卻也帶來好的結果：一九三八年《聯邦食品藥物與化妝品法案》（Federal Food, Drug, and Cosmetic Act）通過。這是美國第一項規定藥品上市前必須證實安全性、所有活性成分都必須標示清楚的法案。這個新法案催生現代的ＦＤＡ，雖然幾經修改增補，卻依然是現今藥品法規的基礎。

看過二戰電影的人，可能都看過這樣的緊張畫面：軍醫急急忙忙在傷兵的傷口撒上某種白色藥粉，那種藥粉就是磺胺。二戰期間，大量的磺胺被用來避免多馬克年輕時目睹的恐怖感染。一九四三年，美國藥廠製造了四千五百多噸磺胺，足以治療一億名病人；德國人得力於多馬克的持續研究，製造的數量比美國多出數千噸。他們的努力沒有白費，二戰死於感染的人數遠比一戰少得多。

多馬克對抗「荒唐」傷口感染的夢想已經實現。

一九三九年，多馬克獲得諾貝爾生理學或醫學獎，可惜他不能接受。一九三五年，諾貝爾委員會頒發和平獎給一名反納粹運動人士，希特勒為此心生惱怒，下令德國人不許接受諾貝爾獎。多馬克身為守法的德國人，沒有正式接受這項榮譽，但他寫信感謝諾貝爾委員會頒獎給他，犯下政治錯誤。不久後，納粹祕密警察蓋世太保（Gestapo）上門，搜索他家，將他逮捕送進監牢。

事後他刻意輕描淡寫，還說了一個獄中笑話：「有個人來打掃我的牢房，問我為什麼入獄。我告訴他會進監牢是因為接受諾貝爾獎，那人敲敲自己的腦袋說：『這傢伙瘋了。』」一星期後，官方覺得立場已經表達清楚，釋放多馬克。但他從此改變了，他在日記上寫道：「摧毀成千上萬的生命，要比拯救一條命容易得多。」他獲准繼續做研究，但是必須先寫一封信，無禮地拒絕諾貝爾委員會頒給他的獎，之後他開始出現焦慮和心臟問題。

他繼續研究磺胺，製造出新藥劑，擴大應用在更多疾病上。這些藥物也變成納粹軍醫院的常備藥品，他們的對手同盟國也是如此。

二戰期間，磺胺是軍醫手中最好的藥物。到了戰爭接近尾聲時，更好的藥物出現了。

就在多馬克應聘前往拜耳開發新藥的同時，在倫敦實驗室工作的蘇格蘭人亞歷山大・弗萊明（Alexander Fleming）發現某個怪異現象。事情發生在一九二八年，弗萊明用培養皿培養細菌，懊惱地發現樣本被不知從哪來的黴菌汙染。可是這個黴菌有點古怪，不管它長到哪裡，周遭都有一圈清澈、沒有細菌的區域，像是「細菌止步」的區域。看樣子，那株黴菌釋放出的物質不知怎地阻止了細菌生長。弗萊明於是提取出那個活性物質，戲稱為「黴菌清湯」，著手進行試驗。那就是我們如今所知的盤尼西林。可是那種活性物質太難分離，也不容易保存，最後他只好放棄，並且跟當時許多科學家一樣，將注意力轉向磺胺。

磺胺的成功讓其他科學家回頭繼續尋找藥界的神奇子彈，弗萊明的盤尼西林正是其中之一。二戰期間，科學家覺得有必要找出應用範圍比磺胺更廣的藥物，於是發展出提純、製造並儲存大量盤尼西林的方法。到了二戰末期，盤尼西林更為普及，磺胺很快被擠下神壇。盤尼西林對治的細菌種類比磺胺多（比如磺胺應付不了的梅毒和炭疽熱），治療效果也更好。科學家很快就會從黴菌和真菌中，找出更多對抗病菌的化學物質，比如鏈黴素、新黴素、四環黴素等二十餘種。

抗生素的時代於是開啟。到了一九五〇年代末，幾乎所有細菌引發的疾病都用抗生素治療。以往每年動輒奪走數十萬條人命的傳染病成為過去式。二戰後二十年，兒童疾病的死亡率降低九〇%以上，美國人的平均壽命增加十年以上，人口統計學家稱這種藥物導致的巨變為「死亡率重大變革」。

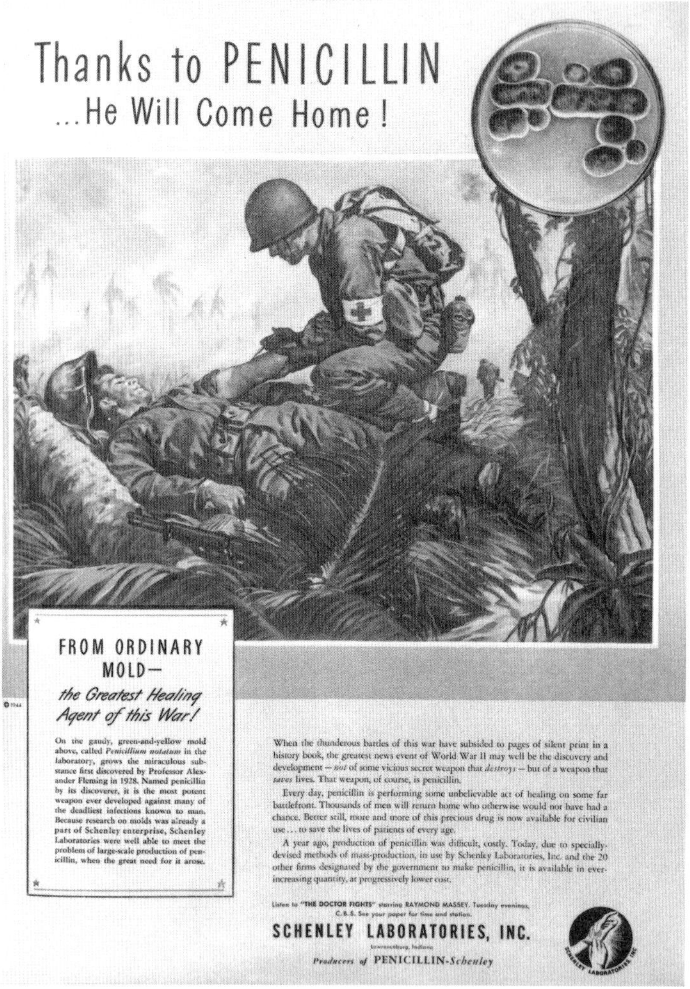

《生活》（*Life*）雜誌介紹盤尼西林製造過程的廣告。

（倫敦科學博物館〔Science Museum〕收藏）

這一切始於磺胺，磺胺與其他以活體有機物製造的抗生素不同，它是實驗室的產物，但它達到科學家的初衷，也就是選擇性殺死細菌，過程中不傷害人體，就像埃爾利希的神奇子彈一樣。另外，它也讓科學家有了找出更多藥物的動力。

磺胺的貢獻不只這些，它還為科學家指出一條明路，一套能找出更多更強效藥物的新系統。拜耳花大錢建立的團隊合作模式，鞏固了現代製藥公司創始者的地位。這份榮譽主要來自該公司長遠的目光和願意冒險的精神，以及克拉赫爾改造化學物質的高明技術。另外，就是多馬克高效率的測試流程，以及建立一套專責實驗室與動物實驗設施緊密結合的系統，由醫學專家負責指導。這正是現代大藥廠的藍圖。

藥物的研發不再靠個別天才憑直覺摸索，而是由科學團隊以化學結構為引導，專心破解預設的問題。藥品的研發從一門技術演進為產業科學。

磺胺不只改變藥物開發的方法，也改變確保藥品安全的法規。磺胺馳劑中毒事件和一九三八年催生現代ＦＤＡ的法案，為如今的法律制度奠定基礎，確保藥品的安全性與效力，以及藥品該如何標示，一九三八年美國的法案也成為世界各國立法的範本。

光是這些成就，就能讓磺胺列入歷史上最重要的藥物。可是這款由克拉赫爾研發、多馬克證實有效的藥物，還有更深層的意義。磺胺和後續的抗生素，讓社會大眾對藥物產生極大信心。看來藥物確實是奇蹟。科學家能研發出藥物，而這些藥物不只能治流鼻水和頭痛，還能治療人類世界最危險的疾病。在磺胺出現以前，藥物的效力相當有限，大多只能緩解，適應症有限，而且不需要處方箋，走進街角的藥房就能買到。絕大多數的藥都不能治病。然而，小富蘭克林奇蹟式痊癒以後，一切都改變了。在磺胺和抗生素之後，人類對藥物的前景充滿樂觀，覺得總有一天能找到**無所不治**的藥物。

可惜世事不盡美好，抗生素可以治療細菌感染，卻很難殺死病毒或寄生蟲。對於病毒，目前最有效的利器仍是疫苗；至於寄生蟲這種導致瘧疾等疾病的不尋常蟲子，我們還在尋找扭轉局面的藥物，所以抗生素的適應症有限。

更重要的或許在於，它們對付的病菌非常善於反擊。有些能製造化學物質來中和抗生素，也有些能找到方法偽裝自己。一旦它們找到有效的防禦方法，通常很容易就傳授給其他細菌，即使那些細菌跟它們不屬於同一族群。這種情況稱為「抗生素抗藥性」。在這方面，磺胺同樣拔得頭籌。

醫生最早是在士兵身上發現的。士兵休假前，軍隊會提供磺胺，幫助預防淋病感染。萬一真的感染，回營後還會繼續用磺胺治療，效果很好。一九三〇年代晚期，磺胺對淋病的治癒率超過九〇%。可是到了一九四二年，這個比率只剩七五%，而且持續下降。德國軍隊也有同樣問題，通常是因為士兵一發現症狀消失就停藥，事實上細菌還沒完全殺死，那些存活下來的少數細菌往往是對磺胺最有抵抗力的一群，它們不停繁殖散布。到後來，就連鏈球菌也產生磺胺抗藥性；一九四五年，美國海軍大規模測試磺胺預防鏈球菌感染的效力，計畫卻被迫中斷，因為有太多士兵生病。磺胺威風不再，細菌找到對抗它的方法。

只是當時人們普遍沉浸在盤尼西林和其他抗生素帶來的喜悅中，這些初期警訊都被忽視了。如果某種抗生素失效，病人會直接換用另一種，直到那種也產生抗藥性為止。如今抗生素抗藥性已經是大問題。最嚴重的是，已有少數細菌能抵抗所有的普通抗生素。醫生明智地因應，減少開立抗生素，嚴密監控病人的使用。更值得關切的是，越來越多農場使用抗生素來預防疾病，促進動物的生長。過度或錯誤地使用這些神奇藥物，可能帶來沉重懲罰，我們還在學習這個教訓中。

那麼磺胺呢？還在，我們使用不同形式的磺胺，治療耳腔發炎、泌尿道感染和其他疾病。基於抗生素抗藥性問題，近來磺胺甚至有捲土重來之勢。磺胺是一九五〇年代的舊有產物，市面上使用越來越少，抗藥性也慢慢消退，所以通常還有效果。雖然在現有上百種抗生素之中，它勉強只算中等，但只要使用得當，仍是對抗感染的利器。

第六章

CHAPTER 6

地球上最神祕的領域

從減少手術休克到治療精神疾病的氯普麻

The Least Explored Territory on the Planet

Ten Drugs

西洛可號

亨利・拉弗里特（Henri Laborit）冒出水面，大口喘氣。他險些滅頂，西洛可號（Sirocco）帶著他沉入大海，他好不容易才掙脫，踢著水穿過那一片黑暗。他是少數的幸運兒，身上有救生衣。驚慌失措的人將海水攪得動盪翻騰，燃油引起的火勢點亮海面。他被迫擊退三名士兵。他說那些人是「倒楣的笨蛋」，顯然不會游泳。他們陷入恐慌，揮舞雙臂，抓住任何有浮力的東西，把拉弗里特當成救生艇。事後他寫道：「我不得不擺脫他們。」但是他並未說明怎麼擺脫。他跟垂死掙扎的人、大火和浮沉的屍體保持距離，仰躺在水面上（這是善泳者的竅門），遙望滿天星斗。

那是一九四〇年五月三十日午夜過後的凌晨一點多，拉弗里特是法國小型驅逐艦西洛可號的初級醫官，他們前往支援敦克爾克（Dunkirk）大撤退。當時納粹發動閃電戰擊潰三支同盟國軍隊，大批生還者被困在敦克爾克港周遭一片小小區域，背對英吉利海峽。所有位於一日航程內的同盟國船隻都緊急趕往那個區域，要將受困者撤離法國。拉弗里特的驅逐艦穿過遮天黑煙和半沉船艦的殘骸曲折前進，朝著海岸駛去，抵達時撤退行動正好達到顛峰。海堤和沙灘站滿士兵，更有人半身泡在海裡，步槍高舉在頭上，德國人打算趕盡殺絕。拉弗里特回憶道：「那些士兵想必覺得自己死到臨頭。」西洛可號好不容易救起八百名法國步兵，所有人摩肩擦踵，擠在甲板上，趁夜幕降臨悄悄啟航，只要趕回英國就完成使命。

英國的多佛（Dover）港在八十公里外，可是敦克爾克外海的海域水深不足，險象環生，空中更有德國軍機的威脅。他們沿著海岸緩緩前行幾公里，打算天黑後向外突圍，每個人都提高警覺。到了午夜時分，他們正準備奔向英國，有人看見一艘德國魚雷艇從某個浮標後方冒出。拉弗里特眼看著兩枚魚雷高速朝向他們而來，跟他們的船艦擦身而過，離船頭不遠，激起的白色浪花在黑夜裡閃耀。下一波魚雷精準命中他們。西洛可號劇烈晃動，拉弗里特覺得船尾往上掀。德軍的俯衝轟炸機在火焰中衝來，第二次劇烈爆炸撕裂西洛可號。拉弗里特推測西洛可號的彈藥倉被擊中。他看見步兵的屍體飛向空中，緊接著他就落水了。

西洛可號快速沉沒，轟炸機飛到其他地方尋找獵物，拉弗里特仰躺在海面上。幾小時過去，他看著身邊的人慢慢脫力。他全身冰冷，思緒開始遊走。他在戰前才完成醫學課程，知道目前是什麼狀況。冰凍的海水正一點一滴帶走他的體溫，他在慢慢失溫。如果持續下去，最後他會送命。還有多久？他的四肢末端已經開始麻痺，雙腿變得遲鈍。當體溫降低到一定程度，就會出現休克反應，血壓急遽下降，呼吸變淺，身體蒼白而僵硬。一小時嗎？或是幾小時？

拉弗里特看見周遭陸續有人休克。他們在敦克爾克救上船的步兵，九〇％都熬不到天亮，西洛可號半數的船員也是。

他強迫自己不停活動身體。發現自己還戴著頭盔，實在不明智，笨拙地解開扣帶脫掉。他看著頭盔慢慢注滿海水，心想，一定有漏洞。他盯著頭盔，直到它沉沒。他的思緒慢了下來。

他總算撐到黎明，看見幾盞微弱的燈光，聽見遠處傳來叫喊聲。一艘小型英國軍艦正在搜尋生還者。他看見軍艦周遭士兵用僅剩的力氣在海水裡撲騰，迫切地想要登艦。艦上的人拋下繩索，海裡的人互相拉扯，爭先恐後想抓繩子。太瘋狂了。西洛可號的生還者太虛弱，有些人撐不下去，爬到中途就鬆手往下掉，砸在其他人身上。很多人溺斃。拉弗里特不准自己擠過去，耐心等待混亂平息。接著他奮力一搏，往旁邊游去，抓住一條滑溜的繩索，開始往上爬。他順利爬到船側欄杆，被拉上甲板後立刻陷入昏迷。醒來時躺在溫暖的浴缸裡，有人拍著他的臉，說道：「醫生，加把勁！」

拉弗里特精疲力竭，又在海水裡泡太久，被送往法國的軍醫院。等他復元後，突然陷入一種古怪、虛浮的憂鬱，如今我們稱為創傷後壓力症候群。拉弗里特只知道他覺得搖搖欲墜，彷彿腳下的穩固地面變成流沙。他回憶道：「想到還得活下去，我覺得心慌意亂。」當時他二十六歲。

不過，這回他同樣救回了自己。來自外界的關注分散他的注意力。他也是西洛可號的英雄（媒體這樣稱呼他們）。他獲頒一枚獎章，在醫院的工作帶給他些許慰藉。他培養出黑色幽默。只是一切仍然感覺有點遙遠，彷彿他隔著一扇窗觀看人生。

法國軍方覺得他恢復得差不多，換個地方或許對他有益，於是派他前往北非塞內加爾首都達卡（Dakar）的一處海軍基地。在這個有陽光、沙灘的地方，他上午執行一般醫療業務，下午畫畫、寫作或騎馬。他的個子不高，長相卻十分英俊，搭配一頭烏黑茂密的頭髮，帥氣的程度不輸電影明星；他也聰明、有企圖心，手頭寬裕（父親是醫生，母親出身貴族家庭），還有點自負。他不喜歡跟妻子和年幼的孩子被放逐到非洲這個炎熱的「不毛之地」，非常想回法國。為了擺脫煩悶，他決定專攻外科。他在達卡找了幾名醫生指導自己，利用當地停屍間的屍體練習切割與縫補。他的雙手十分靈巧，可惜耐性不足。

等到開始為病人動手術，儘管他的技術純熟，絕不馬虎，手術卻總是出差錯。經常在手術過程中，傷兵的血壓似乎會毫無原因地急速下降，呼吸也變急促，心臟開始狂跳，情況不妙。患者通常會死在手術台上，不是因為手術出錯，而是因為所謂的「手術休克」。沒有人知道為什麼會這樣，在那個時代，也沒有什麼辦法可以防止。沒有人知道為什麼有些病人會發生休克，其他人卻不會，好像也沒什麼方法可以改變這種現象。

拉弗里特決心找出答案。戰爭末期，他從一個崗位移轉到另一個崗位的過程中，也盡量尋找探討手術休克的醫學論文，慢慢拼湊出大致的輪廓。大多數專家認為，休克是人體對受傷的反應，所謂的受傷包括躺在手術台上被外科醫生開膛剖肚。研究人員發現，受傷的動物會釋放大批化學物質進入血液，比如啟動打或逃或靜止反應的腎上腺素。腎上腺素會讓心跳和新陳代謝加速，也會改變血流速度。拉弗里特判斷，要解開手術休克之謎，就得從身體受傷時對血液釋出的化學物質著手。

這是一個辦法，卻不是唯一一個。有些研究人員認為，休克的原因主要在於心理層面。畢竟引起休克反應的可能是受傷，也可能是恐懼。拿刀脅迫某人，讓對方相信你一定會傷害他，他的心跳就會加速，呼吸就會紊亂，還會冷汗直冒；換句話說，精神壓力本身就會引發休克反應。拉弗里特就曾遇見這樣的病人，那些人在手術前幾小時想到即將承受的疼痛，太過緊張焦慮，手術刀還沒碰上他們的皮膚，就開始出現休克現象。也許手術休克只是這種現象的延伸，是身體的自然反應過了頭，徹底失控。

拉弗里特將這兩派觀念結合，他是這麼想的：病人在手術前對疼痛的焦慮和恐懼，激發身體對血液釋出化學物質；緊接著手術時身體的震驚，將那種反應往上推升。心理壓力和身體反應因此相互連結。

那麼解決的方法或許是化解手術前的恐懼，避免啟動連鎖反應。化解恐懼，降低焦慮，也許就能阻止或減緩血液中的化學物質引發致命的休克。

可是那些化學物質是什麼？醫界對腎上腺素這類化學物質所知有限，因為身體釋出的數量極少，而且在血液中很快被稀釋到幾乎無法檢測的程度，幾分鐘內就完全消失。人類還在努力了解腎上腺素，而人體不只這一種化學物質，其他的還等著被發現。拉弗里特讀遍可以找到的相關資料，因而變成外科醫生之中的異類，既熟知生物化學和藥理學，也開始嘗試調節身體的壓力化學物質。

病人變成他的測試對象。戰爭結束後，拉弗里特繼續留在北非。不過如今他不再感到厭倦，因為他全心投入研究，嘗試各種安撫病人的方法，好讓他們在手術前放鬆心情。他會用幾種藥物調製成化學雞尾酒，專門用來減輕焦慮。要找出正確的配方並不容易。過去的醫生試過很多安撫病人的東西，從威士忌到安眠藥、從嗎啡到迷藥（參見第三章）。只是在拉弗里特看來，那些都不理想，每一種都有副作用，有些甚至具有危險性，它們讓病人放鬆，卻也讓病人衰弱，還會讓病人入睡。拉弗里特希望病人強壯又平靜，不為手術擔憂，在上手術台以前都能保持清醒。希臘人用ataraxia形容他希望得到的這種效果，意思是內心沒有壓力和焦慮，同時卻又堅定、勇敢。他希望用藥物創造這種狀態，因此繼續尋找，不停嘗試。

除此之外，他還有另一個想法，靈感也許來自當初西洛可號沉沒後泡在海水裡的經驗。他決定幫病人降溫。他心想，如果能減緩病人的新陳代謝，也許能緩和休克反應。他開創一種療法，名為「人工冬眠」，除了他調製的化學雞尾酒外，也用冰塊降低病人的體溫。

事後歷史學家寫道，這實在是革命性的方法。也有研究人員採取相反對策，一旦病人發生休克現象，立刻為他們注射腎上腺素。拉弗里特心想，實在大錯特錯，他深信人工冬眠搭配正確的藥物，才是解決之道。

RP-4560

到了一九五〇年，拉弗里特陸續在醫學期刊發表一系列正面結果。他的實驗讓他受到矚目，上司決定解救他脫離落後地區，讓他回到法國的政經中心：巴黎。

啊，巴黎！巴黎是有抱負的法國男人（或女人）的目標。那是法國政治人物的家，也是企業總部所在地；那裡有宗教領袖和軍方高層；有最優秀的文學家、音樂家和藝術家；有一流的索邦大學（Sorbonne Université）與菁英知識分子（法蘭西學院〔French Academy〕）；有法國最偉大的建築物和最迷人的音樂、時尚和美食；有最好的圖書館、研究中心、博物館與訓練中心。如果你是法國人，又是某個領域的代表人物，一定會渴望在巴黎擁有一席之地。

現在拉弗里特來了，他調職到聲望最高的聖寵谷軍醫院（Val-de-Grâce Hospital），距離索邦大學只有幾條街。他在那裡接觸到各領域的專家，得到更多資源，順勢擴大研究。

他需要藥學專家，也順利找到一個。對方是狂熱的研究人員，名叫皮耶・胡格納（Pierre Huguenard）。拉弗里特和胡格納一起想辦法提升人工冬眠技術，搭配用阿托品（atropine）、普羅卡因（procaine）、馬錢子（curare）、類鴉片藥物和安眠藥調製的雞尾酒。

他們注意到另一種人體受傷時會分泌的化學物質：組織胺（histamine）。組織胺跟人體很多方面都有關聯，除了受傷時會釋出外，也跟過敏反應、暈車和壓力有關。或許組織胺也在休克反應扮演一定的角色。於是拉弗里特往他的雞尾酒裡扔進另一種成分：一種抗組織胺藥物，這種新藥是科學家為了對治過敏反應積極研發出來的。這時候事情開始出現有趣的變化。

抗組織胺似乎可望成為下一個神奇藥物大家族，它們的適用範圍相當廣，從花粉熱、暈船、普通感冒，到帕金森氏症。製藥公司正在全力研發，努力找出可以申請專利的藥品。

只是它們跟所有藥物一樣，也有副作用。其中一種副作用是行銷時的一大困擾：抗組織胺常會導致某個評論家所謂的「惱人的昏沉」（不昏沉的抗組織胺還要等上幾十年）。這跟鎮靜劑和安眠藥造成的睏倦不同，抗組織胺不會讓身體的任何功能減緩，它們的作用反而好像鎖定神經系統的某個特定區域，也就是一九四〇年代的醫生所謂的交感與副交感神經（如今的自主神經系統）。這兩大系統組成人體神經系統的背景，也就是在我們清醒意識層次運作的信號與反應，例如調節呼吸、消化和心跳。拉弗里特心想，休克反應的祕密應該就藏在這些神經之中。他想要一種只對這些神經產生作用，不至於太影響清醒意識的藥物。抗組織胺好像正符合他的需求。

於是他與胡格納著手試驗。手術前幾小時給予正確劑量的合適抗組織胺。根據拉弗里特的記載，意識仍然清醒的病人「不會感覺疼痛和焦慮，通常也不記得手術過程」。拉弗里特發現有一個附帶優點，就是術後的止痛嗎啡用量減少。他用添加抗組織胺的雞尾酒搭配人工冬眠，減少手術休克的發生，因而減少手術台上的死亡率。

但是還有很多方面需要改進，他雖然想要抗組織胺的副作用，卻不想在他的雞尾酒裡添加這種東西，畢竟他不是在治療暈車或過敏。他看過有些病人使用抗組織胺後減輕焦慮，心情愉悅平靜，那才是他想要的。他要一款**只有**副作用的抗組織胺，於是寫信給法國最大的製藥公司羅納普朗克（Rhône-Poulenc, RP），請研究人員幫他找出來。

幸運的是，他在對的時機找到對的人。羅納普朗克正在積極尋找更新、更好的抗組織胺。跟所有製藥公司一樣，他們公司的架子上堆滿失敗品，有些毒性太強，有些副作用太大。他們於是重新測試那些失敗品。

數個月後，就在一九五一年春天，羅納普朗克寄了一款編號RP-4560的實驗性藥品給拉弗里特。他們當初之所以會放棄這種藥物，正是因為它沒有抗組織胺的功效，卻對神經系統有強烈副作用。動物實驗顯示這種藥物相當安全，可能正是拉弗里特在尋找的東西。

沒想到那正是他的雞尾酒之中最好的東西，藥效極強，只需要一點點就夠了，而且達到他要的效果。即使只是處理傷口或動個小手術，術前使用RP-4560，也能減低病人的焦慮，改善他們的情緒，對其他藥物的需求也會降低。使用RP-4560的患者意識清醒、有知覺，卻好像比較能忍受疼痛，手術時的麻醉劑用量也減少。實在太奇怪了。疼痛並沒有消失，病人知道身體會痛，卻似乎並不在意。他們知道自己即將動手術，好像不太擔憂，甚至漠不關心。拉弗里特發現，病人跟他們的壓力「分離」了。

他的實驗成果變成聖寵谷軍醫院的熱門話題，激情澎湃的拉弗里特全力推廣。某天他在員工餐廳，聽見在醫院精神科擔任主管的朋友唉聲嘆氣，因為他們不得不讓重度精神病患穿約束衣。這是無數世代以來，精神科醫療人員的共同感傷，很多精神病患的情緒太激動、精神太錯亂、行為太危險，不稍加束縛就無法照顧或治療。那些病人會尖叫、拳打腳踢，有時會攻擊別人或傷害自己，最後不得不用藥物迷昏他們，綑綁在床上或穿上約束衣，真可憐。

拉弗里特靈機一動，告訴當時的在座者，與其束縛精神病人，不如讓他們試試RP-4560，再用冰塊讓他們冷靜下來。

瘋人院

每天早上，聖安妮精神病院（Hôspital Sainte-Anne）的等候室都會有新患者等在那裡，那些都是前一天夜裡被警方或家屬拖進來的麻煩。有個醫生回憶道：「那些人的腦子裡滿是沸騰的怒氣，被痛苦壓垮，落魄潦倒。」他們是瘋子、是狂人；他們看見幻象、聽見別人聽不到的聲音；他們懊喪、迷失。

直到他們不堪負荷，就進入聖安妮，因為這是巴黎僅有的精神病院。每一座大城市都有自己的聖安妮，是公費補助的精神病院，是專門設計的避難所，用來將精神病患與社會隔離，給他們協助、保護他們，並將他們藏起來。

這些地方名為精神病患「避難所」（asylum）其來有自，因為精神病患確實需要避風港。歷史上大多數時間，精神病患都是家屬的責任。而他們的家屬幾乎沒有例外，都將最嚴重的病人藏在最偏僻的房間，或鎖在地下室。有些人得到善待，也有人鐵鍊加身，挨打挨餓。

隨著工業革命後城市規模擴大，上述情形也改變了。由於生活壓力變大，家庭結構改變，精神病患往往流落街頭，變成別人的責任，或者該說沒有人扛起責任。

慈善機構於是成立，社會運動人士要求以人道方式對待精神病患，為他們安排食宿和醫療照顧。美國在十九世紀開始建造大型療養院。這些療養院經過精心設計，有志成為先進療護典範。有公園般的庭院、寬敞的工作坊與專業的療法，由受過精神科醫療訓練的醫生負責監督。療養院格局特殊，方便區隔男性與女性、暴力與非暴力、可治與不可治。其中可治療的病患多半安置在靠外側看得見的病房，不可治療的病患則通常鎖在後側，以免傳出的叫嚷

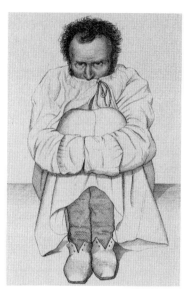

穿約束衣的男人，法國療養院，1838年。（衛爾康博物館收藏）

與異味驚擾訪客。療養院的膳食健康又簡單，病人很少受到處罰。有位作家寫道：「療養院的環境有益健康，病人會慢慢恢復理智。」

療養院對醫學研究也有幫助，各種類型的精神病患齊聚一堂，精神科醫生就能在受控環境中研究不同病症，以便深入了解精神疾病，增加治癒機會。

不管怎麼說，那是理想狀況。而在很多方面來說，這種方式相當成功。

以英國為例，數千名精神病患被收容（通常是監禁）在四、五所精神療養院裡，比如位於倫敦郊區，聲譽欠佳的貝斯萊姆皇家醫院（Bethlem

Royal Hospital）。貝斯萊姆更為人知的名稱是「瘋人院」（bedlam，英語讀音近似）。早在十八世紀，貝斯萊姆就傳出惡名，因為院方允許百無聊賴的訪客付一筆小錢進去參觀病患，將精神疾病變成夜間娛樂。一百年後，光是倫敦就有十六家大型療養院。一八二〇年，平均每家療養院的病患不到六十人，數十年內這個數字就成長十倍。美國精神病患人數增加的速度也一樣快，到了一九〇〇年，美國療養院壓力沉重，病患人數高達十五萬。

大多數療養院都是公費補助，由州郡政府撥款維持，或由慈善團體資助。這麼一來，這些公費療養院收取的費用便相對低廉，一般家庭都負擔得起。於是病患人數越來越多，有越來越多家庭願意付一點錢，把年老的祖父母、酗酒的叔伯和患有精神疾病的孩子送進療養院。警方也把毒品成癮者、街頭鬧事的人和擾亂治安的人扔進去。習藝所、救濟院、醫院和監獄也依樣畫葫蘆。龐大的療養院人滿為患。

這些精神病患之中，很多人都有康復機會。療養院對某些病患最有幫助，比如暫時精神崩潰或受到心理創傷的人，只要平靜休養幾星期，通常就能出院。

可是有很多人都被判定為無法治療，包括「衰朽」的老人（如今我們知道他們患有某種失智症，比如阿茲海默症）、發展障礙，以及跟現實完全脫節、無法回歸的人。最後這一類人如今通常稱為精神分裂症，他們會蜷縮在街角，一連幾個月一動也不動，或是整日胡言亂語、看見不存在的東西，或聽見叫他們做這做那的聲音。同樣地，沒有人知道這些疾病的起

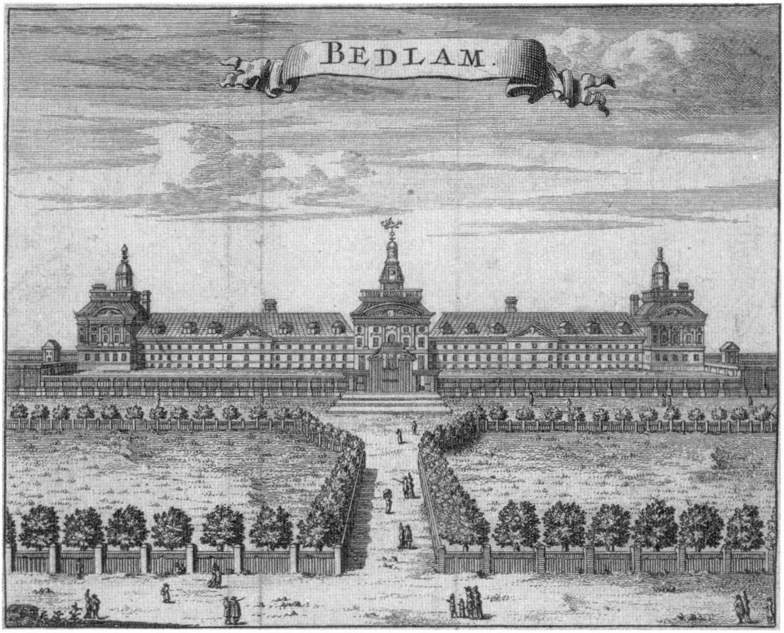

倫敦摩菲爾德（Moorfields）貝斯萊姆皇家醫院北側，前景人來人往。
雕版印刷。（衛爾康博物館收藏）

因，因此也無人能治療。正如專家所說：「在一九五二年，人類兩耳之間那十五公分，是地球上最神祕的領域。」當時確知的是：這些「無法治療」的人一旦進入療養院，多半再也出不去。他們終其一生被關在偏僻房舍，每年都有更多人加入。療養院的病患人數持續增加，無法治療（只能照顧）的重症患者比率也逐年成長。到了二十世紀初，幾乎所有療養院都擠滿病患，人手不足。療養院從休養的地方變成喧鬧擁擠的畜欄，成為重視安全與鎮靜多於治療的「瘋人院」。誠如專家所說，療養院變成收留

「無救患者的垃圾桶」。

再者（這點更為重要），他們已經變成政府預算越來越深的錢坑。大型療養院的財源主要來自州郡政府的稅金，隨著療養院的規模越來越大，每年啃食的預算大餅越來越大。只要刪減預算，院方的照顧品質就會下降，病患受虐的事件頻傳，納稅人也厭煩了。

那麼科學能做些什麼？這方面好像也沒有什麼好消息。有一個哀傷的事實：一九五〇年在精神療養院康復的機率，並沒有比一八八〇年好多少。二十世紀初，額葉切除術和電擊療法出現時，精神醫學界相當振奮，也覺得精神病患可以得到更好的治療。只是每一次進展在激情消退後，結果總是雷聲大，雨點小。療養院的醫生治療最嚴重的病患時，往往只是原地踏步，尤其是精神分裂症。精神科醫生儘管已經在心理衛生方面累積相當充足、也越來越豐富的知識，但在面對病勢最沉重的病人時，多半還是一籌莫展。

無能為力

一九五二年，巴黎聖安妮精神病院的晨間例行流程如下：

醫院主病房衣衫筆挺的主管會到等候區繞一圈，檢閱前一天的夜幕又送了什麼上門來。

等候區形形色色，人類頭腦可能會出的差錯，在那裡都看得到。醫生能在那裡找到每一種精神病的病例，能看出哪個病人正是當前最熱門的研究對象。有個聖安妮精神病院的醫生寫道，晨間檢閱很像「去精神病市場採購」。

最有趣的病例會被標記，留給對他們感興趣的醫生。症狀較輕的病例，也就是有希望康復的人，會被送到自願住院的自由房（「自願」用詞不當，確實有少數人是自己進來，但大多數都是被警方或家屬送來）。比較難纏的病例則會送往行動受限的男病房或女病房，那裡的病房可以上鎖，病人受到嚴密監控，必要時還能加以束縛。

一九五〇年代初某個類似的早晨，醫院某個地方有個人帶著一隊下屬，大步穿越走道或橫越庭院，那是聖安妮精神病院負責人尚．德雷（Jean Delay）。他的個子雖矮，卻有領導者的氣勢，是二十世紀中期知識分子的典型，在很多方面都具有卓越見識，興趣十分廣泛，永遠的懷疑論者。在他過世後，有個同事說他是「法國精神科醫師之中最聰明、最神祕、最獨特、最靈敏，也最嚴謹的人」。德雷是真正的「醫學藝術家」。

年輕時的他想當作家，除了在精神科的工作外，日後他會創作十四本文學書籍，包括頗受歡迎的小說和傳記。這些成就讓他獲選進入文學與思想的知識殿堂：法蘭西學院。

就這樣，穿著優雅深色西裝、威風凜凜的德雷掌管著聖安妮精神病院，彷彿隔著一段距離，評估眼前的一切。權衡著、分析著，將病患的狂暴躁動轉化為冷靜的文字，隱藏內心的感受，專注於有益的研究，尋找可評量的結果。

德雷做任何事都謹慎、恰當又精準。奧地利精神學家佛洛伊德（Sigmund Freud）和他的追隨者，或許讓精神分析與談話療法變成主流，神經質的有錢人聊聊夢境和性生活或許就能得到寬慰，但德雷卻知道那些東西在精神療養院裡毫無意義。他的病人有更深層的問題，根源很可能就在他們大腦的生理功能故障。德雷相信，重度精神病的問題在於生理方面，而非個人經驗。在那個時代，他是革命家，想讓精神病學擺脫佛洛伊德那些模糊思維和未經證實的理論，讓它變成以測量與數據為基礎的真正科學，將來能夠驕傲地躋身醫學被認同的領域。他認為，關鍵一定是在腦部的組織和化學物質。

但他的才智和信念卻對精神病的治療沒有多大幫助。挫敗的根源在於精神科醫師共同面對的問題：說到底，沒有人知道精神病是怎麼發生的？因此，找到治療方法幾乎是不可能的任務。精神科醫生只好試遍幾乎所有療法，希望找到可用的對策。可惜好像沒有任何方法能改變重度精神病的軌跡。很多療養院的醫生和職員撞牆多年後，變得沮喪、氣餒。憂鬱症在療養院照護人員之間十分普遍，也有不少人走上自殺一途，只因他們幫助不了最需要幫助的人。德雷手底下有個優秀副手在聖安妮精神病院工作十年後，深刻體會到這一點，他說：「十年來我學到的東西，對治療精神疾病沒有一點用處……。我是個無能為力的旁觀者。」

美好的平靜

那個咆哮抓狂、拳打腳踢的年輕人，已經二度進出巴黎聖寵谷軍醫院，那裡正是拉弗里特所在的醫院。醫生用盡所知的方法幫他治療：鎮靜劑、麻醉療法、胰島素休克療法和二十四次電擊療程。醫生在病例報告上稱為「賈克」（Jacques Lh）的這名病人會開始改善，變得比較平靜，醫生於是讓他出院。幾星期後，他又會回來，再度失控，威脅要動粗。於是一九五〇年一月這一天，他們嘗試新療法：拉弗里特的實驗性藥物RP-4560。沒有人知道該給多少劑量。對於拉弗里特的手術病人，五到十毫克就有不錯的效果。於是聖寵谷軍醫院的醫生給了賈克十倍劑量。賈克沉睡幾小時。令精神科醫生震驚的是，他醒來後竟然安靜十八小時，才又陷入瘋狂。他們再給他一劑，又一劑，覺得有必要就給一劑，用了他們希望能生效的劑量。他們還加入鎮靜劑和任何可能會有幫助的東西。奇怪的事情發生了。賈克安靜的時間越來越長，治療三星期後，他的症狀出現驚人進步。根據病例記載，他明顯足夠理性，可以跟人打橋牌，於是他獲准出院。

到了下半年，這個使用實驗性藥物的特殊個案發表出來，在精神醫學界掀起小小騷動。有些精神科醫生急於試驗拉弗里特的藥物，也有人高度質疑。他們既質疑藥物對精神疾病的療效（除了讓病人沉睡外，精神科藥物從未出現過驚喜），也不相信拉弗里特。拉弗里特或許有點才華，但他也讓人覺得過度自信，有點神氣活現。他發表不少手術病人使用RP-4560的成功案例，也極力宣揚他的人工冬眠法。他明示、暗示地說，RP-4560也許可以運用在精神醫療上。但他不是精神科醫生，沒有受過精神科專業訓練，更不是這方面的專家。在法國的精神醫學權威眼中，他只是外科醫生，有幾個怪點子，外科醫生怎麼可能懂得人類的精神？

只是RP-4560的實驗結果還是挺有意思的，因此在醫學界的應用越來越廣。生產這款藥物的羅納普朗克，熱切地向有興趣的醫生推薦。整個一九五一年，醫界嘗試使用RP-4560治療不同疾病，竟然有不少患者的病情似乎好轉，有一個濕疹患者的奇癢和焦慮好像減輕了；有一個孕婦孕吐好像停止了。它好像對很多不同種類的精神病也有效果，比如神經質、精神病、憂鬱症、精神分裂症、緊張症，甚至身心症。劑量的拿捏全靠猜測與試驗，療程持續多久也不確定。有時候沒有效果，很多時候卻有幫助。

對於某些病例，它的效果近乎奇蹟。

接下來，需要由名氣響亮的專家進行大規模實驗。新的一年來到，有個精神醫學史學者稱這一年是「一九五二年法國革命」。

德雷跟拉弗里特一樣，對休克這個主題很感興趣，但是他的興趣在於不同類型的休克對精神醫療的效益。當時休克療法在精神療養院正風行。一九五二年的主流是電擊，更正確的說法是電痙攣療法（electroconvulsive therapy, ECT）。此外，也有其他方法引發休克反應，比如藥物或升高體溫。基於沒有人知道的原因，某些病例真的出現驚人改善，但只是一部分，大多數時候休克療法好像沒有一點作用。

德雷想要更好的東西。他早期也極力推廣電擊療法，因為他看見重症精神病患做過電擊療程後病情改善，運作也比較正常。但即使在最謹慎的情況下，還是有不少失敗案例，何況在初期，電擊療法在操作上近乎殘暴，通常也很危險。當病人受到電流衝擊時，會猛烈抽搐翻滾，有些人痙攣得太嚴重，連骨頭都扭斷了，甚至有人死亡。

德雷向來積極尋找生理療法，比大多數精神科醫生更願意嘗試使用藥物。他的下屬試過用不同化學物質治療憂鬱症和緊張症。知名迷幻藥麥角酸二乙胺（lysergic acid diethylamide, LSD）研發出來後不久，德雷就試驗過。另外，一九五〇年代初期，他的下屬同時對正常人和精神病患試驗另一種迷幻藥梅斯卡靈（mescaline）。德雷深信，藥物是有效的治療手段。

聖安妮精神病院是試用新藥的好地方。一九五一年底某一天，德雷的得意下屬皮耶・丹尼克（Pierre Deniker）提到有一個當外科醫生的親戚，聽說軍醫院正在實驗某種預防休克的新方法。負責做這個實驗的拉弗里特提出的報告指出，病人體溫下降又服用雞尾酒藥物後，變得平靜又溫馴。那個親戚告訴丹尼克：「你想對他們做什麼都可以。」丹尼克跟拉弗里特一樣，也在考慮對精神病患使用這種藥物。也許能讓最狂暴、最混亂、最暴力的患者安靜下來。聖安妮精神病院於是開始試驗拉弗里特的RP-4560。第一個病人名叫喬凡尼（Giovanni A.），是五十七歲的工人，一九五二年三月被警方送進來時大聲咆哮，語無倫次。當時他在巴黎的街道和咖啡館製造不少混亂，頭上戴著花盆，對路人吼著沒人聽得懂的話。他看起來像精神分裂症患者，無可救藥那種。

在丹尼克的督導下，喬凡尼被注射一劑RP-4560，躺下來，用冰袋降溫。他不再叫囂，整個人安靜下來，一副發呆的模樣，像是遠距離看著周遭的一切。他睡著了。隔天他們重複相同的程序。只要持續注射藥劑，他就能保持平靜，而且慢慢改善。大吼大叫或念叨的狀況越來越少見，九天後他終於能正常跟醫生對話，三個星期後他出院了。

聖安妮精神病院的人都沒見過這種事。喬凡尼好像找回失去的理智，彷彿無可救藥的喬凡尼不知怎的竟然被治好了。丹尼克趕緊找更多病人試用。一開始，他持續效法拉弗里特的人工冬眠法，注射藥物後用冰袋降低病人的體溫。他用的冰塊數量太龐大，醫院藥劑處供應不及。他的護士老是發現冰塊不夠用，也覺得困擾，建議嘗試只用藥，不冷卻。他們發現原來不需要冰塊，只用藥物的效果一樣好。

護士愛極了RP-4560。打個一、兩針，就連最難纏、最危險的病人都變成溫馴的小羔羊。德雷和丹尼克從來不敢輕視護士的職業敏感度。有一天護士長驚奇地詢問他們：「這種新藥是什麼東西？」這時他們知道自己找到好東西了。還有誰會比護士更心明眼亮。

德雷對這項試驗產生興趣，經常跟丹尼克一起觀察。他擴大實驗規模，每個病例都仔細追蹤，每個結果都詳細製成圖表。

於是模式開始呈現。沒錯，RP-4560有助眠效果，卻跟一般安眠藥不同。它不會讓人睡著。套用德雷的話，它讓人深陷「甜美的淡漠」。病人仍然清醒，有能力溝通，跟他們的瘋狂拉開距離。有了這段距離，往往就能講道理。時日一久，RP-4560讓很多病人的精神少了一點混亂，多了一點條理。

他們開始讓聖安妮精神病院最嚴重的病人使用，包括曾經無可救藥、被鎖在後側病房多年的重度憂鬱症、緊張症（這類病人不動也不回應）、精神分裂症，以及所有對其他療法沒有反應的精神疾病。他們指出，RP-4560對每個病例都有「強大的選擇性鎮靜功效」。

重症精神病患者的主要問題在於，醫生無法與他們對話。少了溝通管道，很多療法都沒辦法實施。當聖安妮精神病院很多病人（不是全部，卻很多）開始跟醫生說話，真正的革命就開始了。病人的理智回來了。RP-4560的作用不只是讓病人安靜下來，有個醫生讚嘆地表示，它還能「驅散妄想與幻覺」。另一個則回憶說：「這些結果令我們震驚，也點燃我們的熱情。」

藥物對病人有好的效果，對工作人員也有極大好處。療養院的醫生和護士習慣後側病房的吵鬧聲，偶爾更有狂暴的怒吼和尖叫，這時突然發現自己置身全新世界。一個安靜得多、祥和得多的地方，也有機會進步。他們早就接受很多病人永遠無法治療的事實，現在突然發現自己能跟病人交流，能帶他們前進，能給他們希望。

最令人感動的是那些無法治療的病人，他們被關了很多年，注定老死在療養院裡。他們注射RP-4560之後找回理智，簡直就像李伯．凡．溫克❼醒來。多年來，他們首度有能力開口說話，被問到「今年是哪一年」時，他們的回答往往是很久以前剛到聖安妮精神病院的年分。現在他們重回人間，知道自己發生什麼事，開始跟外界溝通，除了腦海裡的聲音，還能聽見其他人說的話，能參與職能治療，說出自己的困擾，他們開始康復。

這些結果太驚人，要不是德雷宣布這些真實案例，外界肯定不相信。德雷在學術界的名聲和地位顯赫，做實驗又以嚴謹著稱，他說的話擲地有聲。一九五二年某個晴朗的春日，他在巴黎塞納路國家外科學院（Académie Nationale de Chirurgie）的典雅建築裡，首度發表RP-4560的實驗結果。與會者有法國最頂尖的精神科醫生和心理學家，個個興趣濃厚。德雷用清晰的口吻和練達的語詞發表演講，震撼全場觀眾，也引發一股火熱的旋風。

有點奇怪的是，德雷演說時表揚了幾個有功的早期研究人員，卻略過拉弗里特不提。拉弗里特和他在軍醫院的同仁對他的藐視感到憤怒，一場科學成就歸屬的公私戰火從此引燃，悶燒了數年之久。事實上他們兩個都有功勞：因為拉弗里特的要求，才有RP-4560的研發，他也極力宣揚它的功效。德雷的實驗讓它正式成為精神科用藥，也將它介紹給全世界。

一九五二年五月到十月之間，德雷和丹尼克發表六篇報告，詳細說明早期數十名病人的實驗結果。那些病人的症狀包括狂躁、急性精神病、失眠、憂鬱症和躁動不安。大致的輪廓於是浮現：這是治療某些（但不是全部）精神疾病重要的新進展。這種藥對狂躁、混亂特別有效，也許也能治療精神分裂症，但對憂鬱症沒有作用。再者，它跟所有藥物一樣，也有副作用。長期累積下，病人可能會太昏沉、太冷淡、太漠然，可能會變成活死人。

越來越多醫生索取RP-4560的試用品，羅納普朗克樂意提供。全法國的醫生都在試驗，緊接著傳到歐洲其他國家。成果報告陸續回籠，RP-4560效用之廣令人咋舌，其中很多都不屬於精神疾病。正如拉弗里特的發現，它非常適合用來幫助病人緩解手術前的壓力，而且好像會增強麻醉劑的效果，因此可以減少使用劑量。它也是睡眠療法的好幫手，能緩解暈車，減少懷孕婦女的噁心與嘔吐。所有人都認為它相當安全。

好消息太多，羅納普朗克公司不知如何是好，RP-4560的功效如此龐雜，不知道該怎麼行銷。於是他們在一九五二年推出這款藥物，搭配含糊籠統的宣傳詞：「全新神經系統調節

---

❼譯注：Rip Van Winkle，美國小說家華盛頓．歐文（Washington Irving, 1783-1859）撰寫的短篇小說《李伯大夢》（*Rip Van Winkle*）主角，描寫遊手好閒的李伯走進森林，喝了林中人的酒後沉睡，醒來回到村莊已是二十年後。

劑。」有點像麻醉劑，有點像迷幻藥、鎮靜劑、止痛藥、嘔吐抑制劑和麻醉藥增強劑合而為一。除此之外，對精神疾病也有正面效果。這款藥物對外科醫生、產科醫生和精神科醫生都有大用。像這樣的藥，該取什麼樣的商品名？既要模稜兩可，又能暗示其中大有玄機。於是這款藥物推出時，在法國叫梅格芬（Megaphen），在英國叫勒加托（Largacil，意思是「大行動」），不過大多數醫生偏好使用它的新學名氯普麻。

數十年來，精神科醫生和其他精神醫療工作人員一直在等他們的神奇藥物，某種能治療精神疾病的藥物，效果像抗生素之於感染、抗組織胺之於過敏，以及合成胰島素之於糖尿病，氯普麻似乎就是他們等待的東西。

而在這個階段，氯普麻尚未做過足夠的動物實驗，沒有人知道它在人體如何發揮作用，也不知道長期使用是否安全。

大撤離

羅納普朗克把氯普麻在美國的相關權利，賣給史密斯克蘭（Smith, Kline & French, SKF）公司。史密斯克蘭是一家鬥志昂揚、前景看好的藥廠，準備把氯普麻送交ＦＤＡ檢驗。當時有個研究人員評論道：「他們實在聰明。」送驗時只說這是治療噁心和嘔吐的藥物，完全沒

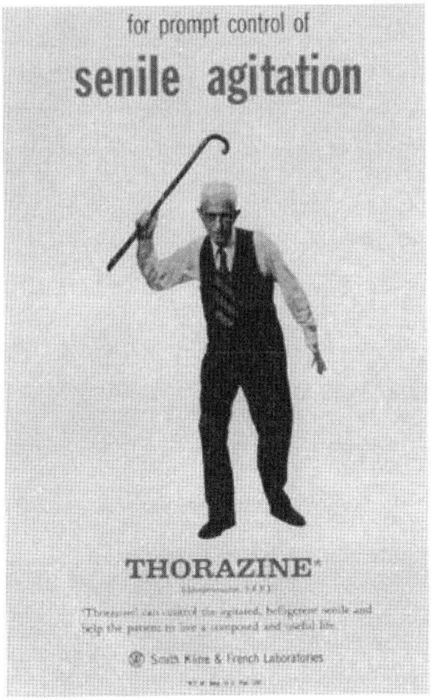

索若金的廣告。

有提到精神疾病。這麼一來，通過檢驗毫無懸念。一九五四年春天，氯普麻送驗幾個星期後，FDA核准了。既然FDA核准，代表這種藥安全無虞，醫生可以用來治療任何疾病，這種操作名為「仿單標示外使用」（off-label），後來成為很多藥物的行銷訣竅。史密斯克蘭取的商品名同樣含糊，叫做索若金（Thorazine），接著全力向精神病院促銷這款藥物。

史密斯克蘭的銷售對象不是社會大眾，而是美國的醫生。他們使出渾身解數，祭出堪稱傳奇的行銷閃電戰。他們把德雷和丹尼克從法國請來發表演說；成立一個五十人工作小組，負責安排醫學會議、遊說醫院行政主管，並且舉辦活動向各州立法機關強調氯普麻能減少療養院的收容人數。他們讓所有報導氯普麻正面效果的當季醫學期刊廣為流傳，鼓勵科學家進行研究，甚至製作一個電視節目《醫藥的進擊》（*The March of Medicine*），由史密斯克蘭總裁親上火線，介紹氯普麻的功效。

史密斯克蘭有個主管回憶說：「索若金像炮彈般射出。」公司的公關部門火力全開，向報紙和雜誌透露消息。《時代》（*Times*）雜誌一篇報導如此提問：「一九五四年的靈藥？」這股熱潮背後的助力是真實世界的經驗。醫生們奔走相告。有個精神病患者三十年沒有開口說過一句話，使用索若金兩星期後，告訴醫護人員：他最後一個記憶是第一次世界大戰時翻越戰壕。接著他問醫生：「我什麼時候出院？」

他的醫生感嘆道：「這是實實在在的奇蹟。」

有個醫生讀過期刊報導，看見氯普麻的藥效，用自家房子辦了二胎貸款，全部投入股市購買史密斯克蘭的股票，投資眼光可謂毒辣。這款新藥造成轟動。到了一九五五年，索若金占史密斯克蘭全部銷售額的三分之一，公司瘋狂增聘人手，加開生產設備因應市場需求。

那只是盛宴前的小菜。一九五八年《財星》（*Fortune*）雜誌排名全美公司的資本額稅後淨利，史密斯克蘭高居第二。從一九五三到一九七〇年，該公司的年營業額成長六倍以上，最大的功臣正是索若金。史密斯克蘭從那筆收益中提撥一大部分投入研究，興建最先進的實驗室，希望研發更多精神科藥物，其他公司也是如此。

精神藥物突然遍地開花。本書所稱的「精神藥物」（mind drug）並未涵蓋一切能夠影響情緒或精神狀態的物質，比如早上的咖啡或晚上的雞尾酒，以及所有買得到的街頭毒品。新的精神藥物，也就是一九五〇年代首度問世的那些，都是合法藥物，是藥廠為緩解精神疾病特別開發的藥物。

一九五二年的氯普麻是先驅，也是後來名為「抗精神病藥物」這個家族的第一個成員。緊接著是一九五五年的密爾頓（Miltown），這是第一種日用鎮靜劑，可以治療輕微焦慮。密爾頓的發現是一個意外，有個研究人員正在研發盤尼西林的保存劑，無意中發現實驗的小白鼠顯得非常放鬆。這款藥物在美國轟動一時，被稱為「馬丁尼藥丸」，可以抒解壓力，很快受到好萊塢明星、高階主管和中產階級人妻的喜愛。不到幾年，美國老牌喜劇明星傑瑞・路易斯（Jerry Lewis）主持奧斯卡頒獎典禮時，就拿密爾頓開玩笑。其他像利眠寧（Librium）和煩寧錠（Valiumn）等「輕鎮靜劑」也立刻跟進，自此掀起一股熱潮。滾石合唱團（Rolling Stones）稱這類藥物為「媽媽的小幫手」。

緊接著在一九五〇年代初期，有個瑞士研究人員正在研發結核病藥物，有一天發現那些心情憂鬱的結核病人服用他的實驗性藥物後，在走廊跳舞。那種藥叫做異菸鹼異丙醯肼（iproniazid），後來成為第一款抗憂鬱藥物，一九五〇年晚期上市，為百憂解（Prozac）和一九八〇到九〇年代蜂湧而至的抗憂鬱藥物打開一扇大門。

短短幾年前，精神科醫生還沒有藥物可以治療最嚴重的精神疾病，現在突然有幾大族群全新藥物可供選擇。精神病藥物學這個全新研究領域應運而生。史密斯克蘭以積極主動的行銷策略，成功將索若金介紹給精神科醫生。其他藥物見賢思齊，在經歷自己的塞吉週期過程中，都享受過一段風光期。鎮靜劑變成一九六〇到七〇年代的重點藥物；抗憂鬱藥物在一九八〇到九〇年代邁入全盛期，成為熱銷藥物；抗精神病藥物推陳出新，比如思樂康（Seroquel）、安立復（Abilify）和金普薩（Zyprexa）等，都是當前美國銷路最好的藥物。

為什麼一九五〇年代會突然冒出這麼多的精神藥物？也許是因為整個社會需要應付第二次世界大戰的痛苦與壓力，或者想要逃離當時的總統艾森豪（Dwight Eisenhower）執政時期的條條框框。不管原因是什麼，新的精神藥物改變美國人的用藥習慣。如今吃藥不只是為了對抗各種健康問題：有時是為了下班後讓自己找回平靜，或者慢慢調整應付現實生活的能力。一九五〇年代的精神藥物為下一波一九六〇年代的玩樂藥物開疆拓土，當時服用更目眩神迷、更令人亢奮的迷幻藥蔚為流行。精神藥物改變了美國文化。

而且它們肯定革新了精神醫療照護。拜史密斯克蘭的公關大作戰之賜，索若金在公立精神病院大受歡迎。一開始，精神科醫生的接受度並不高，因為他們認定沒有藥物可以治療精神疾病，通往精神健全的必經道路是佛洛伊德和談話療法，而不是藥物。很多精神科醫生表示，索若金治標不治本，不能根治精神疾病。精神醫學界於是一分為二：一邊是精神分析師，他們是佛洛伊德的追隨者，通常私人執業，一對一治療，收入頗豐；另一邊則是療養院醫生，通常在公立醫院任職，收入較低，要面對數十個或數百個病人。佛洛伊德學派承擔了一九五〇年代精神醫療的專業架構。有個用藥先驅說：「精神病藥物學的先驅都被看成庸醫和騙子，有人說我跟早年西部那些賣蛇油假藥的人沒兩樣。」沒有人相信藥物能夠治療人腦這麼複雜、神祕又高度協調的器官，那些宣揚這種難以置信的藥物療法的人，似乎比過去在小鎮藥品展售會上，吹噓舊時代專利藥品的推銷員好不了多少。

真正領略氯普麻效用的是療養院醫生，這是一種突破性藥物，真正創新，真正能帶給病人希望。當那些重病患者生病後第一次開口說話，他們對醫護人員說的是，「我比較能應付那些聲音」或「我的精神能夠集中」。病人或許仍有幻聽和妄想，但這些症狀對他們的干擾卻不像過去那麼嚴重。如今他們可以描述自己的體驗，能正常運作。

隨著氯普麻逐漸普及，約束衣收進了櫥櫃。過去與外界隔絕的病人慢慢打開心房。有個醫生舉例表示，一名男性緊張症患者多年來總是安靜地將自己扭曲成古怪姿勢，有點像貓頭鷹。這個病人在用藥幾星期後，正常地跟醫生打招呼，向醫生要幾顆撞球，拿到之後露了一手雜耍。

另一名用藥先驅則說：「實在難以想像，我們親眼目睹不可思議的情景，幻覺和妄想被一顆藥丸破除！……實在太新奇、太美妙了。」到了一九五八年，某些精神病院撥出五%的預算採購氯普麻。

緊接而來的是大撤離。

過去兩百年來，療養院病患人數的成長勢不可當。然而，到了一九五〇年代後期，令所有人想像不到的是，這個數字有史以來第一次下降。

造成這個現象的兩大因素是藥物和政治。藥物指的當然是氯普麻和隨之而來的跟風抗精神病藥物。有了這些藥物，醫生終於能控制患者的病情，讓他們離開醫院，回歸家庭和社區，很多人甚至可以工作。這些新藥與鴉片類藥物和安眠藥不同，幾乎不可能過量。沒有人想使用過量，因為抗精神病藥物不能給人愉悅感，只能減輕病人的症狀，方便他們正常運作。沒有人會濫用這類藥物。病人不需要經年累月地留置療養院，只要經過診斷治療，就能拿著處方箋出院。

政治因素則來自州郡政府財政部門。療養院節節攀升的花費一直是他們的難題，讓病人離開療養院和精神病院是雙贏局面：病人能夠過正常生活，納稅人也不再需要負擔沉重的費用。一旦療養院的規模縮小，稅金的負擔也會減輕。那些錢可以投入其他用途，其中一部分會用來建立社區諮詢中心，跟剛出院的患者保持聯繫，確認他們都按時服藥，（但願）也能知道他們都順利融入社會。其他的錢可以拿來做更重要的事，比如教育。

社區精神照護機構的時代於是開啟。舊有的精神病院清空了，每年有數千名病人出院，其中很多人帶著氯普麻的處方箋。一九五五年，美國的州立和郡立精神病院總共有五十多萬名病患，到了一九七一年，這個數字幾乎減半，一九八八年更是只剩不到三分之一。過去聳立在翠綠庭院中的龐大療養院被拆除，改建成豪華飯店。

發生這種改變的第一年是非常詭異的時期。醫生一度認為自己沒有能力治療精神分裂症患者，現在卻看著他們回到外面的世界。從來不敢奢望能走出療養院的精神分裂症患者，如今卻在努力拼湊多年前支離破碎的人生。

通常並不容易。一名精神科醫生回憶道，病人突然出院，卻發現丈夫或妻子已經另組家庭。他們自己沒有工作，適應社會的能力雖然改善了，卻遠遠不及生病以前。一切都取決於他們是不是按時服藥，如果沒有，最後還是會流落街頭。有些病人順利融入原有的家庭和社區，其他人卻沒有那麼幸運。這時迫切需要的社區精神醫療服務卻未能得到政府機關充分的經費支持，問題因此雪上加霜。

一九六五年以後，大撤離的規模進一步擴大，因為新的醫療保險和醫療補助的給付納入養老院費用，卻排除州立精神病院的專業醫療服務。這麼一來，數以萬計的老年精神病患（其中很多患有阿茲海默症），都得從精神病院轉往護理之家，他們的經費負擔也從州政府轉嫁到聯邦預算。護理之家的抗精神病用藥突然暴增，醫療保險的支出也一樣如此。

讓精神病患重返社會的夢想開始幻滅，越來越多比較年輕的患者最後入獄，尤其是那些無法跟家人共同生活的人。根據近期的一項調查，目前監獄的男性收容人之中，有半數以上確診精神疾病，女性收容人方面更是高達四分之三。美國所有大都市和很多小城鎮的街頭，都有精神病遊民的身影。

我們到現在還在處理餘波。專為收容貧窮患者設立的公立精神病院病床大幅減少，在此同時，為富人設立的私人精神醫療機構病床數卻直線上升。

氯普麻改變了精神醫療的本質。一九四五年，休士頓的梅寧格診所（Menninger Clinic）約有三分之二的病人接受精神分析或心理療法。到了一九六九年，這個比率降低到二三%。在一九五〇年代，大多數美國醫學院會聘請幾個兼職精神科醫生擔任教學工作，而這些為數不多的兼職人員通常被其他教授視為頭腦不清楚的巫醫，如今美國所有醫學院都有完整的精神醫學系。

現在看精神科的人比過去少得多。想要拿精神藥物並不需要找精神科醫生。在一九五五年，患有重度精神疾病的人如果向當地醫生求診，會立刻被轉診給精神科醫生，而精神科醫生多半會給病人做精神分析。如今大多數一般科醫生都願意、通常也有能力做診斷，再開立處方。在一九五〇年代，人們認為精神分裂症是因為父母教養不當、情感冷漠的「冰箱媽媽」，或家庭環境使然。如今人們認為精神分裂症是生化方面功能失調，跟父母教養無關。

一九五五年的人如果有輕度焦慮、輕度憂鬱、常規煩惱或行為問題、注意力不集中，或無數輕微精神困擾之中的任何一種，通常是在親友支持下自行克服，如今大多數人都會吃藥。

不管是好是壞，氯普麻改變這一切。

氯普麻上市最初十年，使用者多達五千萬人，如今幾乎沒有人吃這種藥。它已經被其他搶占市場的新配方超越。啟動這波革命的助力是氯普麻的負面效應。一九五〇和六〇年代，氯普麻使用得越廣泛，出現怪異副作用的患者就越多，比如「紫人」問題，也就是高劑量使用者的皮膚會呈現怪異的紫灰色；也有人長疹子或對陽光敏感；有些病人的血壓會驟降，其他人則出現黃疸或視力模糊問題。

這些都不嚴重，新藥必然有副作用，而氯普麻大多數的副作用只要調整劑量就能改善。但還有其他更麻煩的問題。全世界的醫生都發現，有些長期使用的病人會出現抽搐現象，舌頭不受控制地往外伸、咂嘴、雙手抖動，臉部扭曲出怪相。大約七個就有一個，而且主要是高劑量使用者。他們好像會動個不停，重心從一隻腳移到另一隻，前後擺盪，走路像在抽筋。有些醫生覺得，這些副作用看起來像腦炎或帕金森氏症的症狀，這種疾病叫做遲發性不自主運動（tardive dyskinesia），是相當嚴重的問題。即使醫生降低病人的劑量，這些症狀仍會持續數星期或數個月，有些病人即使完全停藥，症狀也不會消失。

於是大型製藥公司開始尋找下一款熱銷抗精神病藥物：某種具有氯普麻的效果，但優點更多、副作用更少的東西。到了一九七二年，市場上已有二十種新藥，可是這一波新藥的功效並沒有比拉弗里特和德雷推廣的氯普麻好多少。

一九六〇年代是德雷的事業顛峰，他對氯普麻的研究改變了醫療界，他備受敬重，贏得越來越多的榮譽和獎項。

然而，就在一九六八年五月十日，一切都垮了。當時巴黎發生五月革命，數以千計的學運分子走上街頭，其中一部分人決定占領德雷在聖安妮精神病院的辦公室。這些學生認為，精神病並非如德雷所說是生理問題，而是一種社會產物，用來強迫民眾順從。德雷是這種產物的代表人物，利用氯普麻這種「化學約束衣」控制他們不喜歡的人，德雷是精神醫學和社會的毒瘤。學生闖進他的辦公室，對他吼出他們的理念，清空他的抽屜，把他的文件拋向空中，拒絕離開。他們在德雷的辦公室盤踞一個月。據說他們把他掛在牆上的學位證書和獎狀扯下來，當成戰利品拿到索邦大學的廣場出售（事實上，德雷的女兒去辦公室說服看守的學生，把大部分重要文件帶回家）。如果德雷要發表演說，學生會坐在場內下棋，發表無禮評論，這是對他一生成就的公開否認與羞辱。

他再也無法承受，從此放棄職位，沒有再回去。

拉弗里特卻得到屬於他的成功。他始終沒有忘記德雷無視他對氯普麻的貢獻，也不曾原諒對方，但他也得到許多榮譽，包括聲望僅次於諾貝爾獎的拉斯克醫學獎（Lasker Award for medicine）。他變成敢怒敢言的勇者，留著時髦的中長髮，快言快語地批評精神病學。他曾在法國導演亞倫・雷奈（Alain Resnais）於一九八〇年執導的電影《我的美國舅舅》（*Mon Oncle d'Amérique*）裡演出自己，英俊的高盧臉孔為他贏得一時光采。

抗精神病藥物的影響，不只是清空療養院和改變精神科執業方式，同時打開一扇研究腦部的大門，將會持續搖撼我們對自己的認知。

整個一九五〇年代的大問題是：氯普麻的藥效是怎麼運作的？研究人員花費十年的時間，加上對大腦功能的全盤改觀，答案才慢慢浮現。

在氯普麻出現以前，大多數研究人員認為人腦是電力系統，像個複雜的配電盤，各種信號急速竄流過線路（神經）。當線路出差錯時，腦部運作就會失常。電擊之類的療法可以讓系統重新啟動，額葉切除術則可以切掉出問題的線路。

氯普麻出現後，科學家發現人腦與其說像配電盤，不如說是化學實驗室。關鍵就在維持腦部化學物質的均衡。精神疾病被重新定義為腦部「化學物質失衡」，亦即某些化學物質不足或過多。精神藥物的作用在於恢復這些化學物質的均衡。

多年來的研究顯示，氯普麻改變某個族群的化學物質濃度。這個族群統稱為神經傳導物質，是讓刺激從一個神經細胞傳遞到另一個神經細胞的要件。研究人員用氯普麻之類的藥物來研究腦部化學變化，至今已經找出一百多種不同的神經傳導物質。氯普麻可以改變多巴胺和其他幾種神經傳導物質濃度。製藥公司的研究人員也陸續研發出其他抗精神病藥物，可以對不同的神經傳導物質產生不同程度的影響。

到了一九九〇年代後期，諸如安立復、思樂康和金普薩等新一波抗精神病藥物出現。這些「第二代」抗精神病藥物跟包括氯普麻在內的第一代藥物儘管差別不大，但危險性較低，不容易發生遲發性不自主運動等副作用。這些藥物被有效地包裝成重大突破。另外，也由於它們的安全性較高，更多醫生願意開立給病人服用，也經常用來治療仿單標示外使用、ＦＤＡ也沒有核可的疾病，比如老兵的創傷後壓力症候群、兒童的飲食失調、老年人的焦慮與不安。養老院、監獄和寄養家庭也開始使用這類藥物，安撫並控制照顧的對象。到了二〇〇八年，抗精神病藥物的市場擴大，從重度精神病患者專用藥物變成全世界銷路最好的藥物。

更多氯普麻之類的藥物被研究得越透徹，就更有機會解開腦部化學物質之謎。不過，我們對腦袋裡複雜得叫人咋舌的組織知道越多，卻好像更摸不著頭緒。在人類的身體內，只有腦部的複雜程度能勝過免疫系統。對於意識，我們所知極其有限。

站在文化的角度，更重要的或許在於，這些藥改變我們對自己的認知，改變我們與藥物的關係。如果我們的心情、情感和心智能力本質上都是化學作用，就能靠著化學物質改變這一切。透過藥物，我們的精神狀態已經不能代表自己，而只是可以治療的症狀。覺得焦慮，吃顆藥調整；覺得憂鬱，吃另一種；注意力不集中？再換另一種。

當然，事情沒有那麼簡單，只是很多人卻表現得彷彿事情簡單得很。

中場

INTERLUDE

黃金時代

1930年代中期到1960年代中期

The Golden Age

Ten Drugs

英國醫學史專家詹姆斯．勒法努（James Le Fanu）曾說：「在一九三〇年代，剛取得資格開始執業的醫生僅得十多種療法，可以對治他每天遇見的各式各樣疾病。三十年後，當那個醫生來到退休年齡，十多種療法已經增加到兩千多種。」

那三十年大約是從一九三〇年代中期到一九六〇年代中期，正是藥學史專家所謂的藥學發展「黃金時代」。很多大型製藥公司在這段時間蓬勃發展，聘請大批化學家、毒物學家和藥理學家，建造寬敞的先進實驗室，還請來一整組行銷專家和專利律師。這些迅速成長的公司製造出接連不斷的神奇藥物：抗生素、抗組織胺劑、抗凝血劑、抗癲癇藥物、抗癌藥物、激素、利尿劑、鎮靜劑和止痛劑等，潛力似乎無窮無盡。

因為抗生素和疫苗的出現，醫學研究人員征服許多自古以來禍害人類的傳染病，而且正在設法克服其他疾病。因為抗精神病藥物和對神經傳導物質的最新研究，醫學專家不但開創全新的研究領域，也找到治療精神疾病的新方法。現在他們已經做好準備，向僅剩的最大殺手——心臟病和癌症進軍。

可是就在那個時刻，處於鼎盛時期的製藥公司卻開始擔憂。黃金時代的很多突破或多或少都是意外得來，例如抗組織胺的失敗品被用來預防手術休克，而後又出乎意料地衍生出各種抗精神病藥物；又如盤尼西林的保存劑竟然有鎮靜效果。這些幸運的突破（藥學史專家喜歡用**意外之喜**形容），創造天文數字的收入，藥廠也以原有的藥物為基礎，研發出數百種類似的新藥，增加盈餘。之後公司又把大部分的獲利投入研發工作，因為方向更明確、資訊更充足的研究，可望帶來下一次重大突破。過去的幸運突破會被更理性、更專精的研究取代。研究人員不再只是盲目擺布化學物質，期待得到好結果。而是對人體有更廣泛的知識，更了解疾病發生時身體如何出狀況。找出身體生病的根源，確認是哪些化學物質產生變化，再設計藥物來對抗。這會是開創下一個黃金時代的關鍵。在一九六〇年代，下一個黃金時代彷彿近在眼前。

然而……，跡象顯示事情的發展未必符合期待。以抗生素為例，這類藥物的神奇功效好像已經達到天然的極限。抗生素對抗的細菌是相當簡單的生物，能攻擊的地方很有限，比如細胞壁（盤尼西林作用的地方）、食物處理系統（磺胺在這方面發揮藥效），諸如此類。想要製造更多抗生素，就得找出更多攻擊點，可惜能找到的不多。就算找到了，細菌反擊抗生素的方法多得令人髮指，因而產生抗藥性。抗生素已經走到盡頭嗎？

看來是這樣。從發現磺胺到一九六〇年代晚期那三十年之間，總共有十二大**類**新抗生素上市，每一大類都有多種不同商品名的版本。之後五十年間，只增加兩大類。投資在研發新抗生素的經費少之又少。在抗生素抗藥性越來越嚴重的情況下，這樣的發展好像有點可嘆。事實也是如此，而且有充分的理由。

部分原因在於，矮枝的水果都已經被摘光了，最容易開發的藥物都已被找出來研究。另一個原因是經費問題。尋找新抗生素所費不貲，回收卻未必豐碩。一個療程的抗生素能在幾星期內徹底清除致病細菌，之後病人不再需要抗生素；換句話說，病人不再花錢買藥，業績縮水，製藥公司當然沒有動力開發新的抗生素。

攻擊目標有限的概念也適用於人體。當然，我們遠比細菌複雜得多，有時複雜得嚇人，比如腦部和免疫系統。可是複雜性不等於無限性。科學家對人體化學物質的作用了解得越多，就越明白藥物的作用目標也同樣有限。或許我們距離那個極限還很遠，但極限始終都在。等到所有重大疾病的原因都被破解，對治的藥物也被開發出來，誰還需要新藥？

另外，隨著開發新藥的費用急速成長，巨無霸製藥公司就更需要熱銷藥品。一種微妙的變遷於是展開，慢慢從救命藥物轉向增進生活舒適的藥物，比如鎮靜劑。下一個藥物開發的大時代會是藥物史上最豐富的時期，重視的會是生命的品質，而非數量。

第七章

CHAPTER 7

性、藥物與更多藥物

避孕藥與威而鋼

Sex, Drugs, and More Drugs

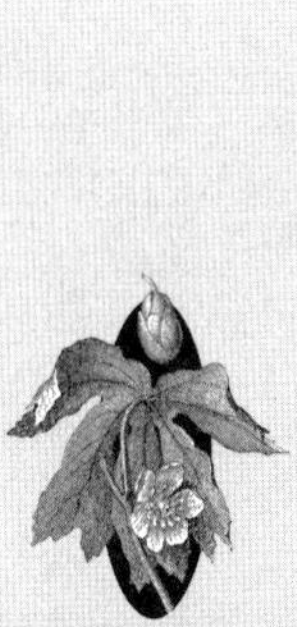

市面上的藥品成千上萬，但只有一種被通稱為「藥丸」（Pill）。那種藥有點奇怪，不像止痛劑一樣舒緩症狀，或是像抗生素一樣拯救生命。它發展的基礎既來自醫學研究，更來自社會運動。比起它帶來的巨大社會衝擊，它對健康的重要性顯得遜色不少。「藥丸」顛覆整個世界的性行為和道德觀，為女人開創無限寬廣的機會，而且以其他任何一種藥物所不能及的方式，改變了整個世界。

在「藥丸」出現以前，性的愉悅幾乎不可避免地與受孕密不可分。很多人仍認為掌管生命的創造的，除了醫生外，就是上帝。儘管如此，歷史上仍然不斷有人嘗試打破性與生育之間的關聯。古代中國女人會喝含鉛與汞的稀釋液避孕。古希臘的女人則是吃石榴子，因為根據神話，冥界的王后普西芬妮（Persephone）被監禁在冥界時吃了石榴子，因此被迫每年回到冥界六個月，導致冬天萬物斷絕生機。中世紀歐洲女性會將鼬鼠睪丸綁在大腿，或配戴藥草花環與貓骨護身符；她們使用以經血調製的酒類或油膏，在懷孕母狼撒過尿的地方繞三圈，都是為了避免受孕。這些都不是因為懷孕和生產是年輕女性受傷與死亡的主因，也不是因為婚外懷孕是一種罪行，懷孕代表獨立自主的結束、機會的喪失，以及家庭責任的開始。只要能避孕，不管希望多麼渺茫，都值得一試。

科學家介入之後，情況並沒有多少改善。整個十八和十九世紀，懷孕的生理機制，從受孕到生產那九個月，女性子宮裡發生的一切都像黑盒子，幾乎是一個謎。當然，禁慾是最好的避孕方法。除了禁慾外，古代唯一有效的避孕方法，是男性穿戴早期的不可靠保險套，比如醃漬過的羊腸，或用彩色絲帶綁在陰莖上的亞麻袋。

一八九八年，佛洛伊德寫道：「理論上來說，人類最大的成就是將生育變成自願與蓄意的行為。」在十九世紀末、二十世紀初，越來越多專家跟他一樣，認同生育控制的重要性。原因在於，人口過剩帶來大規模饑荒的隱憂；女性平權運動的聲勢越來越高；另外，對於某些看似難以約束的衝動（包括性慾）帶來的不堪後果，各界領袖希望加以合理管制。

其中包括美國洛克菲勒基金會（Rockefeller Foundation）的高層，該基金會早在一九三〇年代就慷慨提撥龐大財源的一部分，投入分子生物學這個新領域。企業家和科學家之所以會對這個領域的研究感興趣，原因之一在於它能幫助我們了解生物學與行為之間的關聯，「心理生物學」（Psychobiology）是這些人的時髦用語。

掏錢投資的理由不一而足。兩次世界大戰之間那幾年，社會與政治紛擾不安，經濟蕭條，其他令人憂心的問題，還有共產主義的威脅、都市犯罪、道德淪喪、社會結構動搖等。洛克菲勒基金會高層想要進一步了解生物學扮演的角色，想要找出犯罪與精神疾病的遺傳學因素，也想找出化學物質、行為與情感之間有什麼關聯。做這些事的目的不只是為了科學，洛克菲勒基金會的管理階層和顧問群也想利用研究成果，讓整個世界多些理性、少些衝動，更不容易瓦解。當然，最好更有利於經營企業。一九二〇年代晚期，洛克菲勒基金會推動一項名為「人類的科學」（The Science of Man）計畫，正式朝著以生物學手段控制社會的方向，邁出令人不安的步伐。誠如科學史專家莉莉．凱伊（Lily Kay）所說，洛克菲勒基金會「大手筆贊助這項新計畫，背後的動機是將人文科學發展為解釋與應用的全面性框架，以自然、醫學與社會科學為基礎，達到社會控制的目的」。

洛克菲勒基金會贊助許多計畫，其中包括對性行為生物學的探索。當時性荷爾蒙的神祕面紗剛掀起一角。所有人都知道人類到了青春期，身體會出現重大變化，某些地方長出毛髮，有了生殖能力，對性產生遐想。這些變化顯然大多數都是由血液中的化學物質調節，這些化學物質將某些訊息從腺體傳遞到其他器官系統。那些化學物質——也就是荷爾蒙，從青春期開始分泌，在女性懷孕期間大爆發。一九二〇到三〇年代，科學家剛開始了解這些現象為何與如何發生，以及主要有哪些荷爾蒙。

其中一條重要線索，來自奧地利生理學家路德維希．哈伯蘭特（Ludwig Haberlandt）。哈伯蘭特身材瘦削，認真執著，留著一臉大鬍子，靠洛克菲勒基金會的資助，從事荷爾蒙研究。比方說，一九二〇年代，人們普遍知道，女性一旦懷孕，直到生產前都不可能再懷孕。用科學術語來說，她暫時不孕。女性在懷孕期間會停止排卵。哈伯蘭特發現，他可以在實驗室裡讓未懷孕動物停止排卵，方法是取出懷孕動物的少量卵巢組織，植入未懷孕動物體內。這些組織顯然分泌出某些物質，某種阻止排卵的化學信號，哈伯蘭特認為可能是某種荷爾蒙。他讓雌性實驗動物暫時不孕，而且很清楚自己接下來的目標：分離出那種荷爾蒙，進一步提純，製成避孕藥。

可惜他是個走在時代前面的人。一九二〇年代晚期的實驗室設備相對簡陋，化學技術粗淺，無法達到研究生物分子所需的精密程度。欠缺好用的工具，加上當時對孕期化學物質的科學研究才剛起步，他的研究進度阻滯不前，但這並未阻止他發表自己的見解。一九三一年，他寫了一本小書介紹自己的研究。有個評論家指出，這本書以「詳盡得異乎尋常」的文字，描述「大約三十年後的避孕革命」。如今經常有人稱哈伯蘭特為「避孕藥始祖」。

他活著的時候，其研究在奧地利遭到火爆抨擊。他的孫女說他「被控對未出生的生命犯下罪行，遭到當時道德、倫理、宗教和政治相互攻訐的炮火夾擊」。那些相信生育之事由上帝決定、人類不該設法控制的人把他當作攻擊目標，在他那本領先時代的小書出版一年後，他就結束自己的生命。

他的研究由別人繼續發揚光大。短短幾年內，至少有四組研究人員分離出他在尋找的化學物質，也就是黃體素。其他研究人員連忙跟進，想探究黃體素如何在人體運作。在一九三〇年代，科學家已經破解黃體素、睪固酮和雌激素等性荷爾蒙的結構。這些荷爾蒙彼此相關，都屬於類固醇這個化學物質家族，並且都以五元環或六元環碳分子連接不同支鏈而成。研究類固醇的化學家仍然認為，一九三〇年代是「性荷爾蒙時代」。之後第二次世界大戰爆發，軍事需求成為科學研究的優先考量，性荷爾蒙研究的補助經費減少，步調也減慢許多。戰後最迫切的重點是多生小孩，而不是避孕。但還是有極少數科學家堅持進行避孕化學物質的研究，其中一個是格雷格里・平克斯（Gregory Pincus）。一九四四年，平克斯在麻薩諸塞州跟其他人共同創立一個私人研究組織，名為伍斯特實驗生物學基金會（Worcester Foundation for Experimental Biology），他跟工作夥伴華裔科學家張明覺就像哈伯蘭特一樣，對可能干擾排卵的荷爾蒙非常著迷。

到了一九五〇年代初期，他們的努力得到能量與金錢的超強助力，這要感謝知名社會運動人士瑪格麗特・桑格（Margaret Sanger）。桑格是傳奇性人物，為女權運動奮鬥數十年，尤其致力於爭取女性投票與生育控制的權利，因而享譽全球。一九一六年，她因為設立美國第一家節育診所被逮捕，在法庭上極力捍衛自己的理念。她創立民間組織，號召更多婦女加入她的陣容，這個組織正是美國計畫生育協會（Planned Parenthood）的前身。她的奮鬥得到好友凱薩琳・麥考密克（Katharine McCormick）的襄助。麥考密克同樣是堅定的女權運動人士，也是國際收割機公司（International Harvester）龐大財富的繼承人之一，這位世界級女富豪用一大筆財富資助桑格的行動。

一九五一年，桑格和麥考密克跟平克斯聯絡。當時她們都已年逾七旬，覺得該全力以赴為研發避孕藥做最後一次嘗試。她們的動機之一是終結非法墮胎的禍患，要讓節育變得安

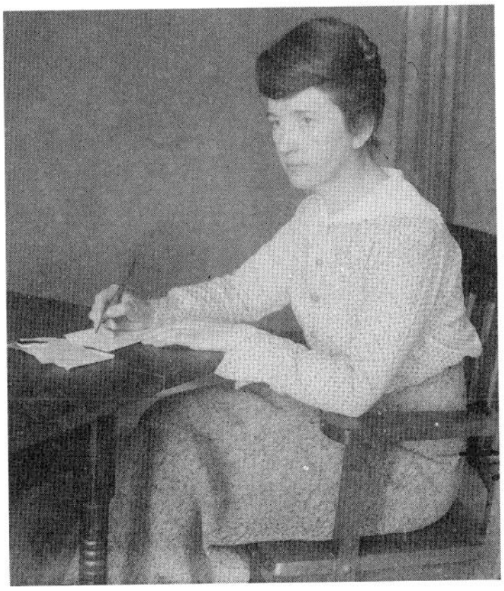

瑪格麗特·桑格。圖片來源：貝恩新聞服務（Bain News Service），1916年。（國會圖書館〔Library of Congress〕提供）

全、可靠，人人負擔得起；她們也相信，什麼時間懷孕、要不要懷孕，應該由女人決定。

這並不容易，當時美國已經通過《考姆斯托克法》（Comstock Laws）。這套法規是在一八七三年制定，集各種掃黃條例之大成，目的在壓制淫穢文字和「有傷風化的出版品」。一九一七年，美國官方引用這項法規，強制關閉桑格在布魯克林的第一家家庭計畫診所，當時診所才開業十天。之後數十年，桑格和麥考密克都在對抗隨之而來的「狹隘的道德檢查」，那是州政府和地方政府揮舞的法律大旗，致力掃除所有形式的非道德與淫穢行為。因為《考姆斯托克法》，美國有二十二州禁止避孕藥物的銷售，三十州禁止刊登節育廣

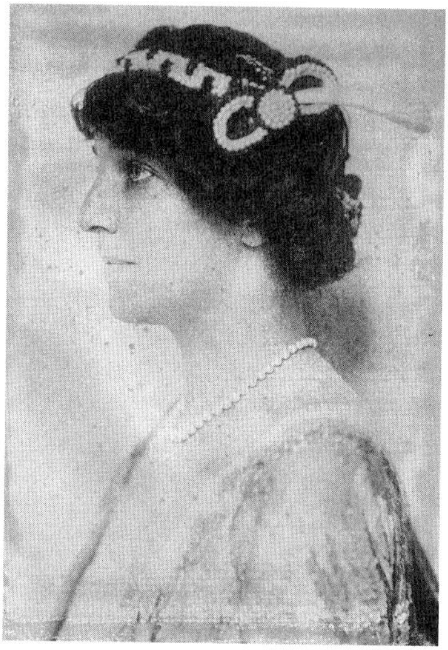

凱薩琳・麥考密克，史坦利・麥考密克夫人。圖片來源：貝恩新聞服務。（國會圖書館提供）

告。在平克斯做研究的麻薩諸塞州，開立一顆避孕藥丸給婦女可能被判處一千美元罰款或五年徒刑。另外，也因為《考姆斯托克法》，科學家不能在美國執行節育人體實驗。

對於這一切，桑格和麥考密克兵來將擋，水來土掩，必要時不惜對抗法律，或努力尋找替代方案。她們也繼續投入研究經費，找出可用的避孕方法。桑格跟平克斯在討論以化學物質控制懷孕的可能性後，決定支持他的研究，由麥考密克出資贊助他在伍斯特基金會的研究。有了這筆資金，平克斯的研究速度加快，他跟也在研究性荷爾蒙的婦產科醫生約翰・洛克（John Rock）合作，以黃體素為研究目標，希望開發出避孕藥。

一開始就碰上問題。首先，黃體素是動物卵巢分泌的化學物質，數量極少，不容易取得，也不容易提純。往往犧牲了大批母牛、母羊和其他動物，才能收取一丁點荷爾蒙。純黃體素的價格因此十分昂貴，一公克的價值高於一公克黃金。

第二個問題在於，黃體素無法有效通過胃部，進入血液。口服黃體素幾乎無法被身體吸收，這麼一來，就不能製成藥錠。如果想用黃體素製造避孕藥丸，就必須找到化學替代品。

關於物稀價高的問題，解答來自墨西哥。當時墨西哥的新創公司辛泰（Syntex）製藥找到方法，從當地一種巨型山藥提煉出類固醇。辛泰公司成立於一九四四年，創辦人羅素・馬克爾（Russell Marker）來自美國，是一個敢衝敢想（同事說他「大膽」）的類固醇化學家。當時他的研究重點，是將植物類固醇變成更有價值的產物（植物也會分泌類固醇，但必須經過改造，才能對人體產生作用）。他在世界各地搜尋，希望找到能大量生產研究原料的植物。一九四一年底，他在一本植物學教科書找到他要的東西，是一種生長在墨西哥某條溪流旁的古怪植物。書本的附圖可以看到肥大的根莖露出地面，當地人稱為**黑人頭**（cabeza de negro），是一種墨西哥山藥，塊莖可以長到人頭大小或更大，重量可以超過九十公斤。馬克爾趕到墨西哥城，輾轉換了幾班噹啷響的擁擠公車到科爾多瓦（Córdoba）鎮，途中跨越他在書上讀到的那條溪。有一家鄉間小商店開在溪流旁，馬克爾請店東幫他收購黑人頭。

他順利拿到黑人頭，可惜接下來全是挫敗：首先，他沒有採收許可，非法弄到的樣本也遭竊；最後只得賄賂當地警察，才勉強拿回一塊，約二十公斤重。他偷偷將這個塊莖夾帶回美國，開始進行實驗。他從塊莖分離出大量需要的初始原料，也想出新奇的辦法將這種物質轉變成黃體素。接著他找大型製藥公司贊助他的計畫，利用黑人頭萃取黃體素和其他類固醇。

沒有人搭理他。於是他跟幾個合夥人共同在墨西哥創立辛泰製藥公司。他僱用溪邊小店的店東幫他收集並乾燥十噸黑人頭，讓實驗室助理萃取出他要的物質。最後製成約三公斤黃體素，是當時的最大產量，等於是一筆可觀的荷爾蒙財富。

擁有足夠的黃體素後，「藥丸」的研發速度自然加快。

下一步是設法讓這種能抑制排卵的荷爾蒙進入血液。辛泰的科學家著手實驗，製造出不同版本的合成黃體素。其中一種名為黃體製劑（progestin），跟黃體素一樣能夠抑制排卵，更重要的是，它還能順利通過胃部，因此口服也有明顯效果。

那幾乎是拼圖的最後一塊，只是幾乎。動物實驗顯示，黃體製劑雖然有效，但也有潛在風險，因為可能會造成子宮不正常出血。這個問題的解決方法同樣是意外之喜。這種事在藥物研發史上似乎一再發生，科學家意外發現他們的研究出現疑點，於是設法解答。他們碰到的矛盾是：在提純這些類似黃體製劑的荷爾蒙時，提煉得越純粹，越細心剔除所有雜質，出血的狀況就會越嚴重。這實在沒道理，除非被剔除的某種雜質能抑制出血。於是他們回頭研究原有那些比較不純的物質，發現其中含有少量的另一種荷爾蒙：雌激素。進一步的研究證實原先的猜測：在黃體製劑裡添加少量類似雌激素的化學物質，確實能抑制出血。於是雌激素成為「藥丸」的成分之一。

平克斯和由桑格資助的伍斯特基金會其他研究人員，將這些資訊拼湊起來，覺得他們終於成功研發出一款能夠通過消化道、將藥效送進血液的新藥。這款藥物的主要成分是黃體製劑，搭配抑制出血的少量合成雌激素。臨床實驗的時機到了。

最後一項挑戰是法律。他們不能在美國做避孕藥的人體實驗，因為美國法律禁止散布避孕方法。如果平克斯和洛克想要進行人體實驗，就得找一個《考姆斯托克法》管不到的地方。於是他們前往波多黎各。正如某個歷史學家所說，那裡是「完美組合：人口過剩、法令缺席」。一九五六年春天，「藥丸」的第一款實驗版本，分送給里約皮耶拉斯（Río Piedras）平價住宅區的數百名婦女。

波多黎各的實驗最後變成一場難堪。拿到藥的婦女沒有獲知充分訊息，不知道會有哪些副作用（因為當時沒有人知道），也沒有機會提供知情同意書。實驗開始後，參與的婦女回來陳述頭痛、噁心、暈眩和血栓等問題，都被斥為「沒有根據的謠言」。平克斯本人也漠視各種輕微副作用的報告，說那些都是「慮病症」所致。在實驗過程中，有一個波多黎各婦女心臟衰竭死亡。

在平克斯和其他研究人員的心目中，實驗發現「藥丸」的效果非凡，這件事遠比知情同意書重要得多。這個早期配方的商品名是安無妊（Enovid），一九五七年美國FDA迅速審核通過，但用途不是避孕。為了迴避《考姆斯托克法》，藥廠避免提及安無妊的避孕效果，或者視為副作用，官方通過的正式用途是調經。這是正確做法，只要不提避孕，這款藥物就能在適用《考姆斯托克法》的各州上市。等到一九六〇年，FDA正式核准「藥丸」的避孕用途，美國已有數十萬名婦女在服用。正式通過後，這款藥物的銷售才真正起飛。到了一九六七年，全世界已有一千三百萬名婦女都吃過某一款「藥丸」。如今「藥丸」的配方已經大幅調整，使用人數更是突破一億。

舊有的「藥丸」有一個惱人的副作用，會讓年輕女性心臟出問題，心臟病發作的機率也明顯升高。如今的「藥丸」之所以出現，部分原因是為了改善這個問題。雖然發生嚴重心臟問題的人數相當少（主要是因為年輕女性原本就不容易罹患心臟病），但風險增加卻是無可否認。由於血栓和心臟問題等副作用，一九六二年挪威和當時的蘇聯禁止「藥丸」的販售。目前較新的配方還是存在這個問題，只是沒有人知道原因。不久前有個專家表示：「各種荷爾蒙避孕藥對凝血功能究竟有什麼影響，至今還沒有定論。」

儘管有副作用，但「藥丸」仍然供不應求，深遠的文化效應也隨之而來。一如預期，

「藥丸」解開性行為與生育之間的因果關係。正如近期一篇期刊報導所說：「避孕藥讓年輕男女推遲婚約，卻不必推遲性關係。性不再需要跟承諾綑綁在一起。」不需要婚戒的許可，這是性革命的起點。

在更深的層面，「藥丸」為女性開創新機會。女性一旦擁有控制懷孕的能力，就能為自己安排不一樣的人生。有一個研究發現，一九七〇年代避孕藥普及後，女性攻讀研究所和成為專業人士的人數戲劇性成長。以女性律師和法官的比率為例，一九七〇年只有五％，到了二〇〇〇年已經成長至三〇％。一九七〇年女醫師的比率只有大約九％，到了二〇〇〇年也將近三〇％。其他如牙醫、建築師、工程師和經濟學家等行業都有這種現象。

避孕藥當然不是唯一的因素，但它肯定扮演重要角色。在避孕藥出現以前，舊時代典型的美國女性就是完成高中學業，之後立刻結婚，或者緩個幾年。如果等得夠久，也許可以拿個大學學位。經濟學家克勞蒂亞・戈爾丁（Claudia Goldin）和勞倫斯・凱茲（Lawrence Katz），在二〇〇二年的一份文獻回顧報告裡指出，避孕藥出現以後，女性的初婚年齡開始上升，而女性就讀研究所的人數也同步成長。

一九二〇年代，洛克菲勒基金會那些男性高層想用生物學來消除社會的不滿情緒，桑格與麥考密克則是全力爭取女性權利。在某種程度上，避孕藥成為兩者之間的共通點。這兩組人馬都想利用科學對人體的了解和藥物的效果，達到某種社會使命。他們的差別在於，女方想要擁有自由與選擇，男方想要控制難以駕馭的人性衝動。避孕藥讓女性有機會得到她們想要的。現在由於某種知名副作用，男人也等來他們的時機。

賈爾斯．布林德利（Giles Brindley）是個怪胎科學家，清瘦、禿頭、戴著眼鏡，在科學界有一定地位。他既是眼球功能的專家，也是作曲家，發明了他命名為「邏輯低音管」（logical bassoon）的樂器。

另外，他對男性的勃起也有強烈興趣，這也讓他成為科學史上的奇譚。事情發生在一九八三年拉斯維加斯一場泌尿科醫學會上，他穿著一套寬鬆的藍色運動服走上講台，俯視底下大約八十名觀眾，開始發表他的最新發現。

他用他的英國口音對觀眾說，他要談的主題是勃起功能障礙。在一九八〇年代，這對泌尿科醫生是一個大問題。在那個時代，沒有人知道勃起究竟是怎麼發生的，也不知道該怎麼治療勃起障礙。沒有人明確知道究竟是哪些系統跟哪些系統相互影響，更不知道牽涉到哪些化學物質。

人們只知道，很多男人有勃起障礙，而這種障礙好像會隨著年齡漸趨嚴重。

當時唯一找得到的解決方式，是從力學的角度出發，以手術植入各式各樣的幫浦、氣球、塑膠條和金屬，而後充氣、摺疊或按壓就定位，製造人工勃起。研究人員費盡千辛萬苦，想找出一個讓各方面都滿意的方案，只是大部分都失敗了。

如今看來或許有趣，可是對於因為某種程度勃起功能障礙受苦的廣大男性，這種事一點都不好笑，對他們來說，這是嚴重的醫學問題。

於是布林德利登場了。他既是博學之士，又是邏輯低音管演奏家，更是醫學自我實驗這個古老而高尚的傳統所剩無多的實踐者之一。從帕拉塞爾蘇斯和他的勞丹，到發現迷幻藥的瑞士化學家艾伯特・霍夫曼（Albert Hofmann），自古以來有不少醫生會拿自己做實驗，避免讓無辜的病人試藥。

當時五十多歲的布林德利用自己的陰莖做實驗。他對陰莖注射藥物，想要以化學而非物理方式刺激勃起。他告訴拉斯維加斯那場會議的觀眾，他的實驗已經有點進展。他用大約三十張幻燈片展現成果。即使是在泌尿科會議上，看見別人若無其事地分享老二的照片，仍舊相當刺激（至少在還沒有社群媒體的時代是如此），不過當時的觀眾處之泰然。

但那是在布林德利覺得有必要親自演示之前。幻燈片播放完畢後，他告訴觀眾在下樓發表報告前，在飯店房間為自己打了一針。他在講台上來回走動，把運動褲往上拉緊，對慌亂的觀眾展示他的研究成果。

有個當時在場的觀眾後來回憶說：「那時我震撼極了，相信在場每個人都跟我一樣……我不敢相信台上發生的事。」

這時布林德利看看台下，搖頭說：「很可惜，這樣的展示不夠清楚。」於是把長褲往下拉。

整個會場鴉雀無聲。當時另一個與會者回憶道：「所有人都忘了呼吸。」布林德利戲劇性地停下腳步，說道：「我想找幾位觀眾來確認勃起的硬度。」他讓長褲掛在膝蓋附近，拖著腳步走下講台，向觀眾席推進。有些坐在前排的女性揮舞雙手，驚聲尖叫。

觀眾的叫喊聲好像喚醒了布林德利，他意識到自己製造的恐慌，連忙拉起長褲，回到台上結束演講。

布林德利對陰莖注射藥物的點子沒有被接納，其他研究人員宣揚的塑膠或金屬小發明倒是流傳下來了，但主要是當成醫學奇觀。這些東西都被新一代藥物取代。站在這些藥物最前端的，是一顆舉世聞名的藍色藥丸。

而且正如藥物發現史上屢見不鮮的案例，藍色小藥丸的出現也是一場意外。

桑威治（Sandwich）是英國南部海岸的小鎮，主要特色是保存良好的中世紀市政廳和幾家雅致的觀光咖啡館。這裡也有頂尖製藥公司輝瑞（Pfizer）的研究中心。一九八五年，那裡的科學家正在研究心絞痛的新療法。心絞痛是心臟病導致血流量減少，引發胸腔和手臂的劇烈疼痛。桑威治團隊想找出可以擴充血管的新藥，好讓血流更為通暢，藉此緩解心絞痛。

沒想到這件事的難度極高。血管會對人體許多化學物質起反應，每種化學物質各自與一系列反應連動（一種化學物質刺激另一種化學物質的分泌，那一種再刺激另一種，以此類推），而每一系列反應卻是由身體其他部位的化學物質促發。不過，輝瑞的桑威治團隊勇敢地摸索前進。專注研究他們已知牽涉其中的反應，找出他們還不知道的，並且研發既能讓心臟附近血管放鬆，又不至於造成嚴重副作用的藥物。

到了一九八八年，研究數千種化學物質後，他們終於找到頗具前瞻性的東西：UK-94280。UK-94280可以阻斷一種酵素，那種酵素會摧毀另一種跟血管鬆弛有關的化學物質（一切都是極其複雜的機制的一部分），看起來值得進行人體實驗，於是他們讓冠狀動脈心臟病患者試用這款新藥。

只是正如處於早期開發階段的大多數藥物，UK-94280徹底失敗。有個研究人員說，UK-94280初期的臨床表現「不如我們的預期」。這是委婉表示這款實驗藥物的效果太難捉摸，副作用太多。劑量偏高時，受試者會產生各種副作用，從消化不良到劇烈頭痛，不一而足。

還有另一種跟血流有關的副作用，只發生在男性受試者身上：UK-94280會造成勃起。根據男性受試者回報，他們服藥幾天後，心臟症狀雖然沒有改善，但性生活卻肯定精彩得多。有個研究人員回憶說：「我們這些輝瑞研究人員聽見這個副作用，都沒有放在心上。我記得當時在想，就算真有這種作用，有誰會喜歡這種星期三吃藥、星期六勃起的效果？」

而後桑威治團隊裡，有人意識到機會來敲門。輝瑞這種大公司的高階主管隨時都在留意下一款熱銷新藥，關鍵就是在最恰當的時機為市場製造出最好的藥物。一九八〇年代，人們關注重點是一個潛力最大的市場：步入中年的戰後嬰兒潮。戰後嬰兒潮是指二戰後出生的世代，那是歷史上最巨幅的人口成長。這些人已經四十多歲，慢慢接近退休年齡。等到這些人退休，製藥業希望能提前做好準備，分食這塊老化疾病的大餅。

在那十年之間，製藥業投注大筆研究經費，致力尋找能治療老年人最大問題的藥物。心臟病是必然的，但還有關節炎、心智退化、腎臟問題、掉髮、皺紋、白內障等。他們並不是想要找到化學青春之泉，或找到徹底根治這些問題的良藥，他們要做的是處理症狀、緩解疼痛、減輕病症，將疾病控制在可承受的範圍，改善生活品質。這樣的藥物還有延長壽命的附加效益：延長病人的壽命，更重要的是延長藥物的壽命。緩解老人病症狀的藥物比較像維生素，可以無限期使用，獲利因此長達數十年。這點有別於只需要短期服用的抗生素，這種「生活品質藥物」，才是豐厚利潤之所在。中老年男性最大的問題之一，正是勃起功能障礙，六十多歲的男性有六〇%偶爾都會發生某種程度的不舉，而且比率會隨著年齡增長而升高。這是一個巨大的潛在市場。此時UK-94280和它出乎意料的副作用正好出現。輝瑞決定繼續研究這款藥物，不過現在他們的目標不是心絞痛。

像這樣的藥物該怎麼測試效果？可以這麼做：找一群有勃起功能障礙的男性，在他們的陰莖綁上某種測量周長和硬度的裝置，讓他們服用不同劑量的UK-94280，再讓他們看色情片。套用臨床術語，實驗的結果「令人振奮」。

接下來，輝瑞研究人員克里斯・偉曼（Chris Wayman）在他的桑威治實驗室做出一具「模型人」，用電子開關代替神經，私密部位則使用從性無能男性陰莖取得的組織，每一片組織都伸展開，兩端連接電線掛鉤，掛鉤則是連接測量裝置，懸空浸泡在液體裡。透過這種方式，研究人員就能測量陰莖組織的緊繃與鬆弛。偉曼想要的效果是鬆弛，放鬆的血管能輸送更多血液，因此也更能讓陰莖充血。

當研究人員在液體裡加入UK-94280，打開電源，陰莖組織裡的血管鬆弛了，正是勃起時需要的反應。偉曼對英國廣播公司（BBC）採訪人員說：「我們的研究終於有點進展，這種進展只能用『特別』來形容。」輝瑞為這款全新實驗藥物定的學名是西地那非（sildenafil），並且開始進行下一階段的人體實驗。

它的效果令人驚訝。男性勃起是相當複雜的現象。堅挺的陰莖是心理與生理相互影響的結果，涉及大量血流和讓人眼花繚亂的化學反應。性興奮本身看似自相矛盾：它並非喚醒陰莖，而是抑制某種將流向陰莖的血液控制在最少量的信號。它的作用並不是輸送更多血液，而是類似打開水壩的閘門。但那只是開始。血管還得變鬆弛，陰莖才能充滿血液，變得堅硬。性興奮的過程示意血管的神經啟動連鎖化學反應，這串連鎖反應的末端是環磷酸鳥苷（cGMP）：身體分泌這種化學物質來放鬆動脈平滑肌，血管才能充血。

當然，這個機制必須能反向運作，否則受試對象一旦勃起，一整天都得帶著昂然堅挺的小弟趴趴走。必須有某種物質讓這個程序逆轉。人體會分泌一種酵素，阻斷環磷酸鳥苷，當環磷酸鳥苷濃度降低，勃起就會退場。

西地那非的作用就在這裡，它能抑制阻斷環磷酸鳥苷的酵素，好讓環磷酸鳥苷這個關鍵性化學物質濃度得以維持，勃起因而能延續。它對無法分泌環磷酸鳥苷的男性特別有效，而某些心臟病患者就有這種問題。它無法獨力促成勃起，需要搭配情色刺激才能發揮作用，但能延長勃起時間。

正當輝瑞摩拳擦掌準備推出西地那非時，美國國家衛生研究院（National Institutes of Health）送來一份大禮。在一九九二年的一項會議上（一九九四年又得到一份權威研究報告的支持），專家決定放寬勃起功能障礙的醫學定義。勃起功能障礙不再專指完全無法勃起（過去所謂的「性無能」），只要勃起程度不足以做到「滿意的性行為」，都包括在內。至於何謂「滿意的性行為」，就留給醫生和病人自行解釋。有了這個更主觀、更寬廣的診斷依據，勃起功能障礙患者這個族群突然龐大許多。一九九二年以前大約一千萬人的性無能市場，一夕之間成長三倍，六十五歲以上的男人有四分之一都包括在內。

對輝瑞而言，這件事的時間點無懈可擊。於是他們又提撥幾億美元，找了數千名受試者，加快腳步進行西地那非的人體實驗。有個研究人員說，實驗結果「超出我們最大膽的想

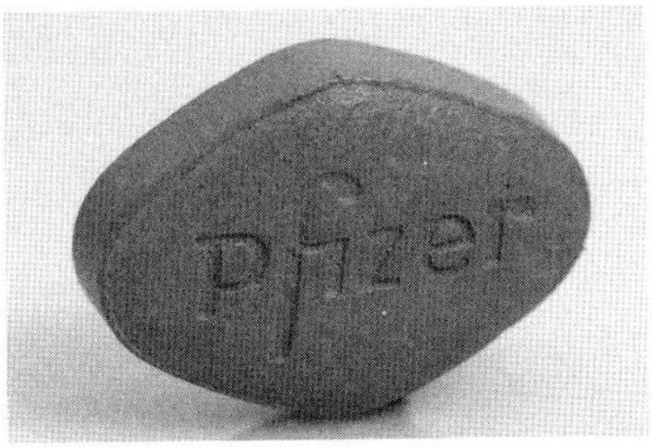

造型獨特的威而鋼藥錠。
提姆・李克曼（Tim Rickman）攝。

像」。這款藥物發揮該有的藥效，而且副作用出奇地少。現在它需要訂定一個能刺激銷售的商品名。輝瑞回頭翻找過去的檔案，最後出線的是Viagra（威而鋼）。這個名稱在早先大家腦力激盪時曾被提出，後來建檔保留，等待合適的藥物。這是一個完美的商品名，既隱含代表男性力量的精力（vigor），又有滔滔奔湧的激流尼加拉瓜瀑布（Niagara）。

一九九六年輝瑞申請威而鋼的專利，一九九八年通過FDA審核。很明顯，威而鋼這一役，輝瑞從一開始就穩操勝券。他們的行銷部門這次的任務輕鬆愉快。一九九八年五月四日，威而鋼登上《時代》雜誌封面，以漫畫描繪長像略似喜劇明星洛尼・丹傑菲德（Rodney Dangerfield）的老男人抱著裸體金髮女郎，拿著輝瑞那顆造型突出的菱形藍色藥丸往嘴裡送。封面上的標題可說是行銷與廣告團隊夢寐以求的文字：「勇猛藥丸：沒錯，威而鋼確實有效！這股熱潮透露男人、女人與性事之間的諸多玄機。」記者在內頁的文章寫道：「威而鋼這樣的產品，正符合喜愛簡便解決方案、欠缺性安全感的美國心靈的需求。」這才叫免費廣告。

在熱力十足又帶有挑逗意味的媒體報導鼓動下，威而鋼的銷售直衝雲霄。上市第一天，亞特蘭大有個泌尿科醫生開出三百份處方箋。有些善於應變的醫生加速作業流程，透過電話跟線路另一端的病人做快速問診，就開出處方。大多數醫療保險公司開始給付這筆費用。《紐約時報》說，這是「美國有史以來最成功的新藥上市。輝瑞的股價飆漲六〇％」。

而且情勢越來越好。上市短短兩年，威而鋼已經銷往全世界一百多個國家。醫生每天開出大約三萬份處方，全世界總共售出一億五千多萬顆，每年的銷售額高達二十億美元。如今「藍色小藥丸」已經是中老年男性尋歡作樂的必要裝備。

其他製藥公司看見輝瑞的成功，立刻加入戰場。犀利士（Cialis）和樂威壯（Levitra）都在二〇〇三年推出，化學成分與威而鋼略有不同，功效大同小異，目標相同，副作用和藥效時間稍有差別。比方說，犀利士在體內留存較久，相較於威而鋼的四小時，能提供男性一天以上的藥效。

可是威而鋼仍然穩居勃起功能障礙藥物霸主地位，改變老年人的性生活，衍生數百萬則相關笑話，也引發某些重要議題，其中一項是醫療保險的給付。威而鋼上市後，大多數醫療保險都將它納入。女性沒有忽略這點，因為大多數保險並未將避孕藥列為給付項目，男人的性健康為什麼比女人的性健康更重要？到了二〇一二年，歐巴馬（Barack Obama）總統的衛生部及公共服務部長（Secretary of Health and Human Services）給出善意回應，規定大多數雇主必須將女性避孕措施納入《平價醫療法案》（Affordable Care Act）底下的健康保險計畫。在此同時，有些健康保險已經排除威而鋼（不過有很多依然給付）。

下一個問題是：為什麼沒有女性專用的威而鋼，也就是幫助女性享受性愉悅的藥物？製藥公司投入龐大資金尋找這樣的藥物，但還沒有結果。女性的問題與勃起功能障礙無關，較有可能是一種名為性致與性興奮障礙的問題。這種問題的關鍵不在血流，而在性慾。有這種困擾的女性（約占五分之一），對性沒有遐想，也沒有渴望。藥物研究人員猜測，這跟腦部的荷爾蒙與神經傳導物質網絡有關，正在尋找對症的藥物。只是這種藥物的作用跟威而鋼不一樣，會比較偏向抗憂鬱藥物。

這類藥物引發腦部與身體關係的老問題。性功能障礙的根源在於身體或心靈？一九九〇年以前，男性的性無能被視為難解的心理問題，根源在父母教養問題與童年創傷，與心靈較有關聯。如今則被視為單純的生理液壓問題，也就是力學問題，而非心理症狀。女性的性反應顯然複雜得多，跟腦部的關聯比較明顯。你可以自己下定論，不過談到性事，目前看來男人簡單，女人艱難。

整個二〇〇〇年代初期，威而鋼一直稱霸市場。好像不管價格多高，男人都願意購買。每顆藥丸的售價從剛上市時的七美元，暴漲到如今逼近五十美元。這種藥太受歡迎，價格又太貴，於是功能完善的黑市應運而生。數十家地下藥廠爭相販售劣質的藍色小藥丸，不需要處方就能取得。輝瑞的一項研究報告指出，那些宣稱販售威而鋼的網站中，八〇％賣的是無照工廠製造的偽藥。這些假藥的成分除了劑量不等的西地那非外，還有奇奇怪怪的東西，比如滑石粉、清潔劑、老鼠藥和路標漆。二〇一六年，波蘭官方突襲一處可疑的黑市工廠，調查人員在偽裝的櫥櫃後側找到隱密的走道入口和房間，裡面有價值數百萬美元的製藥與包裝機器，以及大約十萬顆偽造的藍色藥丸。他們關閉這家工廠，但其他工廠迅速補位。假威而鋼的利潤誘人，消費者最好睜大眼睛。

威而鋼的熱潮持續整整十年，才慢慢消退。很多使用者發現這款藥物雖然有效，卻會導致頭痛，偶爾伴隨持續勃起（勃起持續的時間比正常狀況多出幾小時），和其他輕微副作用。同類型藥物陸續出現，新鮮感也漸漸消失。男人發現立即的勃起並不能解決所有的性生活問題。藥丸裡的化學成分或許能帶來自信，卻不能取代伴侶關係的化學反應。

到了二〇一〇年，拿了威而鋼處方的男性中，將近半數沒有繼續拿藥。勃起功能障礙藥物的銷售也從那年開始下滑。威而鋼的銷售額在二〇一二年達到頂點，大約二十億美元，而後開始減少。蜜月期結束了，大約在那個時候，它在美國境外的專利保護已經到期（美國境內在二〇二〇年到期）。美國的標準新藥專利是從公司提出申請時起算，為期二十年，不過製藥公司漸漸摸清楚延長這個期限的門道。專利保護一旦結束，藥品就會跌下業界所謂的

「專利懸崖」，其他公司可以自由製造這種藥物。非專利藥出現，競爭白熱化，價格應聲下降，握有原始專利的製藥公司可能因此減少數十億美元的獲利。

威而鋼的興衰帶給我們幾點啟示。第一，製藥公司需要像威而鋼這樣的大熱門才能生存。成功的新藥寥寥無幾，能夠發展到人體實驗階段的潛在新藥之中，只有極少數能獲得FDA核可。順利上市的新藥中，獲利足以打平研發費用的只有三分之一。研發費用是關鍵：如今一款新藥從開發到上市，耗時十年到二十年，平均成本五億美元以上，才能將它送到藥房，比一九七〇年代高出十倍。（製藥公司如何推算出這些花費，藥物研發真正的成本是否如同他們宣稱，外界爭議不斷。我在這裡提出的數據取其中間值。）不管你怎麼想，研發一款成功的新藥，費用極其昂貴。製藥公司必須將火力集中在少數幾個潛在的吸鈔機，靠它們彌補其他賠錢貨帶來的損失。威而鋼就是那樣的吸鈔機，輝瑞的下一款熱銷藥品也是，那就是關節炎藥物希樂葆（Celebrex），這款新藥同樣鎖定戰後嬰兒潮，創造的利潤甚至比威而鋼更可觀。製藥公司需要明星藥品來維持利潤，讓股東開心。

第二個啟示則是，想要讓熱銷藥品歷久不衰，最好的辦法就是確保它什麼都治不好。威而鋼和希樂葆這兩款輝瑞超級明星，都不能根治潛在的疾病。勃起功能障礙和關節炎各自為患者帶來不同程度的痛苦，卻都不至於威脅生命。威而鋼和希樂葆處理的是症狀，不是疾病本身。

只舒緩症狀的生活品質藥物，可以無限期開立給病人使用。病人一旦停止服藥，症狀就會復發，這種藥物因此能創造源源不絕的利潤。由於藥品開發成本高昂，也難怪製藥公司想要這樣的長期回收。對利潤的渴望扭曲藥品開發的方向，正好說明製藥公司為什麼不願投注人力、物力研發迫切需要的新抗生素，而是花大錢尋找緩解老化症狀的新藥。

這並不代表大藥廠沒有致力研發救命藥物。這方面他們也在努力，特別是治療癌症的藥物，只是他們需要像威而鋼這種暢銷生活品質藥物來提供資金。

另外，救命終究不是唯一目標。有個評論家說：「威而鋼比其他任何藥物更能滿足美國文化的渴望：永遠年輕、非凡的性能力，更別提對輕鬆解答的追求。」

第八章

CHAPTER 8

魅惑之環

藥物成癮與濫用問題有無解方？

The Enchanted Ring

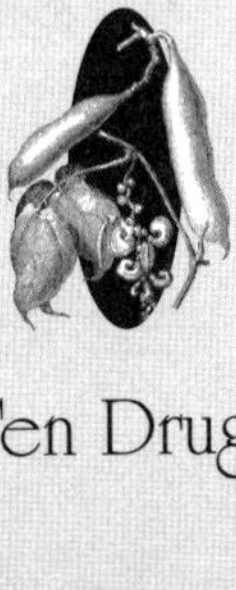

Ten Drugs

巨獸藥廠致力尋找具有鴉片類製劑全部功效、沒有任何成癮性的止痛藥聖杯，最後得到的卻不是完美的止痛藥，而是美國歷史上最嚴重的成癮問題和最慘烈的藥物濫用。

不同的是，我們如今已經從取自罌粟汁液的天然鴉片製劑，進展到全新、全合成的物質，都是在實驗室裡接單生產。這些較新的藥物屬於類鴉片製劑這個更為龐大的族群，而非取自罌粟的鴉片類製劑，它們的藥效強得多，也遠比我們曾祖父那一輩使用的鴉片類藥物更容易成癮。這些藥物最初的目的是為了治療鴉片成癮，沒想到卻只是讓問題更嚴重。

第一款類鴉片藥物同樣來自德國，地點是赫斯特藥廠（Hoechst）藥廠的實驗室，時間是第二次世界大戰前的一九三〇年代晚期。當時赫斯特要找的並不是類鴉片藥物，它的發現也是意外，其中的關鍵是老鼠的尾巴。

當初赫斯特的化學家想找的並不是止痛藥，而是舒緩肌肉痙攣的藥物，他們最初研究的是跟鴉片完全搭不上關係的化學物質。那些化學家深陷在日復一日的煩瑣流程裡：挑選合適的物質，修改一個又一個新版本，用小白鼠試驗每一種藥物的藥效。就是在這個過程中，有個眼尖的研究人員看見怪異的現象：測試某種實驗藥物的小白鼠尾巴呈S型翹起。大多數科學家都不會在意這種事，可是這個研究人員曾經研發鴉片相關藥物，很清楚小白鼠體內含有高濃度鴉片時會有什麼反應：尾巴會呈S型翹起來。幸虧他知道他們使用的是什麼物質，否則一定會以為這種新藥是嗎啡。

赫斯特團隊於是進一步實驗，很快就發現他們找到全新的物質：一種強效止痛劑，化學結構跟嗎啡、可待因或其他任何生物鹼都不一樣。沒錯，這種新藥的效力不如嗎啡，卻真的能大幅減輕疼痛。做實驗時，這種藥物並沒有讓動物處於使用鴉片後慣有的恍惚狀態，反倒像古柯鹼，讓牠們變得亢奮。更重要的是，初期實驗顯示它的成癮性比嗎啡低得多。關於這一點，赫斯特的化學家說不定暗自祈求好運上門。

或許他們意外找到聖杯。他們將它命名為配西汀（pethidine，在美國更通用的名稱是meperidine），快速做了人體實驗，覺得效果不錯，立刻在德國上市銷售。廣告聲稱它是強效止痛劑，副作用比嗎啡少，沒有成癮風險。

事後發現，無論副作用或成癮風險，廣告都說錯了。配西汀的商品名是德美羅（Demerol），有不少副作用，可能會因為藥物與藥物的交互作用產生危險，而且有成癮問題。它之所以成為藥物濫用的標的物，是因為它不但能止痛，還能讓人覺得精神一振。由於副作用和潛在的濫用風險，加上新止痛劑的出現，如今配西汀已經不像過去那麼普遍。

不過它帶來一個新的可能：也許真能找到某種跟嗎啡和海洛因完全不同的化學物質，只要花費更多心思研究，也許可以排除成癮問題。有個歷史學家說，這「對藥物研究是極大的激勵」。

二戰前後那些年，是製藥業難得的好時機，新藥推出的速度前所未見。戰後大型製藥公司蓬勃發展、氣勢如虹的原因林林總總。大戰期間，政府對醫學研究投入龐大資金，除了希望找到更好的方法為士兵療傷並預防疾病外，也想探究高海拔對飛行員會有什麼影響、高壓如何影響潛艇裡的人員、該如何更正確地測量含氧量，以及實驗室能否製造出血漿。那些資金讓科學家發展出更新的工具和更好的方法，以便試驗與分析人體。德國戰敗為科學研究帶來更多資源，許多實驗室公開，專利藥物被破解，也將德國科學家帶往美國。另外，戰後經濟起飛，大學和公立實驗室得到充裕資金，科學研究一日千里，帶動化學研究的進展。藥物學擺脫戰時的優先目標，又得到寬裕的資金，自然突飛猛進。

醫學研究最令人振奮的消息，多半來自分子生物學。分子生物學讓科學家對生命體的研究越來越細微，比如從個別分子層次，研究消化、荷爾蒙或神經傳導。某種程度來說，這種由大而小、深入鑽研單一細胞運作的研究，在一九五三年達到顛峰，當時有個最出人意表的三方組合，揭曉DNA的分子結構，開啟基因研究的全新時代。這個組合是看似笨拙的美國研究生詹姆斯．華生（James Watson）、健談的英國年輕科學家法蘭西斯．克里克（Francis Crick），以及傑出女性科學家羅莎琳．富蘭克林（Rosalind Franklin）所做的研究。

科學家對生命的化學物質了解越多，就越有機會研發出有效的藥物。這帶給我們樂觀的信心，覺得或許每一種疾病都有藥可治。我們只需要在分子的層次對那種疾病研究得夠透徹，就能製造出對症的藥物。

因此，科學家有了強大的新工具，對生命體的分子有更多了解，又有充沛的金錢。只要研發出成功的新藥，業界就會得到新一波資金，製藥公司因此成長迅速。戰爭結束後，這些私人企業的成長更得到美國聯邦政府大筆資金挹注，因為當時美國政府透過新設立的國家衛生研究院，補助數千萬美元推動基礎醫學研究。最能掌握這波新動態的製藥公司從此飛黃騰達，因為他們有最先進的研究成果和最有力的說客，內部研究也最能開創新局。規模小一點的公司沒有資源參與競爭，不是倒閉，就是被併購。

赫斯特壯大了。繼配西汀之後，又在戰爭期間推出更多合成止痛藥。在經歷數百次的失敗後，他們終於找到另一種有效的止痛劑，效果比配西汀強上五倍，看起來好像沒有成癮風險。他們將它命名為阿米酮（amidon）。不過這種藥物也有缺點，特別是容易引發作嘔，始終沒有銷路。

直到二戰結束，阿米酮傳到美國，變成更廣為人知的美沙冬（methadone）。

美沙冬是有點特別的類鴉片藥物，止痛效果還可以，但稱不上極佳；能夠口服，藥效較慢，需要一點時間才能在體內產生作用；製造愉悅感的效果不如其他形態的類鴉片藥物。另外，有些患者服用後會噁心作嘔。美國早期的實驗似乎確認德國的研究結果，也就是沒有成癮風險。可是等到使用更普遍之後，才發現美沙冬跟嗎啡一樣，患者需要越來越多的劑量才能達到止痛效果，其中有很多人對藥物產生依賴。一九四七年，美國將它列入管制藥物。

美沙冬在止痛劑市場並不熱門，卻另有發展：由於它帶給患者的感覺是不舒服，而非愉悅，也由於它可以口服，不需要注射，有些醫生覺得或許可以用來幫助海洛因成癮者戒毒。患者不喜歡，但戒斷症狀確實緩和一些。到了一九五〇年，已經有部分醫院開始用它來幫助海洛因成癮者戒毒。

二戰期間，鴉片供應鏈中斷，海洛因從美國街頭消失，美國的成癮人數驟降九〇％，戰前約二十萬人，到了一九四五年只剩大約兩萬人。正如《時代》雜誌的報導：「戰爭可能是吸毒者的一大幸事。」

可是一旦戰爭結束，亞洲供應鏈恢復（最著名的路線是從土耳其到法國，再到美國，即「法國販毒網」），海洛因大舉反撲。一九五〇年代，海洛因從市區的黑人社區傳到郊區的白人高級住宅區、從爵士俱樂部傳到泳池派對。海洛因既酷又潮，也很危險，而且利潤可觀。一九五九年，美國文學家威廉·布洛斯（William S. Burroughs）寫道：「毒品是完美產物，是終極商品。不需要口水宣傳。客戶為了買到手，不在乎爬過陰溝，不在乎苦苦哀求。」

隨著海洛因市場擴大，白人成癮者越來越多，政府也越來越關切。強硬派認為應該制定更嚴格的法律，拒絕寬容，延長刑期；但很多醫生和社運人士則訴求戒毒治療與人文關懷。

一九六三年的總統麻醉藥物及藥物濫用諮詢委員會（President's Advisory Commission on Narcotics and Drug Abuse）折衷處理，建議對成癮者加強勒戒，對販毒者施以重懲。計畫的重點是讓毒癮者離開街頭，進入監獄或勒戒中心戒除毒癮。專家認為，一旦這些人成功戒毒，就不會再碰毒品。

可惜事與願違。大約四分之三的海洛因成癮者走出勒戒中心後，只要接觸毒品，短短幾個月就會再度成癮。重度海洛因成癮者真的很難遠離毒品。

緊接著時間來到寬容毒品的一九六〇年代，情況嚴重惡化。一九六〇到一九七〇年這段期間，美國的吸毒人口從五萬暴增到五十萬。

美沙冬就是在那時候重回市場。一九五〇年代的醫生不太願意治療毒癮患者，因為他們沒忘記《哈里森法案》實施後，很多醫生因為用嗎啡治療毒癮進了監牢。儘管如此，還是有少部分人把毒癮當成醫療問題處理，比方說美國公共衛生局所屬醫院就堅定地繼續治療，也就是在那些醫院，越來越多醫生嘗試使用美沙冬。

用美沙冬取代海洛因有幾個好處。首先，美沙冬的藥效比嗎啡更持久，毒癮患者從每天注射四次減為使用一劑，而且不需要打針。另外，美沙冬能舒緩患者對鴉片的生理需求，又不像海洛因提供愉悅感。

一九六三年，強悍結實的紐約醫生文森．多爾（Vincent Dole）獲得以藥物治療海洛因的研究許可。在那個時代，光是拿到許可就不是容易的事，因為他要研究的嗎啡與美沙冬都是管制藥品。當時有個聯邦麻醉藥品管理局（Federal Bureau of Narcotics）專員告訴他，只要進行這方面的研究就違反法令，如果他不肯罷手，他們只好勒令他停業。多爾沒有退怯，他請聯邦官員勒令他停業，這麼一來，他就可以提出控告，好取得正式的法院裁定。

多爾、他的妻子瑪麗・奈絲汪德（Marie Nyswander）和年輕的新科醫生瑪莉・珍・克里克（Mary Jeanne Kreek），立刻著手研究。他很快就發現嗎啡不能用來替代海洛因，因為成癮者只想要更多嗎啡；美沙冬卻不是這樣。首先，他們可以給病人一個有效劑量，緩和他們的戒斷症狀和對海洛因的渴望，而後維持在那個劑量。成癮者不會渴求更多。其次，他們的美沙冬患者跟使用嗎啡的患者不一樣，等待下一劑的過程中不會昏昏欲睡或消極枯坐，他們積極又投入，甚至能夠正常工作。

多爾的團隊嘗試慢慢降低美沙冬的劑量，看看能否讓病人慢慢減少劑量，最後徹底戒除。可惜沒用，他們可以讓劑量減低到一定程度，卻不能再低，一旦低於關鍵劑量，戒斷症狀就會出現。

解決方法是讓病人長期使用美沙冬，也許直到生命結束為止。這是替換，用一種藥物代替另一種，而美沙冬是較好的選擇。使用美沙冬的病人不需要為了買毒品作奸犯科、不需要用骯髒的針頭注射藥劑，也不會濫用，他們能夠擁有正常的人生。

一九六五年，多爾和克里克首次發表他們的研究成果，海洛因成癮的治療從此跨入新時代。媒體報導這則消息，引來其他醫生好奇詢問，美沙冬替代療法（Methadone Maintenance Treatment, MMT）被吹捧為海洛因成癮者的救星。

塞吉週期再度出現，狂野的熱情被深深的擔憂取代。多爾表示，一九六五到七〇年是蜜月期，醫生爭先恐後地嘗試美沙冬替代療法。所有大城市都不想落後，就連麻醉藥品管理局都無法阻擋。多爾說：「當時麻醉藥品管理局找麻煩、滲透，並想方設法汙衊這個療法。」

美沙冬替代療法終究避免不了盛名之累。一九七〇年代早期，美沙冬療法流傳得太廣、太快，最後失控，某些過度急切的戒毒中心和無照醫生大肆效法。正如多爾所說：「亂象頻生。」市面上有太多療法，太多病人在接受治療，卻沒有足夠的監督與管理。在那樣的情況下，大家很快發現美沙冬替代療法不是完美解答。社會上開始出現反美沙冬的呼聲，不只來自頑強的反毒人士，還來自成癮者本身。成癮者不喜歡美沙冬帶來的作嘔感，也不喜歡州政府的操控，他們編造謠言，聲稱美沙冬是納粹時代的德國人製造出來的，戲稱美沙冬是「阿道芬」❽，捏造各種陰謀論。於是很多吸毒者拒絕服用美沙冬，不少人毒癮復發，最後重回海洛因的懷抱。

❽譯注：adolphine，應該是用希特勒的名字Adolf和美沙冬的商品名Dolophine拼湊而來。

而後一九六〇年代結束了，對待毒品的態度趨於強硬。官方對美沙冬替代療法的監督日益嚴格，需要填寫的文書變多，補助款卻變少。治療重點從無限期維持改為短期控制。用美沙冬作為踏腳石，讓成癮者擺脫他們依賴的藥物，轉向其他或許具有療效的療法：心理療法、行為療法、戒毒十二步驟和祈禱。新的治療目標是完全停藥，而非終生供應。到了一九八〇年代，美沙冬替代療法偃旗息鼓，不過日後東山再起。基於對愛滋病的疑慮，美沙冬不需要使用針頭的優點重新受到重視，補助款再次湧入。一九九七年，國家衛生研究院一份共識報告列舉美沙冬的優點：總用藥量較低；犯罪行為較少；較少針頭感染；越來越多使用者能從事有報酬的工作。國家衛生研究院專門小組建議，政府監管的所有鴉片成癮者都應該有機會接受美沙冬替代療法。美沙冬替代療法已經獲得ＦＤＡ核可，使用也越來越普遍。有個專家表示：「到如今美沙冬替代療法只要妥善執行，便是安全、有效又有價值的療法，這點就像地圓說一樣，已經毫無爭議。」

當然，沒有人說它是完美療法。很多成癮者和他們的家屬選擇美沙冬，是抱持能夠「治癒」的想法，可是療程結束後，有半數以上的患者重新開始使用鴉片製劑，或是繼續接受新一輪療法，以便取得更多的美沙冬。別忘了，美沙冬本身就是合成的類鴉片製劑。如果所謂的戒斷是指永遠不再碰類鴉片製劑，永久戒斷的比率大約只有一〇％，或者更低。

那正是所有鴉片衍生物最殘酷的現實，一旦上癮，想要停止難上加難。海洛因當然也是如此，事實證明合成的類鴉片製劑也有相同問題。

德美羅和美沙冬只是起步。在一九五〇年代，史上最優秀的藥物發現者決定找出更好的止痛劑。他名叫保羅・楊森（Paul Janssen），他的研究太成功，至今依然影響我們的社會。

楊森的父親是比利時醫生，他追隨父親的腳步進入比利時根特大學（University of Ghent）攻讀醫學，立志成為醫學教授。但他對化學懷抱熱情，對藥物開發也有滿腦子新構想，於是他放棄教學，向父親借了一筆資金，創立一家小型製藥公司。

被朋友暱稱為「保羅博士」的楊森是不世出的天才，他有舊時代煉金師的雄心壯志，想要層層拆解化學物質，分離出最微小的活性成分，找到化學物質的精髓，再以這個純化後的精髓為基礎略加添補，創造出更好的新物質。楊森善於思考，能專心致志解決問題，不找到答案絕不罷休。但他不只是個實驗狂，還是個意志堅定的生意人暨企業創辦人，將一流化學家的創意與企業主管的精打細算合而為一。

比方說，他發現只要把嗎啡等天然鴉片製劑的化學結構，拿來跟配西汀等新合成製劑做比對，就能發現它們之間有一個共同點：兩種化學物質之中有一個相同結構，那是一個由原子組成的六元環，名為哌啶（piperidine）。由於這兩大族群止痛劑的作用類似，他因此推測，這個後來被稱為「魅惑之環」的簡單六元環結構，就是所有鴉片藥物的靈魂。

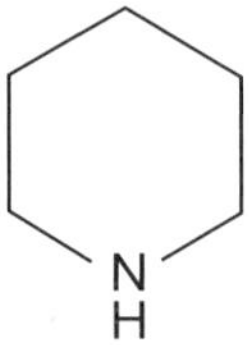

哌啶，「魅惑之環」。

楊森決定加以改造，他知道過去的止痛劑不容易進入中樞神經系統，所以作用的速度與效力不符需求。它們的藥效之所以減慢，是因為不太容易穿透細胞膜，而細胞膜的主要成分是脂肪，於是楊森著手研發快速溶解的合成鴉片製劑。

目標確定後，他的實驗室開始製造出各種實驗性藥物，核心都是魅惑之環，周遭附加脂溶性支鏈結構。他們很快就找到數十種新藥。一九五七年，他三十歲生日剛過的某一天，他成長迅速的製藥公司研發出一種新的合成鴉片製劑，藥效比嗎啡強二十五倍，比德美羅強五十倍，作用快得多，也能更快排出人體。他的公司將這款藥物命名為非那吡啶（Phenoperidine），到目前仍是常用麻醉劑。

這才只是開始。一九六〇年，楊森的團隊又研發出另一款藥物，效力比嗎啡強上不只百倍，成為當時全世界藥效最強的合成鴉片製劑。楊森的公司將它取名為吩坦尼，並且以它為基礎，製造出一整個全新的止痛劑家族。

楊森製藥（Janssen Pharmaceuticals）公司還研發出其他很多的藥物，比如開創性的抗精神病新藥、麻醉藥物、供阿波羅（Apollo）計畫太空人使用的止瀉藥、抗黴菌藥物和抗過敏藥物，總共開發出八十多種成功新藥，其中四種被列入世界衛生組織的基本藥物名單。二〇〇三年，保羅博士過世時，他的公司在全世界擁有一萬六千多名員工。正如公司同事所說，他被譽為「史上最多產的藥物發明家」。

楊森的公司將吩坦尼和同類製劑做成各式各樣的藥錠、貼布，甚至棒棒糖，幫助不同類型的病人控制各種程度的疼痛。這些藥至今還是醫學界標準的止痛工具，而且都有高度成癮風險，都是法定管制藥物。近年來，醫界與法界限縮合法管道，吩坦尼於是轉入地下，在外國製造，再走私進入美國。非法販售的情況越來越嚴重，可以吸食或吞服，可以滴在吸水紙上，也可以與海洛因混搭，增強藥效。

由於它的效力強大，濫用問題持續加劇，成癮的人也越來越多。

藥效越來越強的合成製劑日漸普及，醫生因此越來越有能力為手術、癌症和其他承受頑固劇烈疼痛折磨的患者控制疼痛，只是藥物成癮的人數也與日俱增。

如果科學解決不了成癮問題，執法單位就得展現魄力。

一九七一年，美國總統尼克森（Richard Nixon）宣布「向毒品宣戰」行動，向鴉片商品和走私者展開大規模攻勢。這項行動結合了不同力量：對一九六〇年代張揚的吸毒行為反擊；對退伍軍人從越戰帶回海洛因癮的擔憂；對治安政策的訴求日益迫切；以及美沙冬等療法效果有限。尼克森的「沉默的大多數」選民驚恐不安，擔心下一代的生存環境、擔心街頭的毒品犯罪，更擔心校園毒品猖獗，極力要求消滅非法毒品。過去將毒品成癮視為疾病的觀念也在改變，社會大眾傾向認同美國科幻作家菲利普·狄克（Philip K. Dick）所說：「藥物濫用不是疾病，而是選擇，就像選擇站在行駛中的車輛前方一樣。你會說那不是疾病，而是錯誤的判斷。」

是決定，而非疾病，從這個觀點看來，尼克森向毒品宣戰的強硬態度就站得住腳。向毒品宣戰甚至提供尼克森機會展示他有多麼「潮」，邀請搖滾巨星貓王（Elvis Presley）等名人前往白宮為他助陣。諷刺的是，當時的貓王也濫用藥物。尼克森不久後就下台，但共和黨的政治嗅覺靈敏，懂得及時把握有利的政治策略，於是向毒品宣戰成為他們的重點政策。南西·雷根（Nancy Reagan）高呼「向毒品說不」（Just Say No），變成當時的反毒箴言。

就在那時候，科學上的突破讓研究人員終於明白鴉片在人體如何作用，這些新知為科學界帶來阻斷毒癮的新希望。

一九七〇年代初期，科學家慢慢發現人體中很多作用會與其他作用相互溝通，而溝通方式是由某個細胞釋出化學物質，被另一個細胞感應到。為了傳遞訊息，特定化學物質必須能嵌入細胞表面的特定接受器。過去的想法認為，這種程序就像鑰匙插入鎖孔。在人體裡的情況並非如此，反倒較像是將不同形狀的木栓塞進不同形狀的孔洞。正方形的大木塊或許沒辦法塞進圓形孔洞，小一點的正方形木塊卻可以寬鬆地裝入，或者也可以把太大的木栓削去一部分。人體的接受器也一樣，寬鬆一點無妨，不只能辨識並綁定一種完美契合的化學物質，也能接受其他類似的。當化學物質跟接受器結合，就會促發細胞的反應。

十九世紀末偉大的德國醫生暨科學家埃爾利希曾推論，人體之中的溝通就是這樣進行。但他和之後兩個世代的科學家無法證實這個論點，因為人體很多啟動接受器的化學物質濃度極低，作用後又很快消散，以免阻擋下一組反應。因此，早期科學家很難進行這方面的研究。直到一九五〇與六〇年代，更成熟、更靈敏的實驗器材出現，更精密的研究才有辦法進行，這些器材包括研究晶體結構的X光與電子繞射技術；研究細胞構造的電子顯微鏡；分離化學物質的超高速離心機、電泳儀器與層析設備；以放射線標記化學物質的技術。

對鴉片類藥物和其他藥物的研究也是如此。研究發現，很多（但不是全部）藥物是靠著啟動細胞表面的接受器產生作用，這就是為什麼某些藥物能對某些細胞產生特定作用，對其他細胞卻不能。如果某個細胞沒有那種藥物的接受器，就不會有任何反應；如果有，反應就會被促發。科學家可以利用藥物尋找接受器，加以研究，也可以略做調整，稍微改變藥物結構，觀察後續反應，進一步了解藥物如何嵌入接受器。

我們可以合理推斷，人類必定有嗎啡與其他鴉片生物鹼的接受器。可是要等到一九七三年，索羅門・斯奈德（Solomon Snyder）和他的研究生甘德絲・柏特（Candace Pert）才找到。

斯奈德是醫學博士，對臨床心理學有濃厚興趣。一九六〇年代中期，他首度研究ＬＳＤ和其他致幻藥物。他跟所有人一樣，想知道為什麼這類藥物只要微乎其微的劑量，就能對人腦產生這麼大的作用。後來他成為以放射性原子標記化學物質做實驗的專家，只要追蹤放射線，就能追蹤人體的化學物質。舉例來說，他發現ＬＳＤ進入人體後的作用，集中在大腦的某些部位。為什麼它偏好腦部某些區域？原來ＬＳＤ的接受器就在那些區域。斯奈德在約翰霍普金斯大學（Johns Hopkins University）的實驗室，從此取得美國藥物接受器研究的領先地位。

柏特是活力充沛、意志堅定的年輕女性，進入約翰霍普金斯醫學院以前，她騎馬發生意外，摔斷背脊，住院期間親身體驗到嗎啡的神奇效用。嗎啡如何在人體發揮作用？後來她成為斯奈德實驗室裡的研究生，依然對嗎啡抱持濃厚興趣。在科學實驗室裡，難免發生教授與學生見解不一的問題：柏特說斯奈德要她研究胰島素接受器，反對她研究嗎啡。她記得當時實在對嗎啡太著迷，主動研究嗎啡接受器，甚至把五歲的兒子偷偷帶進實驗室，方便她晚上一邊研究，一邊照顧孩子。在斯奈德的印象中，她只是無數研究生裡的一個，在實驗室裡該做什麼就做什麼，包括研究合成鴉片製劑。不管怎麼說，總之，他們成功了，順利在大腦找到適合類鴉片製劑的接受器。之後他們跟其他研究人員又發現另一個，再一個。他們找得越勤，類鴉片接受器好像就越多。到目前為止，他們總共找到三大類，外加幾種不同版本（究竟總數是三或九，至今尚無定論）。這就引發一個問題：我們的大腦為什麼演化出這麼多適合罌粟化學物質的接受器？就像柏特所說：「上帝應該不至於在我們大腦安裝鴉片藥物接受器，以便我們發現吸食鴉片可以享受快感。」

的確沒有。一九七五年，兩名蘇格蘭科學家發現，大腦本身會製造一種天然化學物質，那些接受器就是為這種化學物質而存在。這種物質名為腦啡肽（enkephalin），只是一群數量越來越多的相關化學物質的第一種。這些物質都是由人體製造，如今我們稱為腦內啡（endorphin），意思是**內源性嗎啡**（endogenous morphine），算是身體自製的鴉片藥劑。它們對人體的疼痛控制、平靜與幸福感厥功甚偉。如果我們做了對身體有益的事，身體就會用這些化學物質給我們獎賞。我們按摩、做愛，甚至體驗跑步的快感時，就是這些物質讓我們覺得身心舒暢。就連我們開懷大笑時，身體也會分泌這些物質。我們製造不少這類物質，不同的刺激會在不同時機激發不同濃度，以各種不同的方式跟不同的接受器產生反應。這些作用引發形形色色的效果，我們的身體因此能夠體驗到千變萬化的天然愉悅。

罌粟生物鹼和我們利用它們製造出來的鴉片類藥物，甚至合成鴉片製劑，剛好都能促發那些接受器，難怪這類藥物會如此令人陶醉。

斯奈德和柏特的早期研究後來開花結果，發展出數個研究領域。此時我們已經擁有精密的工具來研究人體細胞的接受器，探索如何刺激或阻斷它們。現代製藥大多以這方面的研究為基礎，而現有藥物多半是用來尋找接受器。一旦找到了，科學家就能研究那些接受器，看看是什麼讓它們啟動或關閉。如此既能研發出新藥，也能增進對人體的了解。這是一種良性循環，新藥增進我們對身體的認識，那些新知識又啟發下一批更好藥物的開發。這是昂貴、艱苦卻非常重要的工作，至今已經引導我們製造出無數新藥。

合成鴉片製劑接受器和能跟它們起反應的化學物質的發現，也為疼痛控制開啟全新的途徑。七十年前的有機化學家懷抱夢想，希望操控嗎啡結構，找到沒有成癮問題的替代物。如今的分子生物學家也一樣，夢想著藉由最新發現的鴉片類藥物接受器另闢蹊徑。可以啟動接受器的化學物質稱為「活化劑」（agonist），嗎啡、海洛因、氧可酮和吩坦尼都是活化劑；可以關閉接受器的則叫做「拮抗劑」（antagonist），這類化學物質可以連接並阻斷接受器，不會啟動它們。當某種拮抗劑阻斷接受器，這個接受器就不再被其他物質啟動。科學家找到方法關閉合成鴉片製劑的接受器，開發出納洛酮（naloxone，商品名是納而康〔Narcan〕）。納洛酮可以附著在合成鴉片製劑接受器上，卻不會啟動它們。有個網站形容吃納而康就像在手機指紋掃描器上貼膠布，你高興的話，還是可以把手指放在掃描器上，但膠布會阻擋手機接收訊息。

納而康的附著力太強，幾乎可以把正牌的合成鴉片製劑擠出來，鳩占鵲巢，緊緊黏住，防止更多藥物來啟動接受器。納而康就是這樣挽救成癮者的性命。大量合成鴉片製劑隨著血液流淌，想找到接受器著陸，卻始終找不到。隨之而來的衝擊是成癮者的惡夢，在想拯救他們性命的照顧者看來，卻近乎奇蹟。納而康不只能消除合成鴉片製劑帶來的愉悅感，讓成癮者立刻體驗到痛苦的戒斷症狀，還能及時防止藥物過量，將服藥的人從死亡邊緣拉回來。

研究人員繼續找出更多新藥來控制鴉片類藥物接受器，比如新的活化劑、拮抗劑、部分活化劑和活化拮抗劑（兼具兩者特性）；針對特定接受器的化學物質；作用方式依劑量而有不同的化學物質；效力更快或更慢的化學物質；迅速排出體外或停留較長時間的化學物質。一整批珍貴的新藥，不需要使用鴉片類藥物，就能選擇性啟動或關閉接受器。

一九七〇到八〇年代，科學家重新燃起希望，覺得這個快速成長的研究領域，或許能解決海洛因或合成鴉片製劑的成癮問題。

可惜不行。

有個聲譽卓著的專家在醫學會議上發表演講指出，美國處於藥物危機的風暴核心。美國消耗的鴉片類藥物，是奧地利、德國和義大利三個國家總和的十五倍；這些藥物之中只有二〇％是醫療上的合法使用。有證據顯示，將近四分之一的醫療專業人員本身就有使用鴉片類藥物的習慣。

這是一九一三年刊登在報紙上的訊息。從那時起，我們已經做了超過一個世紀的努力，包括科學研究、社會計畫和政府公告，問題卻只是變得更糟。

如今的美國，人口只占全世界不到五%，卻用掉全世界八〇%的類鴉片製劑。從一九九二到二〇一五年，類鴉片藥劑（包括合成與非合成）的處方增加不只一倍，藥物過量致死的人數暴增將近五倍。時至今日，美國死於藥物過量的人數比死於車禍和槍擊加起來更多。

事情是怎麼發生的？科學難辭其咎。製藥公司持續不懈地尋找不致癮又能止痛的神奇藥物，屢戰屢敗。在探索的過程中，他們找到其他物質，藥效更強、更集中的類鴉片製劑。於是市面上的類鴉片製劑和相關藥物的數量逐年成長，包括速效或緩效特殊配方；包覆膜衣防止濫用的藥物；針對各種疼痛的特製藥物。還有更多藥物隨之而來，這些不是類鴉片製劑，而是專門設計來對治類鴉片製劑成癮問題（比如美沙冬和丁丙諾啡〔buprenorphine〕）；逆轉類鴉片製劑的作用（比如納洛酮等）；治療類鴉片製劑導致的便祕；增加類鴉片成癮病人的體力，好讓他們能下床；安撫精力過度旺盛的病人，好讓他們入睡，以此類推。

類鴉片製劑成癮問題的另一個主要助力是金錢。類鴉片製劑處方每年創造一百億美元的業績。二〇一七年，止痛藥的銷售額排名第二，僅次於抗癌藥物，每年開出的處方箋高達三億份。這還不包括輔助藥物的收入、非法藥物的獲利、政府補助計畫的經費，以及康復、戒癮與治療等快速成長的商機。

這是規模巨大的產業，而大多數的局內人都有既得利益，都想要這個產業保持繁榮。因此，就像過去一個多世紀以來的情況一樣，製藥業繼續努力開發下一款抗成癮藥物，康復中心繼續推出保證有效的療法，政府也繼續向毒品宣戰。任何人只要研究過這類藥物的古往今來，就會覺得上述種種措施有著古怪的似曾相識感。舉例來說，川普（Donald Trump）總統在不久前提出處死毒販的構想，正是一九五〇年代中國共產黨用過的策略（而且有著一定成效），這種措施在中央集權的獨裁國家比在西方民主國家更容易推行。不管製藥業者推出的新配方、藥毒康復中心全新設計的療法，和政府新出爐的政策承諾什麼好處，這些措施幾乎都沒有什麼積極成效，滾滾財源持續流動。

聽起來有點悲觀，確實如此。很多人真心想要終結這種危害，很多組織也真誠付出，想控制類鴉片製劑的使用，結束成癮與濫用的災禍。可惜都對抗不了一個簡單的事實：有太多人抵抗不了金錢的誘惑。

包括醫生。製藥公司是行銷自家商品的大師，付出許多心力說服醫生開立它們最新、最了不起的藥。在過去的年代裡，製藥公司的做法是大肆宣傳它們的產品，請醫生吃午餐，遞上一根雪茄；如今他們給醫生顧問費，或贊助研究經費；邀請醫生到熱帶度假勝地出席冬季醫學會，會議上會有支持製藥公司的醫生宣揚對新藥有利的研究報告。那些研究或許也得到製藥公司的經費支持，研究成果經過操作，說不定連發表的報告都有製藥公司的手筆。製藥公司會確保讓合適的訊息刊登在合適的期刊上，並且確認可能摧毀前景可期新藥的負面實驗結果都已經掩飾或掩埋。一切都既「科學」又有說服力，而且有利可圖。

醫生也擺脫不了醫療趨勢。以一九八〇和九〇年代為例，當時某些權威疼痛控制專家聲稱，合法使用類鴉片製劑控制疼痛的病人不太可能成癮。當時的觀念是：只要能控制疼痛，開出高劑量藥物也無妨。製藥公司也配合研究出越來越強效的類鴉片製劑，全力推廣類似氧可酮等半合成製劑，或吩坦尼等合成製劑，這些藥物因此在醫療界越來越普遍。

對越來越忙碌的醫生而言，類鴉片製劑是完美工具，他們沒有時間治療慢性疼痛患者，因為這類患者通常有複雜的病史，疼痛原因有時難以診斷。這樣的患者光是敘述症狀就可能要花費不少時間，卻很難查出真正的病因。類鴉片製劑就是輕鬆簡單的解決方案。

但卻一點都不完美。一開始病人只需要低劑量就能緩解疼痛，不久後卻發現需要增加劑量才能得到同樣的效果。他們對藥物的耐受性增加，停藥或劑量不足的痛苦，取代或增加原本的疼痛。換句話說，疼痛患者很容易藥物成癮。

到了二十一世紀前十年，問題浮現，類鴉片製劑的銷售量已經一飛沖天，緊接著就是無所不在的藥物依賴與成癮。別忘了，一八四〇年代的鴉片、一八九〇年代的嗎啡和一九〇〇年代的合法海洛因，也曾帶給醫生同樣的問題。醫生開出的氧可酮和吩坦尼越多，街頭的非法藥物就越多，有些是持有合法處方的病人販賣，有些則是藥頭從非法管道成箱購買而來。某些成癮者求診時很懂得「貨比三家」的訣竅，向一個又一個醫生訴說疼痛症狀，有些醫生會將他們趕出診所，有些則會為他們開立處方箋。而後成癮者就拿著同樣的處方箋向多家藥局買藥，部分自己留用，其他賣出。類鴉片製劑的黑市規模不小。

到了二〇一〇年，媒體與社會大眾終於醒悟到，我們正面臨另一波類鴉片製劑危機，也終於祭出對策。過去幾年來，這類藥物的消耗量略微下降。醫生開立的處方減少，一九八〇年代「不計代價控制疼痛」的觀念也已經修正，在風險與效益之間求得平衡。政府對類鴉片製劑的管制也發生效用。很多製藥公司好像也急於配合政策，對抗成癮問題，用各種方法防止藥物濫用，比如追蹤藥物從製造商到最後用藥者的流動情況；以及持續製造防濫用劑型，比如使用膜衣錠和緩釋配方，讓使用者更難得到快感。

然而，事實證明成癮者也跟製藥人員一樣具有創新精神。新的防濫用劑型一旦推出，就會有人找到方法破解，將藥物粉碎、刨削、微波、吸食、咀嚼或溶解，解除防濫用功能，得到他們要的效果。

問題就在這裡，他們要的效果始終都在。不管研究人員用什麼方法防範，每一顆類鴉片製劑的核心仍是類鴉片藥物本身。只要吃下肚，藥物成分或早或晚都會抵達大腦的接受器，而後附著在接受器上。接受器啟動，疼痛就舒緩了。疼痛消失後，精神隨之亢奮，毒癮暫時緩解。只要罌粟持續種植採收，實驗室持續製造合成藥劑，醫生持續開立處方箋，非法藥物始終會存在。而醫生會繼續開立處方箋，因為類鴉片製劑無疑是控制疼痛最好的選擇。

說到底，即使成癮者拿不到氧可酮、吩坦尼或其他藥品級類鴉片製劑，還是可以回頭使用海洛因。隨著類鴉片製劑處方藥黑市受到壓抑，海洛因的使用開始暴增。由於近期的嚴格監控，很多成癮者發現越來越難靠醫生合法解癮，於是乾脆重回舊愛懷抱。現階段非法海洛因泛濫，便宜又容易取得。強效類鴉片製劑的黑市價格，比如氧可酮或更好的藥物，一顆可能要價三十美元到一百美元，而一袋海洛因卻只要十美元，價格依各地不同。在很多地方，吸食一次海洛因的代價比一包香菸還便宜，而且你買到的海洛因藥效可能比過去強得多，因為添加少許吩坦尼或其他強效合成藥劑。如果是非法取得，誰也不知道藥效有多強。藥物過量的發生率因此飆升。唯一的贏家好像是製藥產業，每隔幾年，製藥公司就會推出不同的類鴉片製劑，都是保證有效、防濫用的全新產品。據說效果不可同日而語，就像當年號稱海洛因能解決嗎啡成癮一樣。失敗的藥物一波接一波，製藥公司永遠會有新藥幫助成癮者換掉難纏的藥物。不為人知的龐大金額投注其中，只為了找出些微進展。

為什麼是美國？類鴉片製劑為什麼是美國特有的問題，遠比其他國家嚴重得多？數十年來，學者專家一直在思考這個問題，目光鎖定幾個主要的可疑因素。部分原因在於美國醫療體系的結構：分配給患者的門診時間有限、仰賴功能強大的科技，以及偏好用一顆藥解決所有的問題；部分源自經濟體系：一味提高銷售與利潤。美國人有的是錢，再多藥都吃得起；部分原因則是如今已經根深蒂固的觀念，認為藥物是犯罪問題，不是醫療問題。大筆經費流向刑事司法體系、警方、緝毒局和監獄。相較之下，潔淨針頭計畫、成癮諮商、部分藥物合法化等醫療措施的經費因此縮減，而這些計畫在其他國家似乎頗具成效。美國的特有性格也有點關係，美國人喜歡享有隨時隨地做自己想做事情的自由，包括使用自己想要使用的藥物。

令人不安的是，這些問題隱藏一個潛在真相，類鴉片藥物之所以吸引我們，原因只怕跟將近兩百年前的中國人一樣，是為了逃避。有個類鴉片藥物專家表示：「我們以為這些藥物最大的問題是成癮。現在我們終於明白，真正的問題在於選擇藥物，放棄生命的病人。」

原因或許是我們太軟弱。不久前有個醫生在一場座談會中提到：「我們美國人覺得自己不該承受痛苦。」這是我們冒險精神的反面。或許是因為我們的藥物品質太好，我們好像已經不習慣、也不願意忍受疼痛。而且不只是肉體上的疼痛，對於任何心理上的不舒服，從輕微焦慮到輕微憂鬱，我們的承受力都降低了。

只要我們感受到任何不適，就纏著醫生開藥，醫生也會照辦。沒錯，美國有數以百萬計的人承受非常真實的劇烈慢性疼痛、重度憂鬱，或摧折身心的焦慮，需要鴉片類藥物、抗憂鬱藥物或鎮靜劑來控制疾病。只是理論上，每個國家或地區都有相同比率的人口承受同樣的痛苦。問題在於，為什麼美國人使用的藥物不管合法或非法，都比其他國家高得多。美國人承受的痛苦比其他國家的人多嗎？美國精神疾病盛行率比別的國家高嗎？顯然不是這樣。

這些顯然是相當複雜的問題，跟人體的運作一樣複雜，而且越理越亂。類鴉片藥物是終極案例，正如一位專家所說：「鴉片依賴不是用藥習慣，也不是某種情感需求的單純驅力。對於成癮者，它就跟食物和水一樣不可或缺，是兼具物理與化學性質的事實。成癮者的身體對藥物產生化學依賴，因為鴉片製劑確實改變了成癮者體內的化學作用。如果沒有定期補充，就無法正常運作。當血液裡的藥物濃度降低到一定程度，身體就會渴求藥物，成癮者於是變得焦慮煩躁。如果沒有及時得到補充，身體就會急遽衰退，甚至死於藥物飢渴。」再讀一遍：毒癮得不到滿足，成癮者不只痛苦，甚至會飢渴而死。

不管政治人物祭出多少措施、科學家做了多少研究、警方如何雷厲風行、社會工作者如何盡心盡力，成癮比率只會向上攀升。根據預測，隨著年齡老化，美國人只會服用更多更強效的類鴉片藥物，製藥公司也會繼續獲利。鴉片的千年歷史會在新的時代舊事重演。

第九章

CHAPTER 9

史他汀，我的親身體驗

隱惡揚善的藥物行銷手法

Statins: A Personal Story

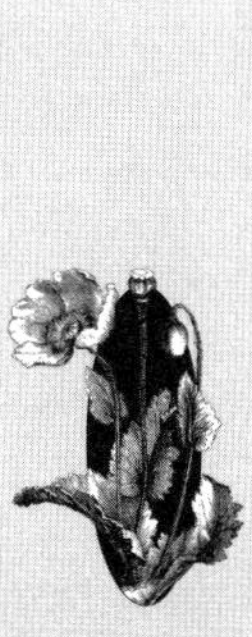

Ten Drugs

那封信看起來像廣告信，通常我會直接扔掉，可是回函地址是本地的醫療保健機關，於是我拆開看看。裡面是一封制式信件，寄件人是某個我不認識的醫生，給了我一個不請自來的建議。他在信上說：由於我的健康紀錄顯示我罹患心臟病的風險偏高，最好服用史他汀，甚至好意附上一份常用史他汀類藥物名單。他沒有明白對我下指令，但也差不多了。

哇！怎麼回事？本地醫療保健機關建議我吃某種我完全不了解的藥，好預防某種我不知道自己罹患的疾病？我每年做健康檢查，醫生從來沒有跟我提過史他汀。那麼我為什麼會收到那封制式信件？

為了找出答案，我花了整整半年抽絲剝繭，探索一個陌生的新領域，也就是獲利龐大的製藥業。我從中了解到美國醫界執業方式的重大變遷，也對如今的處方藥現況多了一些認識，學到幾個解讀藥品廣告的好用技巧，也看穿某些受到高度推薦的藥物效果多麼有限。我查到的某些資料令自己驚奇不已。

先來聊聊最重要的：原來史他汀是不得了的藥物。它們在一九八〇年代問世，是當時醫學上如假包換的突破，大幅降低血液中的膽固醇，可以治療或預防某些當前最具破壞力的疾病。目前全世界有數千萬人在吃這類藥物。科學家對它們所做的研究、人體實驗和發表的報告，幾乎超過其他任何類別的藥物。它們救了幾萬人的生命。相較於大多數處方藥，它們的副作用相當溫和。由於大多數都已經過了專利期，以非專利藥物出售，所以價格相當低廉。

難怪它們變成國際性的熱銷藥品，只是……

有個權威心臟科醫生在近期一項針對史他汀所做的文獻回顧研究裡指出：「多年來累計上百萬人年的實驗數據，在聲望最高的醫學期刊發表無數報告，至今它們在醫療體系的地位卻依然爭議不斷，實在令人不解。」我們蒐集的資料越多，結論好像離我們越遙遠。

這樣的藥物銷售卻這麼成功，不免引發幾個令人憂慮的問題。史他汀真的這麼好，以至於像某些保健專家所說，基本上五十五歲以上的人都該服用？這類藥物出現的時間不夠久，是否有某些我們還不知道的長期副作用？會不會有人因為服用史他汀，在生活上多了一點放縱？（比方說，「我在吃史他汀，所以不需要忌口」。）另外，更基本的問題是，如果降膽固醇對身體這麼有益，為什麼專家仍然意見分歧？

我對史他汀的了解越多，心裡的疑問就越多。

史他汀的故事要從一九六〇年代中期說起，當時日本大學生遠藤章讀了一本改變生命的書，那是知名醫學科學家亞歷山大．弗萊明的傳記。弗萊明在**青黴菌屬**的一種黴菌釋出物質中發現盤尼西林。令遠藤章震撼的是，黴菌可以製藥。黴菌和蕈類都是真菌，而在亞洲，真菌長久以來一直是有益健康的食物，也做藥物使用。那麼黴菌還能製造出哪些重要藥物？

遠藤章一生都在探索這個問題。早期他踏入藥物研究這個領域，是在紐約市的艾伯特愛因斯坦醫學院（Albert Einstein College of Medicine）留學。那時的美國正處於一九六〇年代末期的社會動盪之中，他受到輕微的文化衝擊，部分來自美國的富有與強大：摩天大樓、奔忙、金錢與音樂。

另一部分來自食物，他寫道：「美國竟然有這麼多老年人和過重的人。相較於日式飲食，美國人的食物相當油膩。我住在布朗克斯（Bronx）住宅區，很多老年人只有夫妻同住，我經常看到救護車送心臟病發作的老人去醫院。」

遠藤章把三件事連結在一起：飲食、肥胖和心臟疾病，當時很多醫學專家的觀念也是如此。醫生知道很多心臟病患者的動脈血管脂肪堆積造成堵塞，流向心臟的血液速度因此減慢。當他們仔細觀察這些病人的動脈時，發現那些堆積物大多數都是膽固醇。研究顯示，血液中膽固醇含量跟心臟病的進展有關，而富含飽和脂肪的飲食又與血液中的膽固醇量相關（飽和脂肪是肥肉、乳製品及豬油所含的脂肪）。由此可以推測：富含飽和脂肪的飲食讓血液中膽固醇升高，於是造成動脈堵塞，而動脈堵塞又導致心臟病發作。

如果真是這樣，誰也不希望膽固醇過高。但也不能太低，濃度適中的膽固醇對健康至關重要。人體之中每一個部位、每一個器官，都有膽固醇的蹤影，它也是細胞膜的主要成分，包括神經細胞的內襯。大腦組織有很大部分都是膽固醇。身體還利用膽固醇製造各式各樣的物質，比如維生素D和膽汁酸。膽固醇絕對必要，所以身體大量製造。人體所需的膽固醇，有四分之三都是肝臟製造的，其他來自飲食。

跟心臟病有關係的是，飲食攝取的膽固醇。不管過去或現在，心臟病都是美國的最大殺手。一九六〇年前後幾年是美國心臟疾病的全盛時期，死亡率屢創新高。也許是因為抽菸、喝酒或壓力，或是整天坐在電視機前，或長時間辦公，也許高油脂、高膽固醇食物才是禍首。

遠藤章心想，如果禍首**確實是**膽固醇過高，或許可以利用黴菌製造出對抗膽固醇的藥物。某種能降低膽固醇的神奇藥物，就像控制風濕性心臟病的盤尼西林一樣。

遠藤章回到東京後，在製藥公司任職，立刻開始研究。他收集一種又一種真菌，在實驗室裡培養黴菌，再試驗它們製造出來的液態化學物質。他篩選將近四千種黴菌，才找到想要的東西。

事情發生在一九七二年，雀屏中選的是京都一家糧行堆在偏僻角落的白米長出的藍綠色黴菌。奇怪的是，那竟然是一種**青黴菌**。遠藤章發現這種黴菌製造的化學物質，對膽固醇濃度有顯著影響，看起來正是他尋尋覓覓的東西。他花費幾個月時間提純並試驗那個物質，心情越來越振奮。後來他說，那種物質「非常有效」。

他發現，這種物質的作用是在最初的關鍵時刻阻擋一種必要的酵素，阻止身體製造膽固醇。這種酵素就是HMG-CoA還原酵素，它的作用有點像用活動扳手卡進裝配線起點的機器裡。只要使用這種藥物，血液中的膽固醇就會降低。更好的是，身體為了適應膽固醇的減少，會想出更多辦法讓細胞搜刮血液中殘餘的膽固醇。這麼一來，遠藤章的實驗藥物不但能降低身體製造的膽固醇量，還能增加細胞對膽固醇的吸收，可說是一箭雙鵰。

一九七八年，遠藤章讓一名有遺傳疾病的年輕女性試用新藥。那名女性的膽固醇太高，一團團堆積在眼睛周圍和關節。不管她吃什麼，血液中的膽固醇濃度都是大多數人的四倍。她家族裡有很多人都死於心臟病，她幾乎也擺脫不了這樣的宿命。

短短幾天內，遠藤章的藥就讓這名女性血液中的膽固醇降低三〇%。可是副作用開始出現，包括疼痛、不適，以及肌肉無力與消瘦。她停藥一段時間，而後研究人員減輕她的劑量。這回情況好一點。其他病人也開始試驗。接下來半年，總共有八名膽固醇超高的病人試用這款實驗藥物。這些人血中膽固醇的濃度大幅降低，而且沒有嚴重副作用。看來這款藥物大有可為，遠藤章在一九八〇年發表研究成果。

正當事情進展順利，遠藤章突然接到公司通知，要中斷他的研究計畫，令他一陣錯愕。因為另一個實驗室發生更嚴重的副作用，那個實驗室正在對動物進行毒性檢測，發現使用這款藥物的狗併發血癌。動物實驗出現疑似血癌的副作用，可說是致命一擊，公司緊急喊停。

遠藤章認為那些研究人員弄錯了，據他所知，他們給那些狗服用的劑量「高得嚇人」，以每公斤體重計算，幾乎是人類劑量的兩百倍。他甚至質疑那些狗是不是真的長出癌細胞（果然，事後的研究顯示，那些狗可能沒有得癌症，而是某些與治療相關的廢棄物堆積，被誤判為癌細胞）。

無所謂，公司認為遠藤章的藥風險太高，決定中止實驗。遠藤章的開創性研究胎死腹中。他研究的藥物後來成功了，只是他沒有得到任何好處。

接下來的研究轉移到美國。後來證實所謂的癌症副作用並不可信，可能只是觀察錯誤，製藥公司於是積極投入這個領域。他們發現其他黴菌能製造出和遠藤章的發現相似的化學物質，這些物質都能對同一種酵素發揮作用，有類似的降膽固醇效果，看起來安全性出乎意料地高。這些就是第一代史他汀。

當時的時機正好，潛在獲利也十分可觀。正如遠藤章發現美國人身材偏胖、心臟病發作的機率偏高，其他科學家也陸續證實，心臟病發作的主要原因——也就是堵塞心臟周邊血管的沉澱物——好像也跟膽固醇過高有關。但其中的關係是什麼？

有一個線索來自俄羅斯病理學家尼古拉．阿尼奇科夫（Nikolai Anitschkow）的實驗室，時間就在第一次世界大戰前夕。當時俄羅斯最後一任沙皇尼古拉二世（Tsar Nicholas II）的政權風雨飄搖，儀容整潔又衣著合宜的阿尼奇科夫想找出老年人動脈變厚、變硬的原因。大多數醫生認為這是老化自然又不可避免的一環，阿尼奇科夫卻相信關鍵在於飲食，於是他開始餵食兔子吃高油脂食物，再注射膽固醇，觀察心臟病的跡象。他發現在實驗室的環境裡，可以準確地在兔子的動脈裡製造出跟心臟病患者血管裡一樣的脂肪堆積，覺得自己找到了動脈硬化的關鍵。

批評者對他的實驗展開攻擊，表示高油脂食物當然會讓兔子生病，畢竟兔子是草食性動物，不適合高油脂食物，人類卻不是草食性動物。阿尼奇科夫重新對狗做實驗，卻發現得不到同樣的效果；可是如果用的是跟人類一樣雜食性的雞，又能在動脈堆積脂肪。

數十年來，科學家對他的實驗結果爭執不休，也不斷做實驗，漸漸認同心臟病跟油脂和膽固醇有關。

最後集大成（至少在大眾心目中）的人是安塞爾．基斯（Ancel Keys）。基斯是美國明尼蘇達州的研究人員，從一九四〇到八〇年代不斷宣揚，心臟病與膽固醇濃度有著密不可分的關係，只要控制飲食中的膽固醇，就能大幅降低心臟病的發生率。諷刺的是，他提出某些最令人信服的證據，卻是觀察日式飲食的結果。因為日本人的飲食飽和脂肪偏低，心臟病發生率也低得多。更多有利的證據來自大規模人口分析，比如一九五〇年代的弗明罕心臟研究（Framingham Heart Study）。這項研究顯示，膽固醇和高血壓是心臟病風險人口的兩大發病前指標。用最簡單的方式來說，基斯和很多科學家的研究可以總結如下：高油脂飲食導致高血清膽固醇，高血清膽固醇又增加心臟病風險。（血清膽固醇是血液中所有類型膽固醇的總和，包括「壞膽固醇」（低密度膽固醇）、「好膽固醇」（高密度膽固醇）及三酸甘油脂。）

雖然大多數人和許多醫療保健人員還是將這樣的概念奉為圭臬，但我們已經知道這種說法過於簡單。膳食油脂、血清膽固醇和心臟病之間的關係，比早期研究人員想像中更複雜，也更微妙。如果把它們之間的關係繪成地圖，呈現出來的不會是直線，反倒更像一盤義大利麵，有著數不清的線條、圓圈和糾結。但是也有幾個簡單難解的現象：膽固醇偏低的人有時也會得心臟病，而很多膽固醇偏高的人卻從未發生心臟疾病。原來高膽固醇未必會引發心臟病，不像細菌必然造成傳染病，它反而只是眾多風險因素之一。

差別就在這裡，我們習慣認為疾病來自單一原因，比如某種細菌導致某種感染，或者某類化學物質誘發癌症，或缺少某種維生素造成某種問題。我們還停留在一種疾病一種病因的觀念，認為只要找到病因，就能找到治病的藥物。在二十世紀後半葉，膽固醇或多或少變成動脈硬化與心臟疾病的禍首，我們只需要能消滅它的神奇子彈。

沒錯，很多疾病只有一種病因，一種我們可以瞄準的明確目標，特別是由病毒、細菌或寄生蟲導致的傳染病。那些都是相當簡單的目標，比如我們用天花疫苗和磺胺藥物擊潰的那些。隨著單一目標的傳染疾病接二連三被抗生素和疫苗清除，醫學研究人員就進入更艱難、更混亂的領域。如今美國的主要死亡原因是癌症、心臟病、中風、肺氣腫等肺部疾病（通常與抽菸有關）、糖尿病，以及越來越常見的阿茲海默症。或許除了戒菸這個簡單建議外，再也沒有輕鬆的解答，沒有奇蹟藥物，沒有專屬的神奇子彈。這些疾病都有多種不為人知的病因，它們的發生原因像一張複雜的網，有些出於遺傳性，有些來自環境，有些是一般性，有些則是個人的。這些原因各自以我們還無法理解的方式，對疾病產生影響。由於這些疾病的複雜性和牽涉到許多未知，我們不談根本原因，而是討論風險因素，也就是可能以某種方式影響疾病發生的習慣或接觸。這些重大殺手是到目前為止，我們在健康上面對的最艱難挑戰，在對它們發動攻勢的同時，我們也不得不面對這個現代醫學的新現實。

可是在一九八〇年代，膽固醇似乎是我們過去習慣對付的敵人，清楚明白、定義明確。對付膽固醇就能清理動脈堵塞，降低心臟病死亡率，等於是用簡單的策略應付複雜的問題。

也許太簡單了。一九八〇年，美國國家科學院（National Academy of Sciences）發布一份報告指出，控制膽固醇的觀念普遍流行，卻欠缺科學依據。再者，很多研究人員依然不認為膽固醇有那麼不好。儘管如此，社會大眾還是在醫生的鼓舞下定期檢驗膽固醇，根據檢驗結果調整生活習慣。到了一九八〇年代中期，膽固醇受到密切追蹤，降低膽固醇成為全民運動，低脂飲食時代翩然來到。

那是史他汀的完美時機。製藥公司投注大筆資金研發並測試遠藤章的黴菌藥物，新藥陸續上市。默克藥廠率先抵達終點線，一九八七年取得洛維汀（lovastatin，商品名為美乏脂〔Mevacor〕）的許可。其他公司研發的藥物也迅速加入，比如辛伐他汀（simvastatin，商品名為素果〔Zocor〕）、普伐他汀（pravastatin，商品名為普拉固〔Pravachol〕）、阿托伐他汀（atorvastatin，商品名為立普妥〔Lipitor〕）、弗伐他汀（fluvastatin，商品名為益脂可〔Lesco〕），以及目前銷售第一的瑞舒伐他汀（rosuvastatin，商品名為冠脂妥〔Crestor〕）。短短幾年內，好像每一家大藥廠都推出這類藥物。

醫生喜歡這些藥物。史他汀家族很快變成熱銷商品，因為它們能安全可靠地降低血清膽固醇，還有最重要的因素：時機。這些藥上市時，已屆中年的戰後嬰兒潮開始對偏好的速食和增廣的腰圍產生疑慮，社會大眾對高膽固醇的擔憂也達到高點。第一批拿到處方箋的是膽固醇極高又有家族心臟病史的族群。等到藥物獲准上市後，製藥公司又投入數百萬美元擴大試驗規模，一來顯示自家藥品在哪些方面勝過同款藥物；二來拓展市場，看看這些藥物對低風險對象是否也有幫助，它們選擇的對象膽固醇越來越低，人數越來越多。研究結果確認這些藥物的好處雖然不大，但卻真實存在，每個獲得正面結果的研究都被大肆宣揚。

滾雪球效應啟動。對膽固醇的擔憂為史他汀打開市場，對史他汀的研究又助長對膽固醇的擔憂，這一切又被飲食產業帶動，人們對飲食的注重到了無以復加的地步。突然之間，對薯條和冰淇淋的渴望已經不是私人喜好，那叫「病從口入」。因為製藥業和追趕流行飲食法的人合力推波助瀾，共同帶動整個社會擔心膽固醇的風潮。正如有個專家所說：「對健康問題的關注，往往與藥物的研發息息相關……。因為藥物，某種身體狀況變成需要處理的症狀，而後變成疾病。」

就在社會大眾認定高膽固醇有害健康的同時，史他汀適時趕來救援（由於史他汀製造商贊助的研究報告持續發表，所謂的「高膽固醇」標準不斷下修），結果是不可思議的銷售佳績。其中的立普妥變成史上銷售最成功的藥物，一九九六到二〇一一年之間的銷售額高達一千二百億美元。到了二〇二〇年，所有史他汀藥物的銷售總額每年可望達到一兆美元，超過全世界絕大多數國家的國內生產毛額。

當製藥公司贊助一項又一項研究，顯示史他汀對越來越多病人具有些微幫助，心臟專科醫生和心臟疾病基金會也加入陣容。膽固醇和膽固醇的控制跟心臟病有沒有關係，過去的觀念不無質疑。比如史他汀類藥物問世之初，美國國會技術評估處（Office of Technology Assessment）的一份報告估計，史他汀類藥物的普及，會造成國家每年三十億到一百四十億美元的負擔，效益卻不明，每延長一年壽命的成本是十五萬美元。但在製藥公司贊助的研究報告、製藥公司補助的醫學會議，以及跟製藥公司有金錢掛鉤的眾多醫學專家全面攻勢下，所有的疑慮漸漸消散。製藥公司多管齊下，操縱研究人員、醫療保健人員、基金會、政府官員和社會大眾，一手塑造現代醫療保健，整個過程精彩絕倫。不過追根究柢來說，事情其實沒有那麼複雜。

簡而言之，當代的大型製藥公司極其擅長為有利可圖的藥物尋找證據，也善於淡化妨害「錢」途的研究結果，更是向醫生與大眾推銷產品的大師。有些批評者將製藥公司描繪成邪惡的操縱者——「巨獸藥廠」，為了填滿他們的荷包，摧毀我們的健康。我的看法並不是這樣，不過我也看得出來哪裡藏著龐大商機。如今的大型製藥公司通常對自己的業務遊刃有餘，從最先進的研發到高效率的行銷與廣告。我知道製藥公司是私人產業，它們的主要責任是創造利潤嘉惠股東。一般來說，它們都擅長經營之道。沒錯，它們偶爾會測試底線，尤其如果需要讓人們覺得有必要吃某種新藥治療某個小毛病，或需要延長專利保護，調漲某些藥物的價格，或說服醫生開立它們的藥品。我們需要像FDA這類的公立機構扮演盡職的監督者，也需要持續制定更強勢的藥物管理法令。只要有充足的大眾監督，我就不會太擔心巨獸藥廠。不過，我確實希望民眾更了解製藥業，以便在考慮吃哪一種藥物時，做出更深思熟慮的決定。讀者如果想要進一步了解這個撲朔迷離的金錢遊戲，可以閱讀醫學史專家傑瑞米・葛林（Jeremy A. Greene）精彩又有說服力的著作《按數字開藥》（*Prescribing by Numbers*）。

史他汀後來的發展如下：一九九〇到二〇〇〇年代初期，在操作得當、通常由產業贊助的研究結果助長下，越來越多人有了共識，認為史他汀能幫助風險程度越來越低、人數越來越多的病患預防心臟疾病。這些藥的效益或許極低，但確實存在。少數激進人士半開玩笑地建議，將史他汀加入自來水供應系統。

那麼，這就是我收到那封制式信件的原因了。以我六十出頭的年紀本身就是一個風險因素，膽固醇也有點偏高。我的心臟功能向來不錯，血壓也正常。我不抽菸、適度運動，飲食相當健康，心臟沒出過問題。二十年前，我發生過一次好笑的「腦血管意外」，腦部出現微小血塊，暫時堵住掌管平衡感區域的血流。我暈眩了幾小時，在醫院服用抗凝血藥物，血塊就消失了，沒有留下任何後遺症，那次事件變成我病例上的心臟疾病風險因素。現在那個微小血塊，加上我升高的膽固醇，導致電腦程式告知我居住地醫療保健系統的某個不知名專家，我的風險因素已經到了需要服用史他汀的地步。其實只是一堆數據經過處理分析，制式信件緊接著投遞出來。這是演算法的醫療保健，結果是：某個沒見過面的醫生建議我吃某種新的處方藥，而且可能要吃到生命盡頭。

這是醫療方式最新、最值得注意的改變，過去所謂的健康是以個人感受為依據，如今整個社會時移世變，我們的醫療保健取決於我們在統計曲線上的位置。以我個人為例，我**覺得**身體很好，但我的數字不合格。當數字不合格，未來罹患心臟相關疾病的風險就會比別人高。根據推測，只要服用降膽固醇藥物，風險就會降低。

從這個角度，聽起來還算合理。

那麼那封制式信件為什麼會惹惱我？因為我不願意自己的健康抉擇跟我的感受分道揚

鏣。提供醫療保健意見的應該是我的醫生，而不是電腦。我是舊時代思維，想要被當成個別人類看待，而不是一組數據點。

決定要不要吃史他汀之前，我需要先弄清楚這個藥對自己有沒有幫助，而我真正的風險有多高。於是我做了像我這種有科學家精神的人會做的事：坐到電腦桌前。我有疑問，也覺得網路能給我答案。史他汀對我有幫助，那麼幫助有多大？有幾個小風險，具體有多少個？我對自己的心臟疾病風險應該有多大程度的擔憂？於是我做了一個簡單的風險效益分析，一邊是好處，一邊是壞處。

效益與副作用，聽起來一點也不難。可是我對史他汀的了解越深入，事情就越複雜。

降低膽固醇是它的效益，對吧？

不盡然。真正的效益，也就是所有人追求的是預防心臟疾病，**那才是**目標。很多醫生相信史他汀有這種功效，製造史他汀的製藥公司也是。在很多情況下也確實如此，尤其對那些膽固醇極高，又有心臟病史的人而言。對於高風險心臟病患，史他汀的救命功效毫無疑問。可是對於像我這樣中度風險、膽固醇升高（卻又不到警鈴大作的程度）、幾乎沒有個人或家族病史的人，它的效益就沒有那麼明顯。

在研究過程中，我很快找到基斯的油脂假說，以及膳食脂肪導致高膽固醇與心臟病疾病的觀念。由於從小耳濡目染，我毫不猶豫地接納這個假說，我以為這樣的概念早在一九八〇到九〇年代就證實了。

可是，我閱讀越多油脂理論相關資料後，對它的質疑就越多。首先，坊間五花八門的低脂飲食對人們健康的好處不如預期。沒錯，很多人發現低脂飲食確實能降低血清膽固醇，只是在減少油脂的同時，很多美國人增加糖和穀物的攝取，造成糖尿病比率升高。糖尿病是心臟疾病的風險因素，一般來說，吃的糖越多，心血管疾病機率越高。因此在真實世界裡，光是看心臟疾病的發生率，很難分析低脂飲食的效果。

還有另一件讓人想不通的事：美國的心臟病發生率在一九五〇年代達到高峰，一九六〇年代初期開始下滑，那是在史他汀出現前數十年。很大原因是跟吸菸率降低有關，而吸菸是心臟疾病的另一個主要風險因素。史他汀出現後，這個比率持續下降。不過，改變人們對油脂的觀念和增加各種新藥，對這個下降趨勢並沒有太大影響。

很多專家研究膽固醇、史他汀和心臟病之間的關係時，也同樣覺得困惑。在研究過程中，他們發現自己找到的資料紛亂駁雜，叫人困惑不解、出乎意料又充滿矛盾。史他汀是有史以來最多人研究的藥物。經過幾十年的密集研究，數百萬人吃掉數不清的降膽固醇藥物，我們總該弄清楚飲食和藥物與血液中膽固醇濃度的關係，以及它們對心臟疾病的影響，可是那種關係依然混沌不明，而且有越來越多文獻對過度簡化的答案提出質疑。

以二〇一六年一項研究為例，研究人員以三萬一千多名服用史他汀的患者為對象，追蹤他們的低密度膽固醇（眾所周知的「壞膽固醇」）的濃度與心臟疾病發生率，發現降低超高的低密度膽固醇濃度，確實能預防心臟病，但效果有限。令人驚訝的是，研究人員還發現，即使把低密度膽固醇降到最低（每分升七十毫克，是很多史他汀的目標），預防心臟疾病的效果並沒有比數值維持在七十到一百之間來得好。事實上，只要數值低於九十，對預防心臟病發作似乎就沒有成效。低膽固醇未必比較好，這是對油脂假說的打擊。

二〇一六年的另一份報告，分析十九項研究後做出總結指出，證據顯示較低的低密度膽固醇似乎無法有效降低六十歲以上人口的整體死亡率（也就是各種原因的死亡）。更糟的是，當低密度膽固醇降低時，心血管疾病死亡率卻會**上升**。甚至有證據暗示，血液中總膽固醇濃度高一點，似乎有助於預防癌症。研究人員總結說：「以老年人的低密度膽固醇來說，總量高的人壽命跟總量低的人一樣長或更長。這麼一來，我們的分析似乎提供質疑膽固醇假說的理由。」

不過，近期一項針對四十項研究所做的系統性文獻回顧的結論卻表示，儘管膳食膽固醇可能會升高血液中膽固醇含量，但是它「跟冠狀動脈疾病之間，並沒有統計學上的顯著關聯」。那麼史他汀呢？正如預期，很多研究證實它們有效，其他研究卻發現它們的功效極其微小，或根本不存在。正如二〇一五年一份針對主要史他汀研究所做文獻回顧的結論：「仔細檢視最新的史他汀隨機臨床試驗……結果顯然跟過去數十年來的說法相反，史他汀在心血管疾病的初級與次級預防方面，並沒有顯著功效。」

有同樣多的研究聲稱，史他汀確實能降低很多中度風險患者的心臟疾病發生率。這樣的科學拉鋸戰持續不歇，不過這很正常，科學終究只是對數據有效性的一連串爭辯，科學家永遠對彼此的研究存疑。正該如此，因為只有透過審慎的評論、持續的論證和反覆的研究，可靠的論據才會出現。

鑑於史他汀研究的現況，我想表達的重點是：一般來說，當血液中膽固醇含量極高時，心臟問題的風險就會比較高。膽固醇是風險因素，卻是複雜的風險因素，有非常多限制條件，效果有時候也充滿爭議。而且它只是很多因素之中的一項，其他還有抽菸、家族史、飲食和運動，各自扮演同等重要的角色。史他汀最適合血中膽固醇極高的人，尤其是有高膽固醇家族史的人，這些人正是史他汀類藥物最初核可使用的對象。不過對於像我這種中度或低度風險、膽固醇稍微升高的人而言，服用史他汀的效益有待商榷。

然而，如果你看到史他汀的廣告，並不會知道這些事。比方說，幾年前刊登在雜誌上的立普妥（一款暢銷的史他汀）廣告，寫出這樣的大膽文案：「立普妥讓心臟病發生率降低三六％*。」

聽起來肯定很不錯，只是根據我讀到許多有關史他汀效益的資料，那句廣告詞似乎不太對勁。於是我順著那個＊號往下看。那個符號帶我到廣告最底下一些字體小得多的說明：「＊意思是在大規模臨床實驗中，服用糖錠或安慰劑的受試者心臟病發作比率是三％，而服用立普妥的受試者是二％。」

稍微琢磨一番，你就會知道那則廣告背後的真正意思是：找兩百名有心臟病風險的人，隨機分為兩組，每組一百人，其中一組每天服用史他汀，另一組吃安慰劑（看起來像藥錠卻不是藥，也沒有任何功效）。接下來追蹤後續，經過一段時間（可能是半年或幾年，就看研究如何設定），再清點兩組各自有多少人心臟出問題。結果發現，吃安慰劑的對照組有三個人罹患心臟病，史他汀組則只有兩人。史他汀有效果！它顯然幫助一名受試者預防心臟病。

不過，你要怎麼向大眾傳達這樣的訊息？你不能用我剛才那段話直白地說出來，因為這樣的解釋太冗長，說服力好像也不夠。你必須濃縮成更簡潔、更有力的話語。於是你用某種角度檢視那些數字。製藥公司喜歡強調所謂的「相對風險」，因為它能讓效益顯得更大。在這個例子裡，對照組發病的有三人，史他汀組有兩人。如果你只看發生心臟病的人數，那麼降低的比率是三分之一，從三個人減少為兩個。心臟病發作比率降低三三％！廣告詞寫手大筆一揮。

這個數字沒錯，卻有誤導之嫌。相對風險只看發生心臟病的少數人，忽略實驗中的其他所有人。別忘了，兩組受試者不管有沒有服用史他汀，絕大多數人都沒有得心臟病。對那些人而言，吃不吃史他汀沒有差別。如果你看的是整組受試者，而不是得心臟病的少數，那麼一百個人之中只有一個人因為服用史他汀避免心臟病，這是「絕對風險」的降低，在這個例子裡就是一％。但是標題如果說「降低一％的心臟病發生率」，聽起來不怎麼吸引人，卻也是事實。撰寫藥物廣告的人之所以能拿高薪，靠得就是操弄相對風險，忽視絕對風險。

哪一種才對，相對或絕對？兩個都對，問題在於你想強調什麼。醫生通常都會列入考量。從這個角度來看，即使絕對風險只降低一％，人數多的時候，就可能預防成千上萬例毀滅性的健康問題，只是那也代表有數百萬人在服用對他們沒有一點效益的藥物。

我對油脂假說的信心產生動搖後，就想進一步了解自己罹患心臟病的真正風險，於是又鑽進另一個兔子洞。

事實證明，心臟病風險的預測，絕對稱不上是精確的科學。由於膽固醇的數據顯然不如過去想像中那麼容易預測，醫生如今審慎地轉移焦點，選擇考量其他風險因素。

以下是心臟病的幾個主要風險：

- 高血壓
- 抽菸習慣
- 糖尿病
- 高膽固醇
- 年齡
- 家族或個人心臟病史

醫生探詢病人的病史，再衡量上述風險因素，就能夠套入公式，猜測病人未來得心臟疾病的機率。

你可以在網路上自行評估，有不少網站可以讓人輸入相關數字，計算出未來罹患心臟病的機率。不過姑且聽之，不必盡信，如果你使用不同網站的心臟風險計算器，就會發現它們採用的風險因素未必相同，計算出來的結果也有差異。

比較重要的應該是，你的醫生根據粗略風險觀點做出的建議。只是這方面的情況也有點改變。如今的醫生比十年前更容易開出史他汀處方，因為他們覺得越來越多病人適合吃這種藥物，原因如下：

二〇一三年，美國心臟學院（American College of Cardiology, ACC）和美國心臟學會

（American Heart Association, AHA）兩個舉足輕重的機構共同推出一組頗具新聞價值的史他汀處方指引。這套全新指引大幅降低建議使用史他汀的門檻，從未來心臟病發生率二〇%降到大約七．五%。這個改變讓使用史他汀的潛在患者人數大幅增加，突然之間，數百萬未罹患心臟病的中度風險族群都收到服藥建議。我的制式信件也是這麼來的。

從那時候起爭議不斷，研究人員在醫學期刊、網誌和媒體對二〇一三年的指引表達贊同或反對，反覆爭論各種議題，比如風險預測的正確性，以及哪些史他汀研究最有價值。有些醫生認為這套指引珍貴如黃金，也有人則認為它們比無用更糟糕，科學界至今尚未產生壓倒性的共識。

可以確定的是，如果你曾經心臟病發作，就會自動被歸類為高風險族群，那麼史他汀可以有效降低第二次發病的機率，這叫做次級預防。在這種情況下，服用史他汀毫無疑義。

但我不屬於那一類，我沒有心臟病史，所以屬於所謂的「初級預防對象」，重點在於防患未然。對於史他汀，初級預防才是行動目標。新的處方指引強調對更廣大的中度風險族群用藥，對製藥公司股東是好消息，對病人卻是好壞參半。因為任何藥物開立越多，承受副作用的人就越多。史他汀相較於大多數藥物算是相當安全，卻還是有副作用。

所有的藥都有副作用，包括我們每天攝取的咖啡因，或家中藥櫃裡的常備藥阿斯匹靈，或成千上萬的處方藥之中的任何一種。藥物的必然規則是，它的好處必定附帶著某些壞處（但願輕微得多）。

史他汀最常見的副作用如下：

- 肌肉疼痛與無力
- 糖尿病
- 記憶喪失與認知問題

罕見卻嚴重得多的副作用則包括：

- 橫紋肌溶解症（嚴重的肌肉損壞，可能導致腎衰竭）
- 肝臟損傷
- 帕金森氏症
- 失智症
- 癌症

副作用的風險通常會隨著藥物劑量的增加而升高，因此服用較高劑量史他汀的患者，通常副作用較多。只要藥物能發揮預期效用，大多數醫生都會盡可能地降低劑量。

對於史他汀的常見副作用，醫界也爭議不斷，爭議的重點在於這些副作用發生率有多高，又有多嚴重。

肌肉疼痛與無力

大約有十分之一到三分之一的史他汀患者服藥後，表示出現肌肉相關症狀。為什麼跨距會這麼大？部分原因在於，很多大規模研究忽略這些症狀，認為它們太輕微、太主觀，不容易追蹤。醫生知道很難區別平時的疼痛（不管有沒有吃藥都會出現的症狀），和藥物引起的疼痛。有些研究指出，肌肉症狀可能被誇大，很大原因在於病人服藥後更注意自己的身體狀況，某些平時覺得正常的肌肉酸痛或痙攣，都會歸咎於藥物。也有證據明確的案例顯示，服用安慰劑的病人也自認出現藥物副作用，這就是所謂的反安慰劑效應（nocebo effect），原因在於病人覺得自己吃的藥可能會有副作用。類似肌肉疼痛這種輕微副作用，因此特別不容易追蹤。不過史他汀造成的肌肉症狀通常相當輕微，只要暫時停藥或換其他廠牌藥物，通常就能解決。

另外，大家也毫不懷疑服用史他汀的病人確實發生肌肉疼痛與無力的症狀，嚴重時甚至會影響活動與運動的耐受力。事實上，肌肉症狀是病人停藥的首要因素。大多數時候，藥物引起的肌肉問題並不嚴重，比如僵硬與疼痛，乃至痙攣與無力。極少數個案會發生嚴重問題，比如造成肌肉損傷的發炎症狀，或危及生命的肌肉壞死。有些研究人員甚至認為，史他汀可能會破壞心臟和血管的肌肉活動，增加心臟疾病發生率，只不過這種說法並沒有充分證據。

也有史他汀研究人員擔心，肌肉症狀的背後隱藏更嚴重的問題。畢竟，抗膽固醇的藥物為什麼會造成肌肉相關的副作用？問題可能在於細胞的能量製造中心，也就是名為粒線體的微小組織。研究人員的推測是，史他汀或許對粒線體造成影響，於是導致肌肉無力與疼痛。粒線體是細胞許多功能的關鍵；事實上，少了它們，我們無法存活。如今某些研究中心已經在探索史他汀對粒線體造成傷害的可能性，這種傷害是比肌肉疼痛嚴重許多的慢性後遺症。

糖尿病

大多數醫生並不擔心輕微的肌肉疼痛，卻會擔心史他汀和糖尿病之間的關係。這個問題到底有多嚴重，醫界同樣各執己見，爭議不斷。大多數早期擁護者全盤否認史他汀有這方面的危險，近來有些長期研究卻發現，史他汀確實會增加罹患糖尿病風險。

雖然各界已經普遍相信史他汀會增加糖尿病發生率，對於增加幅度卻依然莫衷一是。有些研究顯示，服用史他汀一年或更久，罹患糖尿病的機率少則每千人有四或五人，多則是這個數字的五到六倍。有個大型文獻回顧總結指出，服用史他汀會讓糖尿病發生率提高大約一％。差別在於研究方式、服用劑量和追蹤時間，再來就是病人服用史他汀以前罹患糖尿病的機率。服用史他汀前的風險越高，服藥後誘發的機率就越高，彷彿史他汀只是激發出高危險群患者體內潛伏的糖尿病。正如一份由約翰霍普金斯醫院醫生發表的報告所說：「前期糖尿病患者只有在心臟病或中風危險明顯增加的情況下，才建議使用史他汀。」

有關糖尿病的爭議依然沒有定論，部分原因在於大多數的研究時間都不長，最多只有幾年。想要評估類似史他汀引發糖尿病這種潛在性長期問題，需要更長期的研究才能辦到，未來幾年或許會有更多這方面的研究結果。

認知問題

史他汀的副作用之中，最叫人摸不透的，恐怕就是患者自訴的記憶喪失、混亂、「腦霧」和五花八門的腦部功能問題。這些副作用多半相當輕微，只要停藥就會消失。這些症狀跟肌肉疼痛一樣不容易追蹤，跟史他汀之間的關聯也很難確定。大多數早期研究甚至不監測這些難以捉摸的副作用，而大多數醫生覺得它們沒那麼重要，不需要擔憂。可是未經證實的傳聞太過普遍，以致FDA表示，所有史他汀類藥物都必須加註認知副作用警語。

有件事幾乎獲得所有人一致認同，就是目前有關史他汀副作用的資訊還相當欠缺。別忘了，整體而言，史他汀算是安全性極高的藥物，相較於某些很少人擔憂的藥物，比如可能引起潰瘍、抽筋和內出血、每年造成數千人死亡的阿斯匹靈，你就會明白史他汀的缺點多麼不值得一提。

然而，我們也有理由相信，到目前為止，大多數研究都淡化史他汀的副作用。主要原因是那些副作用太輕微，沒有達到醫生關注的程度。另外的原因則是，大多數研究都是製藥公司執行或贊助的，發表時難免會突顯優點，淡化風險。還有另一個不容忽視的因素：很多副作用都需要幾年的時間才會浮現，而到目前為止的研究結果大多來自短期實驗。

如果史他汀追隨其他很多熱銷藥品的腳步，隨著時間過去，服用的人更多，長期研究也完成時，我們就會更了解它的效益和副作用。正如《科學人》（*Scientific American*）所說，我們可以確定的是，「當服用史他汀的人數增加時，必然會有更多研究報告發表負面作用」。

這又是塞吉週期重演。史他汀已經度過第一階段的蜜月期，進入第二階段的批判期。等到長期獨立研究提供更完整、更平衡的結果，就會到達第三階段。那時史他汀跟所有風靡一時的神奇藥物一樣，都會揭開神祕面紗，露出真實樣貌，也就是對某些病例是重要的新藥，對其他人則沒有用處。

史他汀的逐漸普及，引發兩個更重大，或多或少隱而不顯的相關議題。

第一個是生命的「醫療化」（medicalization）。醫療化這個詞彙的定義並不明確，通常代表我們社會一個令人憂心的趨勢。在這個趨勢下，許多過去我們直接自行解決的問題，比如生活方式的選擇、低危險的健康問題和個人小毛病，如今慢慢變成可以治療的醫療問題。這種變化通常是因為出現某種新藥，正好適合用來治療那種新症狀。鎮靜劑是典型的例子，第一款輕鎮靜劑密爾頓在一九五〇年左右開發出來（參見第六章），沒有人知道該拿它做什麼。過去從來沒有專門治療輕度焦慮的藥物，因為一般不認為這是什麼大問題，當事人自己面對，跟朋友或諮商師聊一聊，等它自行化解。可是一旦出現可以處理這種症狀的藥物，輕度焦慮就變成可以用藥物治療的疾病。這個症狀經過重新評估、重新定義，變成醫療問題，鎮靜劑因此熱賣。等到注意力不足過動症的藥物問世，類似的情況再度發生：過去校園裡的行為問題，變成可以用藥物治療的症狀，定義越來越寬廣，到後來似乎十分之一的孩子都在服用這種藥。這種可治療疾病範圍的擴大或許是基於善意，卻也有點嚇人。可以用處方藥治療的疾病範圍無限擴大，以致數不清的人們認定親人生病了，或是屬於高危險群（診斷得出來、可用藥物治療的風險），事實上他們的親人覺得自己狀態良好。輕微症狀變成製藥公司的重要印鈔機。隨著更多潛在病患越來越擔心罹病風險，藥品市場規模逐漸擴大，明星藥品於是誕生。

在最好的情況下，醫療化只是改善健康的措施，運用現代醫療保健的力量來處理越來越多樣化的疾病，在症狀惡化前設法根除。在最糟的情況下，它可能會變成所謂的「販賣疾病」，強調或重新定義疾病風險，以利開拓藥物市場。

史他汀也有這個問題嗎？有些史他汀的批評者聲稱，放寬病患認定標準，納入數千萬看似健康的人（多半是中年人，風險升高，卻沒有心臟病史），是將我們的生命醫療化，讓沒有症狀的人吃藥。但也有不少人反駁，主張讓更多人服用史他汀的人指出，這類藥物可以對治越來越豐盛的飲食和越來越靜態的生活方式帶來的後遺症。

這場辯論還在進行。現階段的結果是，越來越多人服用史他汀，來預防越來越少發生的心臟病。

這就衍生出第二項隱而未顯的效應：使用史他汀來規避更艱難的個人選擇。服用史他汀的人可能會覺得他們的膽固醇問題已經解決，不需要再考慮飲食與運動等更難調整的生活習慣。有些研究人員擔心史他汀帶給病人錯誤的保證，覺得只要吃了史他汀，就能彌補不良的飲食選擇和久坐不動的習慣。吃了藥，問題就搞定，不需要再辛苦運動或猛吃蔬菜。或者像某個醫療專家所說，史他汀之類的藥物「打亂了健康場域裡努力、責任與獎勵之間的關係」。

跡象顯示，情況正是如此。比方說，二〇一四年的一項研究（副標題一點都不科學：「大快朵頤的史他汀時代？」）發現，服用史他汀的患者攝取的油脂與熱量明顯高於其他人，體重也因此增加，過去十年來這種趨勢更加惡化。提出那份報告的研究人員表示：「鼓勵患者服用史他汀，卻沒有設法降低他們對熱量與油脂的攝取，導致體重增加。這樣的公共健康策略是否妥當，是值得思考的問題。我們相信史他汀療法的目的跟其他所有藥物療法一樣，都是幫助病人降低只能靠藥物降低的風險，而不是讓他們勇敢地在牛排上塗滿奶油。」

專家一致認為，就算服用史他汀，也要加強有益心臟健康的飲食，並且適度運動。

收到一封我不喜歡的垃圾信的結果，是我花費幾個月埋首成堆有關史他汀的文章、書籍與評論，讓自己變成知識豐富的患者，於是我對史他汀有更深入的了解。

現在我完成了個人的風險效益分析。對於我這種中低度風險、沒有發生過心臟病，卻有某些風險升高標記的對象，我蒐集到的最佳數據資料如下：

◆以我這樣的風險程度，大約一百到兩百人需要服用五年史他汀，才能預防一次心臟病發作。

◆大約一百五十到兩百七十人需要服用五年史他汀，才能預防一次中風。

◆大約五十到一百人需要服用史他汀五年，才能預防任何類型的心血管疾病（包括致命與非致命）。

風險呢？先別管那些罕見的副作用：

◆如果我開始服用史他汀，發生某種程度輕微肌肉問題的機會是十分之一。

◆我罹患糖尿病的風險會增加，大約相當於致命心臟病發生率降低的幅度。

情況越來越清晰，卻還不夠**透徹**。我最後得出的結論，大概就像近期一份中低度風險患者使用史他汀的綜合研究報告所說：「很可能史他汀的好處大於潛在的短期傷害，但長期（幾十年）影響仍是未知數。開立史他汀作為心血管疾病低風險對象初級預防藥物，應當審慎為之。」

到頭來還是得做決定，於是我做出選擇，找了家庭醫生討論。他的個性隨和、好相處，建議我用史他汀「轟掉水管裡的鐵鏽」（我喜歡他傳達醫療資訊的方式）。我告訴他，不，我不轟鐵鏽，我反而會更注意飲食和運動。總之，不走激進路線。我還會客客氣氣地寫一封信給本地的醫療保健機構，請他們別再寄信提供不請自來的建議。我會用全新的懷疑目光看待藥物廣告，我會暫時擱置對心臟的擔憂，把史他汀拋到腦後，專心享受人生。

不過，那是我的做法。其他跟我同一個風險等級的人，閱讀同一類藥物的同樣資訊後，或許會做出不一樣的反應。有些人會直接遵照醫生的指示，有些人則會當成樂透：中獎的機會或許很低，可是如果不買彩券就不可能中獎，所以他們會服用史他汀來預防那一%的心臟病機率。風險規避型的人可能會視為保險措施：發生壞事的機率不高，但還是買個保險以防萬一。數百萬人都在服用史他汀，並沒有出什麼問題。

那也沒關係，只要你負擔得起，只要你能接受潛在副作用，只要你保持運動習慣，只要你能克制自己，不在牛排上塗厚厚一層奶油，那就吃吧！

但是我沒興趣。

第十章

CHAPTER 10

打造完美血液

免疫系統與單株抗體

A Perfection of Blood

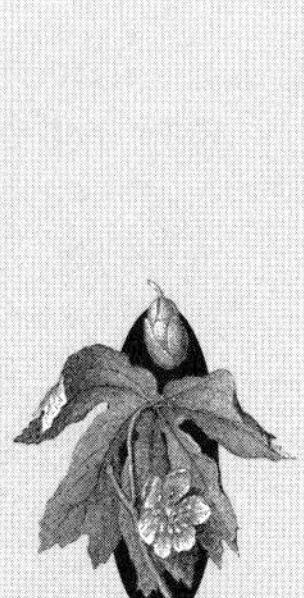

如果史他汀（參見第九章探討行銷對藥品的影響力）是當前巨獸藥廠最糟糕的示範，那麼接下來研發的藥物就是撥亂反正。這裡要討論的內容源於舊時代的奉獻精神、科學的利他主義和寬厚的友誼。這一切帶給世界一份禮物：一個逐漸成長的藥物大家族，其中的成員是如此精確、如此強效、如此安全，因而改變我們對藥物的看法。

單株抗體（monoclonal antibodies）這個詞彙的英文令人望而生畏，不過拆解之後就好多了。**mono**意思是單一，比如**一夫一妻制**（monogamy）；clonal是指複製，製造與原版一模一樣的基因複本，就像美國明星芭芭拉・史翠珊（Barbra Streisand）的複製狗；antibodies（抗體）是白血球對抗入侵者時，釋放出來防止感染的化學物質。抗體就像血液裡的導彈，能夠辨識並鎖定細菌和病毒，而後幫助身體將它們清除。答案揭曉：單株抗體是一模一樣的白血球複製品製造出來的導彈。

它們有什麼稀罕？單株抗體是我們擁有最接近神奇子彈的物質。當前十大暢銷藥品之中，半數是單株抗體。光是看學名就能分辨出來，字尾全都是**mab**（Monoclonal AntiBody的縮略字）。這個族群包括治療自體免疫疾病的英夫利希單抗（infliximab，商品名類克〔Remicade〕）；治療癌症的貝伐珠單抗（bevacizumab，商品名癌思停〔Avastin〕）；治療乳癌的曲妥珠單抗（trastuzumab，商品名賀癌平〔Herceptin〕）；治療癌症藥物利妥昔單抗（rituximab，商品名美羅華〔Rituxan〕）。站在排行榜最前端的是阿達木單抗（adalimumab，商品名復邁〔Humira〕），目前被用來治療越來越多的發炎相關疾病。這些藥物代表數十億美元商機。

還有更多單株抗體正在研發中。

這所有的一切，包括白血球的複製品、針對特定疾病的抗體，以及龐大商機，都跟人體一個複雜到令人困惑、卻絕對關鍵的部分有關，就是免疫系統。在我求學時的一九七〇年代晚期，我們對免疫系統所知不多。對我來說，免疫系統就像是魯布・戈德堡（Rube Goldberg）❾吃下迷幻藥嗨過頭做出來的東西。我認為其中牽涉到太多因素，像新奇怪異、繁複紛亂到讓人目瞪口呆的網絡，有器官、細胞、接受器、抗體、信號、路徑、反饋、基因和酵素，層層疊疊，以某種莫名的方式通力合作，確保你的安全。如今我們了解得較多，免疫系統看起來像交響樂團，每個演奏者製造出不同聲響，卻都演奏同一支樂曲，共同創造出恢宏的音樂作品。

免疫系統不知怎的能夠判別哪些屬於你（你的細胞）、哪些不屬於。它不但有能力識別數十億種不同的外來物質，還能指揮白血球製造出數百萬種抗體，每一種抗體都經過一絲不苟的設計，可以捕捉特定目標。免疫系統於是記住每一個「非你」的入侵者，時間長達數

❾生於一八八三年，卒於一九七〇年，為美國漫畫家，作品中常用過度複雜的連鎖機械反應執行簡單任務。

年，甚至數十年。正因如此，瑪麗．孟塔古夫人的預防接種才會有效：讓病人接觸少量入侵物質，促發免疫系統辨識並記住那個外來者。多年以後，當感染再度發生時，身體可以更快啟動免疫反應，速度比沒有經過初次接觸時快得多，結果是你得到保護。

可是細胞怎麼會有記憶？它們怎麼能辨認入侵者，區分你和非你？免疫系統怎麼能夠回應自然界所有非你的事物，以及數百萬種根本不存在自然界的合成化學物質？我們一層層往內探索這個卓越的系統，可是大部分仍然深深令人困惑，始終令人著迷。難怪它會吸引無數世代科學家的注意力。

真正的驚奇在於，大多數時候，它的運作都好得出奇。它當然不是絕對完美，比如自體免疫疾病，免疫系統誤認你的細胞是入侵者，啟動防衛機制；或者它對某些異己物質過度反應導致的過敏；又如病毒和癌細胞會發展出某些招數欺騙它，但是它距離完美並不遠。此時此刻它也處於戒備狀態，在你的體內勤奮地執行任務，默默搜尋入侵者，啟動防衛，清理你的系統，守護你的健康。免疫系統比較重要的部分，大多在二十世紀中期就被人類破解了，科學家目前正在研究它們如何在分子層次共同合作，藉此探索疾病如何啟動免疫系統，在什麼情況下又會出差錯。可是他們始終有一個困擾，就是這些新知識並未幫助他們研發出有效藥物。

直到一九七五年。

塞薩．米爾斯坦（César Milstein）是全球科學家的典範，他出生於阿根廷，在大不列顛求學，專心致志為全世界開發中國家奠定科學基礎。米爾斯坦像是一個活生生的證據，證明科學是透過溝通交流與國際合作打造出來的，真正做到「科學無國界」。如今聽起來已經變成迷人的老派作風，但米爾斯坦正是迷人的老派科學家。

他的外型也符合：個子瘦小，有點禿頭，優雅嚴肅的臉上戴著大眼鏡，穿著襯衫和寬鬆長褲，披著實驗袍。不過，他有一個重要特質打破科學書呆子的刻板形象，就是喜歡跟人相處，他很愛笑，也愛說話。無數仰慕者之中的某個人回憶說，他是「受很多人喜愛的人，有結交朋友的天賦」。

他在實驗室裡同樣表現傑出。他在劍橋大學（University of Cambridge）工作，專攻抗體研究，也就是白血球製造的蛋白質導彈。米爾斯坦跟很多科學家一樣，為抗體多不勝數的種類與不可思議的靈敏度百思不解。人體似乎有能力打造出幾乎無限多的不同抗體，每一種都精準符合入侵物質的某個特定部位。那些目標形形色色，可以是病毒表面的幾個原子，也可以是剛從實驗室出來，從未接觸過的合成化學物質。抗體對目標的鎖定出奇精準：只要接觸到一種細菌，動物體內的免疫系統就能產生兩、三百種抗體，各自瞄準入侵者表面的幾個原子。這種多樣化的抗體是怎麼來的？

米爾斯坦埋首鑽研免疫系統的相關問題，深入探究個別化學物質，想知道白血球怎麼製造出對抗這麼多不同物質的不同抗體。人體有數十億個能製造抗體的白血球（稱為B細胞），一旦這些細胞啟動，每一個在每分鐘都能製出數以百萬計的抗體分子。每一個B細胞只製造一種針對性的特定抗體，可是人體有數十億個B細胞，所以能針對數十億個目標製造抗體。

抗體是蛋白質，是複雜的大型分子，比多數藥物都大（早期的藥物，也就是多數化學家在一九七五年以前製造的那些，目前被稱為「小分子藥物」）。抗體分子的形狀像英文字母Y，上面兩隻手臂的末端正是扣住入侵者的部位。這兩個具黏性的尖端可以精準嵌入入侵者的某個部位，像牢牢握住的手。雙方的接觸點必須完全貼合，才能黏得住，少數幾個原子出錯，抓握就不可能牢固。不過一旦連結完成，抗體就會促發免疫系統的其他部位，搞定！入侵者被清除。

米爾斯坦的實驗室努力想要了解人體如何製造出嚴絲合縫的抗體，他的團隊也想辦法在人體之外複製B細胞，方便近距離深入研究。於是他們想到製造抗體的癌細胞（骨髓瘤細胞），因為正常的白血球在離開人體後，很快就會停止複製，進而死亡，癌細胞卻可以永遠生長，它們不知道什麼時候該停止，所以才會變成癌症。這個特點也讓它們變成最佳的研究對象，只要夠細心，就能讓它們在營養液裡永遠生長。

在一九七三年的一場科學會議上，有個剛拿到博士學位的德國年輕科學家主動找上親切友好的米爾斯坦，毛遂自薦地表示希望能在米爾斯坦的實驗室做博士後研究，他名叫喬治斯・克勒（Georges Köhler）。一老一少相談甚歡，最後米爾斯坦邀請克勒加入他在劍橋的實驗室，從此展開一段彌足珍貴的友誼。

他們怎麼看也不像一對好友，不只是年齡差距（克勒比米爾斯坦年輕二十歲），兩人的風格也不盡相同。米爾斯坦是一九五〇年代的典型，短髮、衣著整齊、矮小（身高只到克勒的肩膀）；克勒卻是一九七〇年代隨性的嬉皮類型，一臉大鬍子，穿著牛仔褲。米爾斯坦長時間工作，像克勒這樣的博士後研究生原則上也應該效法，週末和夜晚努力加班，想盡辦法在主管面前力求表現，開始建立個人聲譽。但克勒卻不是這樣，有個同事說他總是「悠閒自在」，經常休假，離開實驗室去放鬆，自學鋼琴，開著福斯休旅車帶孩子出去度假四個星期。

米爾斯坦並不介意，他相信無論在科學或任何領域，真正的創造力都需要思索的時間，有些最好的點子會在度假時冒出來。再者，他和克勒現在不只是同事，兩人會造訪彼此的住家，兩家人相處融洽。沒錯，他們兩人看起來很不協調，卻相處愉快，對共同的研究滿懷熱情，喜歡跟對方腦力激盪，他們是好友。

克勒用米爾斯坦那些能製造抗體的骨髓癌細胞盡情實驗，想辦法讓它們發揮各種作用，看看能否揭開免疫系統的神祕面紗。他學會如何把兩個骨髓癌細胞融合在一起，連結它們的

DNA，用這個方法探索基因與抗體之間的關係。骨髓癌細胞在某些方面非常合用：它們可以永遠複製，製造無數抗體。可惜在其他方面卻有嚴重缺點，其中最大的瑕疵是，你永遠不知道它們正在製造什麼抗體，瞄準的目標又是什麼，有數十億種可能。這些癌細胞是從老鼠或兔子身上取出的，會製造抗體，可是誰也不知道它們要對抗的是什麼。如果研究人員能讓骨髓癌細胞的抗體和它們的特定目標配對，就能做更多事。克勒想辦法做這件事，卻沒有成功。

接著在一九七四年耶誕節前後，克勒和米爾斯坦靈光一閃。與其把兩個骨髓癌細胞融合在一起，不如嘗試融合生生不息的骨髓癌細胞和老鼠的正常白血球？如果能讓這樣的混種細胞像骨髓癌細胞一樣永生不死，而且由那個正常老鼠細胞製造特定抗體（可以事先刺激老鼠對某個特定目標製造大量白血球，增加機率），就能得到想要的東西：一瓶瓶的癌細胞，全部都是針對同一個已知目標特製的精準抗體。

沒有人試過這個方法，也許是因為沒有人認為這個辦法行得通。癌細胞和正常細胞的融合恐怕不會成功，就算成功了，其中一個的染色體可能無法跟另一個的染色體相容，融合之後的細胞基因可能混亂，無法存活。就算能夠存活，可能也無法製造標靶抗體。可是不冒險，哪來的收穫？克勒大膽一試。

他找來一些細胞進行融合，一如預期，大多數混種細胞都死了，但有少數存活，這些細胞開始生長、複製。克勒繼續研究這一小團複製細胞，細心地將它們分離成單一細胞，各自放進專屬的培養瓶，耐心等待這些細胞繁殖，發展成肉眼看得見的群集。他跟米爾斯坦稱這一群群混種骨髓癌細胞為「融合瘤」（hybridoma），每一個融合瘤都是克勒分離出來那個單一細胞，一模一樣的後代（複製品）繁殖出來的。不過它們能製造出他們要的抗體嗎？他們要的不是隨便哪個抗體，而是由融合瘤的正常細胞製造出來的，也就是他們早先刺激老鼠製造的標靶抗體。

克勒必須耐心等待融合瘤長大，等它們製造出大量可供實驗的抗體。他像農夫照顧幼苗似地呵護它們，評估它們的健康狀態，確認它們的培養液剛剛好，生長環境也不至於太擁擠。經過幾個星期，融合瘤複製得夠多，終於到了做抗體實驗的時刻。克勒實在太緊張，甚至帶著妻子一起前往地下室實驗室，在查看結果時安撫他的心情，萬一實驗失敗，妻子還能幫他打氣。

他看見第一回合的結果時，大聲嚷嚷，興奮地親吻妻子。實驗成功了，他的融合瘤有不少都在製造他想要的抗體。他說：「太美妙了，我開心極了。」

於是，來自阿根廷的猶太人和來自德國的嬉皮，共同在英國的實驗室創造出二十世紀最重大的醫學成就。兩人繼續對這些融合瘤和它們製造的抗體進行更多研究。該為這些抗體取什麼名字，好跟其他抗體區分？每一個融合瘤都能培養出滿滿幾屋子的複製品，等於數百萬間小型生物工廠，日以繼夜製造如出一轍的純抗體。他們於是想了一個合理的名字：單株抗體。他們找到方法從人體龐雜的數十億不同抗體裡，分離出其中一個，加以複製。他們做的正是古代煉金師絞盡腦汁想做的事：從原始、野生、複雜的天然混合物之中，提純強大的單一元素，大量製造高度針對性的天然藥物。單株抗體跟包括疫苗在內的各種增強免疫系統技術主要的不同，就在於這種針對性的純粹度。注射一劑疫苗，等待幾天或幾星期，免疫系統就會製造數十種不同的抗體，可以對抗未來的感染。這樣很好，可是注射一劑單株抗體效果卻是立即性的。單株抗體藥物集中所有力量對抗一個目標，那是經過研究人員確認，疾病發展過程中最容易受攻擊、也最重要的部位。醫生可以迅速命中那個目標，猛力攻擊，對身體的其他部位卻不會有太多干擾。十七世紀，英國醫生作家湯瑪斯・布朗（Thomas Browne）爵士說：「藝術是自然的完美化。」米爾斯坦和克勒做的，可以說是實驗室裡的藝術，他們的成就是讓血液完美化，讓人體最強大的防衛系統更為精密，變成一系列精準非凡又純淨的藥物。

單株抗體的潛力無窮。米爾斯坦和克勒第一次發表他們的突破性研究成果時，在報告結語指出：「這樣的細胞可以**在體外**大量培養，製造特定抗體。」接著，他們用饒富興味的保守語氣表示：「這樣的培養對醫學和工業都有極大價值。」

事實上，他們的研究成果可以創造大筆財富。

但他們沒有申請專利。

在我看來，這是藥物開發史上最無私、最值得欽佩的一刻。這是孰重孰輕的問題，讓人領略到米爾斯坦和克勒的真性情，他們是真正的科學家，不是生意人。他們的目標是更了解自然界，造福人類，不是為自己創造財富。

於是米爾斯坦和克勒發表他們的研究報告，奉獻自己努力的成果，告訴全世界，他們是怎麼辦到的，邀請所有人自己動手試試看。

很多人果然跟著做，他們為科學界開創一個開闊的全新研究領域。無數研究人員學會米爾斯坦和克勒的技術後，開始製造自己的融合瘤，慢慢打造出標靶抗體的全球資料庫。大型製藥公司嗅到商機，開始建造自己的實驗室，全力研究這種強大的新藥，這是我們所謂「生物科技」的濫觴。

當然，米爾斯坦和克勒一夕成名，各種獎項紛紛落到他們頭上，其中最重要的是一九八四年兩人跟另一個人共同獲得諾貝爾醫學獎（另一個人是英籍丹麥裔免疫學家尼爾斯・傑尼〔Niels Jerne〕，也是這個領域的早期研究人員）。有些獎項由米爾斯坦獨得（畢竟那是他的實驗室，主要的研究也都在那裡進行），於是有媒體質疑他獨占所有的榮譽，不過兩人沒有上鉤，他們敘述當初突發奇想、說服對方嘗試的經過，兩人對研究的發展都有重要貢獻。不管如何，兩人都知道這個成果來自彼此的友誼，而在他們的心目中，友誼比獨享科學榮耀更重要。克勒說：「如果不是在米爾斯坦的實驗室，我絕不會想到這個問題，也只有他能鼓勵我做這個實驗。」米爾斯坦在受訪時，也對克勒讚譽有加。每回記者唯恐天下不亂地刺激他們，企圖掀起爭端，他們都會重複同樣的論調：這是兩個朋友的共同發現，如此而已。

第一份報告發表後那三年，他們繼續在這個領域深入研究。米爾斯坦在他的劍橋實驗室，克勒轉到瑞士巴塞爾免疫學研究所（Basel Institute for Immunology）的新工作崗位。這個領域受到的關注越來越多，因為越來越多免疫學家知道他們可以製造無限多的標靶抗體。只要有人詢問，米爾斯坦都樂意分享他的技術、觀點，甚至他的融合瘤細胞。這是科學界的舊式作風，如果其他科學家有意跟進你的研究，你會大方地拉他們一把。

直到一九七八年，才有人意識到那是多麼龐大的商機。那年美國費城威斯達研究所（Wistar Institute）的研究人員為他們製造的病毒與癌症單株抗體申請專利，而他們也曾向米爾斯坦索取細胞。他們的單株抗體來自米爾斯坦和克勒提供的細胞與概念，申請專利時卻不覺得良心不安。就像製藥公司拿別家公司的研究成果稍加修改，用新的藥物申請專利一樣。

米爾斯坦震驚得說不出話，他根本沒想過專利的問題。他跟克勒發表第一份融合瘤報告以前，基於對所屬單位劍橋高層的尊敬，曾經發函通知官方人員，他們發現某種或許值得申請專利的東西。等了一段時間沒有得到回應，就發表報告。這麼一來，他們失去在英國申請專利的大部分權利。報告發表後又過了一年，英國政府終於慢條斯理地捎來回覆，這封信不但遲到，顯然也在狀況外：「我們看不出這項發現在當前實務上的應用具有任何商業價值。」

威斯達研究所申請專利後，那些人才發現他們犯了非常昂貴的錯誤，那些細胞確實有商業價值。威斯達研究所的專利帶動一波單株抗體淘金熱，英國卻只能作壁上觀。

這起事件變成英國知名的「專利災難」，最終引起當時的首相鐵娘子柴契爾夫人（Margaret Thatcher）關注。柴契爾夫人從政之前曾取得牛津大學（University of Oxford）化學系學士學位，威斯達研究所那些美國人竟然利用英國人的發現獲利，這種無禮行為令她震怒。這件事跟盤尼西林的情況太類似，因為一九二〇年代弗萊明在他的倫敦實驗室發現這種抗生素，卻無法大量提純，研究被迫中斷，後來美國人找到大量製造與儲存的方法，並且申請專利，收割成果。如今歷史重演，簡直就像不斷重複的惡夢：英國科學家拿英國研究經費贊助、在英國實驗室所做的發現，到頭來卻沒有取得任何金錢上的收益。官方展開調查，政策重新修訂。科學家收到警告，所有研究心得只能經由正式管道發布，如果涉及專利問題，還得先確定已經取得相關權利。大學研究人員的全新運作模式確立，以追求有力專利為原則，而後建立新創合資公司或獨立型小公司，最後是商業化與創造獲利，米爾斯坦那種公開分享與友好和諧的老派作風從此退場。

一間又一間實驗室，一家又一家製藥公司，針對一個又一個目標製造出單株抗體。這是藥物發展的分水嶺。過去科學家必須篩選一種又一種化學物質，希望找到有用的物質，比如能針對導致疾病的系列反應之中的某種酵素產生作用，就像遠藤章尋找第一款史他汀時，對黴菌所做的一切（參見第九章）。如今他們可以找出那個特定酵素，注射到老鼠體內，製造出能產生與目標完全吻合的抗體B細胞。再將它與癌細胞融合，製造出融合瘤，利用這些融合瘤製造能夠攻擊那個目標的單株抗體。唯一的問題是，哪些目標最有機會賺錢。

當然也有技術問題。米爾斯坦和克勒最早的成功實驗使用的細胞取自老鼠，也就是說，他們製造出來的抗體也來自老鼠。這些取自老鼠的單株抗體注射到人體後，本身就可能會被判定為外來入侵者（畢竟它們的確不是人類細胞），因此啟動免疫反應，導致嚴重的副作用。科學家花費數年的時間，學習製造部分老鼠、部分人類的嵌合體。一九八四年，FDA核准的第一款單株抗體，就是大約三分之二取自人類、三分之一取自老鼠，只是來自老鼠的那部分在很多病人體內引發免疫反應。科學家又花費多年時間，採用最新的基因與細胞生物學技術，才讓那些抗體完全「人源化」。如今幾乎所有單株抗體都完全來自人類，很少產生嚴重免疫反應。

達成「人源化」需要不少器材與技術，比如想辦法讓基因啟動或關閉，或者使用越來越精準的技術切割與接合ＤＮＡ，將某些細部從這個有機體移到另一個有機體。這一切推動其他科學的進步，在越來越精細的層次操縱ＤＮＡ，把基因當成拼圖片般挪移，這些努力就像當初人類基因組的解碼一樣，終於大獲全勝。生物科技從此變成藥物研發的全新溫床。

科學家很快運用各種ＤＮＡ技術，尋找更好的方法來製造全人源單株抗體。科學家開發出所謂的「噬菌體展示」（phage display）之後，重大突破就出現了。所謂噬菌體展示，是一種利用細菌和病毒來打造全人源抗體的高明技術。

生物學大老開始預測，我們很快就能辨識出跟癌症和阿茲海默症等疾病有關的基因，找到這些基因製造的物質，而後研發出特製單株抗體，在疾病發展的任何階段打斷它。單株抗體將協助我們擊敗重大疾病。

事實不然，單株抗體也有它們的限制。首先，它們成本高昂，需要花大錢集結各種層級的生物學專門技術和高科技設備。其次，它們必須能附著在目標上，才能發揮作用。換句話說，它們只在細胞的表面產生作用，不能深入細胞內部，而很多引發疾病的活動可能都發生在細胞內部。再者，它們還無法跨越守護腦部組織的血腦障壁（blood-brain barrier），對腦部疾病的效果有限。

即使如此，單株抗體的應用盛況空前。在二〇〇〇年代初期，一款接一款的全人源單株抗體被推向市場。到了二〇〇六年，它們已經是成長最迅速的療法。二〇〇八年，全球市場共有三十種單株抗體，變成價值三百億美元的產業。六年後，市面上有將近五十種單株抗體。根據估計，單株抗體的市場規模在二〇二四年會達到一千四百億美元。目前最暢銷的單株抗體是復邁，每年創造兩百億美元的銷售額，用來舒緩某些無藥可治的自體免疫疾病導致的疼痛或腫脹，比如多種關節炎、嚴重乾癬和克隆氏症（Crohn's disease）。效果並不是萬無一失（藥物不都是這樣？），不過它們能幫助已經窮途末路的病人。它能創造出那麼龐大的銷售額，並不是使用的人多，而是因為價格高不可攀。打一針復邁可能要花掉病人或保險公司一千多美元，一年的療程花費可能高達五萬美元。

單株抗體是醫學上最重大的事件。目前還在初期階段。我們正在累積龐大的資料庫，了解抗體如何在原子層次製造出來，描繪它們活動範圍的圖譜越來越清晰、尋找並攻擊可能的疾病目標的器材越來越精密。到了那時，我們就有能力量身打造並測試可以對疾病發動攻擊的單株抗體。單株抗體幾乎是完美的神奇子彈。

每一次的新進展，都讓我們製造出的藥物多一點正面效果，少一點副作用，藥效更持久，能對抗更多疾病。它們在治療某些癌症、各種疾病的發炎和偏頭痛都有不錯成效，而且在治療阿茲海默症方面也有不錯的表現。理論上，免疫系統有多複雜，單株抗體藥物的潛在目標數量就有多龐大，我們才剛開始探索它們的可能性。

費用必須下降。單株抗體藥物療法價格不菲，以至於能受益的人只限於有錢人、擁有高規格醫療保險的人和最重症的病人。好消息是，隨著單株抗體藥物越來越多，專利陸續過期，競爭更激烈，價格就會下降。總有一天會。比方說，復邁的初始專利在二〇一六年到期，可是二〇〇三年開始製造這款藥物的公司另外取得大約一百種附帶專利，涵蓋製造過程與技術的各個面向，這是花大錢請律師打造的加固保護牆，平價非專利藥必須等到二〇二三年才會出現。

大多數巨獸藥廠靠著他們所謂的小分子藥物賺錢。那些藥物分子結構相對較小，由化學家在實驗室裡製造出來，而後以類似一九二〇年代多馬克發現磺胺時（參見第五章）使用的方法篩選出來。他們越來越擅長開發小分子藥物，行銷與銷售的本事也非常高超。本書介紹的大多數藥物，都被歸類為小分子藥物。

可是藥廠並未準備好迎接單株抗體帶來的新藥。相較於小分子藥物，抗體是巨無霸分子。科學家設計與製造抗體，靠的不是化學，而是生物科學，尤其是遺傳學和免疫學。大型製藥公司沒有研發生物製劑的心理準備，也沒有足夠的設施。他們不是沒試過，據說拜耳公司就曾投資五億美元從事生物製劑研究，其他大型製藥公司也不落人後。可是老一輩製藥業巨頭是依據不同的研發模式建造而來，那個模式在性質上更偏向化學，而非生物學。關鍵在於，在體系內增建生物科學部門花錢又耗時。更何況，各大學研究中心周圍冒出許多生物科技新創公司，從中挑選最有前途的一家做交易，豈不是更快、更省錢？何必建立全新的部門？藥物研發可以外包。

一九七六年，一名教授和他的金主合作創立基因泰克公司（Genentech），成為早期規模最大的生物科技公司。許多大學研究人員因為這家公司的成功受到激勵，紛紛運用他們對藥物開發的聰明構想，建立自己的獨立事業。目前最活躍的正是這批規模更小、運作更靈活的公司。而各大學也學會聘請律師、訂定新契約，把研究人員的靈感變成豐厚財源，因而更擅長保護智慧財產，增設創業育成中心，建造研究園區。

在某種程度上，這讓人安心，大學仍是偉大心靈與創新思維的寶庫，背後的驅力似乎是對知識的渴望，而非獲利。從這個角度看來，純粹又高貴的科學好像有機會勝過巨獸藥廠凡事向錢看的生產線思維。

可是換個方式來看，這樣的場景卻又令人憂心。米爾斯坦所在的劍橋大學下達指令，凡是具有潛在價值的研究成果，在經過官方審閱、學校的利益也受到保護之前，校內的研究人員絕不能對外透露。時至今日，全世界所有知名研究型大學都有同樣的規定。大學的科學家很清楚這可能是致富之路，也配合調整他們的研究，尋找好機會，以科學上的突破作為創業依據。從這個角度看來，各大學和他們的科學家好像非但不排斥以利益為考量，反而隨波逐流。

當然，這兩種角度都沒錯，說到底還是孰輕孰重的問題。有些研究人員最初的動機是想減輕患者的痛苦，其他人卻更重視獲利，兩種動機都非常強大，也都正正當當。但願他們能繼續攜手並進，讓藥物發展朝向造福全人類的方向邁進。

後記

EPILOGUE

藥物的未來

The Future of Drugs

Ten Drugs

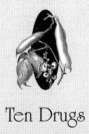

二〇〇三年《英國醫學期刊》（*British Medical Journal*）振奮地發表「五十年來最重要的醫學新聞」，也就是複方藥錠（polypill）的出現。複方藥錠是神奇藥物中的神奇藥物，每天一顆的藥錠裡，含有三種高血壓藥、史他汀、葉酸和阿斯匹靈。研發這種藥物的人預估，它可以減少八〇%的心臟病，還建議全球五十五歲以上的人口最好都服用。接下來是多年的研究。隨著真實的效果遠遠落後預期，最初的熱情慢慢消退。複方藥錠的概念依然存在，也還有一批擁護者，但人數不多。

複方藥錠在《英國醫學期刊》發表的十二年後，前美國總統吉米．卡特（Jimmy Carter）宣布他得了不治之症。二〇一五年夏天，醫生診斷出他罹患侵略性特別強的轉移性癌症晚期，是一種黑色素瘤，已經擴散到肝臟和大腦。他有家族癌症病史，已經九十多歲。基本上，他是在宣布自己死期將屆。

而後他又說，醫生正在嘗試最後一種療法，對他使用最新的單株抗體藥物，算是放手一搏。

將近四個月後，他再次對外發表聲明。他的癌細胞完全消失，不只是控制或縮小（進入緩解期），而是不見了。儀器在他全身上下掃描不到任何癌細胞，他痊癒了。

這次奇蹟的幕後功臣是帕姆博利單抗（pembrolizumab），一年前才獲得ＦＤＡ審核通過的單株抗體藥物。這種藥物就是所謂的「檢查點抑制劑」（checkpoint inhibitor），專門設計來增加癌細胞在免疫系統躲藏的困難度，讓卡特的免疫系統更有能力找出癌細胞，予以摧毀。

卡特也算幸運，跟他罹患同一種癌症的患者之中，只有四分之一對這款藥物有反應。不過他的例子告訴大家，新藥不需要太多時間，就能將去年的不治重症變成今年的痊癒病例。

不管是複方製劑或總統的案例，對神奇藥物的預測或真實狀況，都少不了藥物學專家無數年的努力。如今規模龐大的全球製藥產業（巨獸藥廠加上所有生物科技新創公司），都不眠不休地尋找新的突破。下一回合的奇蹟會是什麼？

我的答案是：沒有人知道。呆子才會去預測細節，何況製藥產業的很多突破不會來自傳統的大型製藥公司。沒有人知道我們能不能找到阿茲海默症、各種癌症或所有心臟疾病的「解藥」，也不知道什麼時候能找到。我猜我們找得到，而且比想像中更快，但這只是猜測。

我比較有把握的是，不久的將來，帶動全球藥物研究的會是以下幾個趨勢。

從化學轉向生物學

沒有化學就不會有生物學，而我們之所以製造化學藥物，必定是為了使用在生物系統上（比如你的身體）。因為在藥物這個領域，「化學製劑」和「生物製藥」肯定彼此重疊。

我所謂化學轉向生物學趨勢，是指從舊有的化學藥物研發模式（「我們來試試這一堆化學物質，看看有沒有哪一種能治病」），轉換到操控基因、細胞與微生物的全新模式。但重點不只是藥物的來源，還有方法的改變。如今的生物科技公司是以對疾病的深刻了解為基礎製造藥物，盡全力設計出高效率標靶藥物，攻擊疾病發展過程中的弱點。比如即將大量出現的單株抗體，或者實驗室設計出來的受損酵素代替品。

我們近期的成功，比如單株抗體的製造，有很大部分來自我們操縱ＤＮＡ的新能力。ＤＮＡ（我們的基因組）是人體的化學指南。有個專家表示：「藥物研發正面臨模式的變遷，基因體科學遍地開花，我們因此能在更短的時間內開發創新療法。」

這就說明生物藥劑為什麼越來越重要。另外，這牽涉到的不只是**我們的**ＤＮＡ，科學家也越來越了解存在人體數不清的細菌與病毒的基因，並且學習操控它們。這個隱藏在我們體內的世界（也就是我們的「微生物基因體」〔microbiome〕）守護我們的健康，而我們才剛開始了解其中奧妙。

製藥公司投入這場豪賭，認為這些新的生物科技會帶來豐厚的回報，因此致力收購前景看好的生物科技新創公司來加速回收。

數位藥物

將電腦與藥物連結的方法不少，其中最直接的是在藥錠裡植入微小的感應器，藥物被服下後會發出信號。以目前測試中的初期版本為例，感應器的尺寸跟芝麻差不多，電力來自胃部的氯離子，接收信號的則是貼在肚皮上的貼片。貼片可以將接收到的信號傳送給智慧型手機或其他傳輸裝置，再送進電腦系統。第一款數位藥物已經通過ＦＤＡ核准（二〇一七年底），叫做安立復（Abilify MyCite）感應藥錠，這是一種抗精神病藥物，內建感應器可以監控患者是否按時服藥。這個功能很適合經常錯過服藥時間的病人，比如患有情緒障礙、精神疾病的人，還有老年人，因為他們可能同時服用多種藥物，加上記憶衰退，經常忘記吃藥或重複服藥。如果你是陰謀論者，可能會想像未來的專制政權將所有可能被濫用的藥物（比如氧可酮和吩坦尼），全都植入奈米感應器與傳輸器，方便當局追蹤每顆藥的去處，就算在某人的消化道也無所遁形。

新藥的研發也邁向數位化。這方面主要是在電腦上呈現越來越複雜的藥物，包括結構巨大的蛋白質，避免在實驗室裡浪費時間。只有超級電腦才能計算某個蛋白質製造出來後會呈現什麼樣的面貌，其中涉及極其複雜的演算，到目前為止，我們還找不到完美的程式。不過等那一天到來，科學家就能更進一步，在電腦螢幕上製造針對性更高、病人耐受性更好的藥物，理論上就能降低成本，加速藥物的開發。他們還可以使用其他電腦程式，研究新開發的蛋白質進入人體後可能會產生什麼作用。過去製藥公司試驗藥物的方法只能是in vitro（在實驗室）或in vivo（在活體動物體內），蛋白質結構的電腦模擬，讓試驗的方法越來越趨向in silico（在電腦上）。

數位藥物開發的第三個面向，牽涉到的不是超級電腦的能力，而是通訊：使用網際網路在更廣大的世界蒐集資訊，將製藥的某些環節群眾外包。比如，禮來藥廠（Lilly）建立的InnoCentive網站，提供獎金邀請全世界研究人員解決科學上的難題。這些難題包括找出更好的方法來追蹤單一細胞的行為、監控汙水裡的病毒，以及如何幫助糖尿病患者維持葡萄糖濃度的穩定。如今的藥物研究人員不需要跋山涉水，深入雨林尋找藥用植物，而是在網路漫遊蒐羅好點子。

還有另一個例子。美國國家衛生研究院目前正在徵集受試者，打算執行一項或許是人類歷史上規模最大的詳細健康研究。這項研究計畫的名稱相當口語化，叫做「我們全體」（All of Us），目標是徵集超過一百萬人參與，這些人要能代表美國的多元種族與文化，願意接受基因組定序，願意無限期提供血液檢驗結果與病歷資料。《紐約時報》報導：「如果一切順利，結果會是世界首見的健康資訊寶庫。」這個內容龐大的大數據「生物資料庫」，應該可以幫助衛生專家精準掌握誰生了病、什麼時間生病，以及生病原因。

有一個非營利團體率先推出另一種群眾外包方式。一九九九年，幾個政府機關和慈善團體擔心抗瘧新藥的研發日益衰退，籌組抗瘧藥物行動聯盟（Medicines for Malaria Venture, MMV），結合公共、私人、醫療、政府和企業等力量，共同設法對抗每年仍造成上百萬人死亡的瘧疾。製藥公司知道開發抗瘧新藥的成本高昂，也知道瘧疾威脅的都是貧窮國家，所以抗瘧藥物的獲利潛力並不大。這個非營利團體開發抗瘧新藥是為了大眾福祉，而非私人利益。他們能合作無間嗎？

事實證明可以。舉例來說，二〇一二年抗瘧藥物行動聯盟、比爾與梅琳達・蓋茲基金會（Bill & Melinda Gates Foundation）和製藥大廠葛蘭素史克（GlaxoSmithKline），共同推出「瘧疾盒」（Malaria Box）計畫。研究人員只要提出申請，抗瘧藥物行動聯盟就會寄給他們一盒藥品，裡面有數百種從公私立實驗室蒐集而來、不易取得的實驗藥物，都可能對瘧疾有療效。蓋茲基金會表示，這些藥免費提供給「或許知道該怎讓它們發揮作用的人」。取得藥物的研究人員唯一需要做的，就是公開分享他們的研究結果。

聽起來跟數位藥錠八竿子打不著，但這種全球性推廣與迅速公開的資訊分享，只能仰賴電腦通訊才能達成。瘧疾盒計畫也被延伸到其他不受重視的疾病，目的是讓藥物開發從大型製藥公司的祕密基地移出，並且從專家所謂的「全球腦」汲取資源。

個人化醫療

與全球腦相對的另一端，是個人化醫療的世界。我們擁有更平價、更快速判讀DNA（也就是基因組）的新技能後，隨之而來的就是找出問題癥結的機會。我們的每一個基因（也就是DNA裡代表個別蛋白質的單位）都有機會以某種方式受損，比如DNA這裡缺失一塊、那裡有一點錯亂，或是任何可能發生的問題。當DNA指令受損時，它的產物（DNA編碼產生的蛋白質）也會受損。有時那個蛋白質產物的運作可能出差錯，或者根本沒有作用，擾亂一連串反應，阻撓某種新陳代謝過程，甚至引發嚴重的健康問題。

每個人的基因組都是獨一無二的，因此每個人也都是絕無僅有。世上只有一個你，你的身體對食物、壓力、性和所有的一切，都有它獨特的反應方式，這叫做「生化與心理個別性」。每個人對藥物的反應也都不同。同樣的劑量，有人得到的是純療效，有人得到的可能大多是副作用。沒有任何藥物能對所有人產生同樣的效用，我們的個別差異太大，所以研究人員在探討該給多少劑量時，只能依靠統計學的平均數，也就是對最多人最有效的劑量，只是沒有人能保證你也會得到相同效果。

如今我們掌握每個人的操作指南（也就是DNA），就能找出分子層次的個別差異，設計個人專屬的藥物。個人化藥物的新概念是，考量個人基因優劣而設計的療法。

個人化醫療的潛力令很多人十分振奮，但我卻不那麼樂觀，不認為所有人都願意做ＤＮＡ掃描，再根據結果採行對策。首先，基因與疾病之間的關係很少是一條直條。當前我們最擔憂的疾病，比如阿茲海默症、癌症和心臟病，牽涉的不只是單一基因的缺損，而是很多基因長時間交互作用的結果，還要加上環境因素。所以疾病的根源遠遠不是一份基因圖譜能破解的。即使某個基因的問題增加罹患某種疾病的機率，誰也沒辦法確定那種疾病一定會發生。如果你實在太擔心，真的採取對策，也不保證醫界一定有合用的療法。關鍵在於，就算你知道自己的ＤＮＡ出了什麼狀況，可能也無計可施。這麼一來，你的餘生就會不停擔心自己身上有個無法修正的分子缺陷。這有什麼好？

另外，如果你目前看的醫生夠優秀，那麼你已經得到某種程度的個人化醫療。差別在於，操作這種個人化醫療的是你的醫生，不是分析你的ＤＮＡ的電腦。是你的醫生評估你個人目前的狀況，你已知的健康風險與習慣，設計出只適合你的保健方案。

不過，前景還是很誘人。呱呱落地後就擁有健康風險藍圖，按圖索驥制定保健計畫，藉此避免或延緩重大疾病。還有什麼比這更好？因此，研究人員仍在尋求個人化醫療的合理應用。

讓現有藥物發揮更大效用

這聽起來不如電腦或基因組那麼迷人，卻可能更重要，我們即將看到現存藥物與療法大幅提升，並且開發出更多新用途。這個趨勢的部分原因在於藥物釋放方式的進步，比如特殊膜衣和不需要每天服用的緩釋配方；另一部分則來自藥效的改進，因為劑量和應用越來越精密。

這對製藥產業是好消息，因為它們可以銷售藥效更好的新藥，儘管這種藥物在本質上還是那款經過昂貴研發、試驗與核准流程的藥物。現存的疫苗只要附加新的佐劑（喚醒免疫系統、增加疫苗功效的化學物質），效果就能提高。增加數位反應器或開發新的長效劑型，舊藥就能變新藥，可以賣給另一批患者，不需要付出高額成本從頭開始，就能擴大市場。

接下來，還可以舊藥新用。一款藥物獲得治療某種疾病的許可後，又發現也適用於另一種疾病，於是製藥公司想辦法讓現存藥物重新定位，舊藥新用，擴大它們的適應症。暢銷的單株抗體藥物復邁就是一例，二〇〇二年先取得許可治療類風濕性關節炎，二〇〇七年再核准治療克隆氏症，二〇〇八年則是乾癬，以此類推。現在它已經獲得九種疾病的治療許可，復邁也因此被媒體戲稱為「藥物界的瑞士刀」。不過，跟已經取得二十四種許可的抗精神病藥物安立復相比，還是遜色得多。

沒聽過的疾病

很多人擔心會有某種古怪的新細菌，從亞洲或非洲叢林洶湧而至，引發一波流行病，千軍萬馬橫掃一切。

不過，你曾擔心非酒精性脂肪肝炎（nonalcoholic steatohepatitis，簡稱ＮＡＳＨ）嗎？以前我也不曾擔心。ＮＡＳＨ是一種肝臟脂肪堆積和肝炎導致的肝臟疾病。近期一篇報導指出，這種疾病跟糖尿病和肥胖有相關性，而美國有數千萬人患有這種症狀，通常都沒有察覺。某些病人可能導致嚴重的肝臟損傷，而嚴重的肝臟損傷有致命危險。再過不久，你就會聽見不少有關ＮＡＳＨ的消息，因為通過製藥公司試驗的第一批約莫四十款藥物即將上市。屆時到處都看得到廣告和相關新聞。忽然之間，你會開始擔心自己或家人患有這種一年前沒人聽過的疾病。醫生開始為病人做檢驗，病人開始提高警覺。藥錠被買走吞服，巨額獲利湧入製藥公司的荷包，也許很多人的生命因此獲救。之後所有人都發現這種藥物有危險的副作用，塞吉週期重演。

你沒聽過的疾病（比如ＮＡＳＨ）會持續冒出，原因不在於它們格外重要，而在它們是金雞母，這些疾病的致命率不高，盛行率卻高，只要吃預防性藥物就能終生控制。ＮＡＳＨ當然也有重症病例，只是治療這種疾病的藥物有廣大的潛在市場，那些病人會是長期客戶，其中絕大多數人從藥物得到的幫助相當有限。這是史他汀模式再現，將我們的生命醫療化。

巨獸藥廠面臨巨大問題

有個專家指出，當代製藥產業的研究與發展模式「已露疲態。營運成本扶搖直上，突破創新可遇而不可求，競爭白熱化，銷售成長也趨緩」。業界人士擔心，長期以來藥物開發的矮枝果實已經被他們採完，而開發暢銷新藥的過程複雜又耗時，會危及企業的生存，何況藥物能在人體發揮作用的地方有限（有人估計藥物能在人體發揮的用途約有八千種），因此化學藥物和生物製劑或許取之不盡，用之不竭，它們能瞄準的靶心卻快用完，生產大中斷的時刻到來了？

也許如此。群眾外包研究、網路數據分享和新創公司越來越嶄露頭角，都讓製藥產業的那些神祕老頭看起來更像笨重的恐龍，而非活躍的贏家，再不改變或許就會滅絕。

不過製藥界恐龍畢竟碩大無朋，獲利豐厚，更有不少聰明絕頂的行政主管和研究人員，他們熟悉相關法令，擅長說服醫學界，懂得聘請無往不利的說客，盡最大的努力加速創新與適應，所以別小看他們。

還有另一個因素可能動搖它們的根基：所有人都討厭巨獸藥廠。很少有哪個產業會像這樣，遭到政治人物、社運人士和變節的研究人員同聲譴責，媒體不忙著吹捧下一款特效藥時，也跟著踩一腳。

外界的批判部分原因在於，巨獸藥廠敗壞了醫療產業。二〇〇二年《新英格蘭醫學期刊》（*New England Journal of Medicine*）前主編亞瑟・雷爾曼（Arthur Relman）直言不諱地提出警語，他說：「醫療專業已經被製藥產業收買，不只在執業方式上，還包括教學和研究。國內的學術機構允許自己變成製藥產業的有給職代理人，我覺得此舉有失體面。」過去二十年來發生的事，為他的話提供佐證，其中有些我已在討論史他汀時大略提及（參見第九章）。

製藥公司精通行銷之道，全力宣揚對自家產品有利的研究結果，將不利的那些淡化或模糊，曲解科學研究結果。他們巴結有影響力的醫界權威，請喝美酒、吃美食，聘為顧問或代言人。製藥公司的業務代表擅長向醫生推銷產品，不過近來他們遊說與勸服的對象向外拓展，鎖定衛道人士、刊物編輯、媒體人、律師、政治人物、病患權益組織、非營利組織領袖、負責保險計畫與監督管理式照護計畫的人，以及任何他們判定對藥物的銷售、法規或政策有影響力的人。他們的手段不一而足，數量相當驚人，所做的一切也在近期的評論性書籍和文章中被揭露。

很多醫生和越來越多的政治人物與一般大眾也漸漸學聰明。正如雷爾曼所說：「此舉有失體面。」不過，等到大藥廠掌握一批影響力更大、更有系統的評論家，情況可能又會改變，最後受傷害的可能是保健體系本身的可信度。

寫完剛才幾段文字後，我突然領悟到自己在前言所說的並不正確，或許我撰寫本書確實帶有目的。如果我有目的，應該是希望藥物的發展（包括某些最強大、最有益人類的藥品）不受獲利導向的公司掌控。只要巨獸藥廠看重金錢，輕忽健康，就不配獨攬新藥的開發。我認為我們可以找出新的模式，比如由以大眾福祉為己任的公共資金贊助。

然而，我們無論如何都能從已經完成的研究獲益匪淺。除非社會徹底瓦解，科學（包括藥物學）都會向前邁進，會蒐集新知識，再利用新知識勇往直前。如果把我們對化學物質的了解匯集在一起，再運用這些知識對抗心臟病、失智症、糖尿病和癌症等重大疾病，也許能創造全新的契機。

藥物研發的未來在哪裡？簡單一句話：重大進展指日可待。

資料來源

我希望這是一本讀來輕鬆順暢的書，不願用學術化的注腳拖累，所以我把每一章最重要的資料出處都整理在這裡，讀者如果想要深入了解某一款藥物，可以在這裡找到更多訊息，也能知道我的資料從何而來。此處只列出作者姓氏與年分，詳細資料請見參考書目。

前言

醫學史和藥物史無法分割，若想了解兩者之間的糾葛，可參考以下各種觀點與研究方法：Ban（2004）、Eisenberg（2010）、Gershell（2003）、Greene（2007）、Healy（2002, 2013）、Herzberg（2009）、Jones et al.（2012）、Kirsch and Ogas（2017）、Le Fanu（2012）、李杰（Jie Jack Li）的大部分著作、Shorter（1997）、Raviña（2011）、Sneader（2005）、Snelders（2006）、Temin（1980）、Ton and Watkins（2007）。

第一章

更多一九〇〇年以前的鴉片歷史，可參考Bard（2000）、Booth（1998）、Dormandy

（2006, 2012）、Griffin（2004）、Heydari（2013）、Hodgson（2001, 2004）、Holmes（2003）、Kritikos and Papadaki（1967）、Meldrum（2003）、Musto（1991）、Petrovska（2012）與Santoro（2011）。有關這段歷史的早期觀點，參見Howard-Jones（1947）和Macht（1915）。關於女性與鴉片癮的歷史，參見Aldrich（1994）。

第二章

有關天花、班傑明・杰斯提、愛德華・詹納、預防接種與牛痘的一般史料，來自Razzell（1977）、Pead（2003, 2017）、Behbehani（1983）、Institute of Medicine（2005）、Rosener（2017）、Jenner（1996）、Hilleman（2000）、Gross and Sepkowicz（1998）、Stewart and Devlin（2005）、Hammarsten et al.（1979）和Marrin（2002）。想進一步了解瑪麗・沃特利・孟塔古這位醫學史上受到嚴重忽視的女英雄，參見Grundy（2000, 2001）、Dinc and Ulman（2007）、Zaimeche et al.（2017）、Aravamudan（1995）和Silverstein and Miller（1981）。珍娜・帕克的悲劇故事資料，來自當時的新聞報導。

第三章

米奇・芬恩的故事和第一種合成藥物（也是第一種強暴藥物）水合氯醛的歷史資料，來自Ban（2006）、Inciardi（1977）、Snelders et al.（2006）、Jones（2011），以及許多參考文獻與新聞報導。這些資料也提及珍妮・博斯齊特遭到襲擊的驚悚故事，我描寫的版本主要依據Krajicek（2008）提供的資料。

第四章

第一章列出的許多參考書目，比如Booth（1998），也提到本章討論的半合成藥劑。另外，我的資料來源還包括Brownstein（1993）、Eddy（1957）、Acker（2003）、Rice（2003）、Payte（1991）、Courtwright（1992, 2015），以及當時各種報紙與雜誌的報導。

第五章

磺胺的故事很吸引人，也非常重要。我自己寫過一本書敘述它的發現過程（Hager, 2006），對格哈德・多馬克、拜耳及彭多息、磺胺與後來的磺胺藥物發展，有更詳盡的說明。本章其他所有資料的出處，都涵蓋在這本書豐富的參考書目與資料來源中。

第六章

一九五〇年代精神藥物（不只氯普麻和後來的抗精神病藥物，還包括鎮靜劑和抗憂鬱藥物）突然出現，背後的故事複雜得多，比如它們為什麼在那個時間點出現，又為什麼這麼暢銷，它們如何改變精神病學、精神醫療，以及我們對吃藥的態度。有關氯普麻的重要歷史和當時的時代背景，可參考Alexander et al.（2011）、Ayd and Blackwell（1970）、Ban（2004, 2006）、Baumeister（2013）、Berger（1978）、Burns（2006）、Caldwell（1970）、de Ropp（1961）、Dowbiggin（2011）、Eisenberg（1986, 2010）、Healy（2002）、Herzberg（2009）、Lopez-Munoz et al.（2005）、Millon（2004）、Moncrieff（2009）、Overholser（1956）、Perrine（1996）、Shorter（1997, 2011）、Siegel（2005）、Sneader（2002, 2005）、Swazey（1974）、Tone（2009）、Wallace and Gach（2008）和Whitaker（2002）。我也引用了不少亨利．拉弗里特、尚．德雷和一九五〇年代其他早期研究人員的第一手資料。

中場

何謂藥物研發的「黃金時代」，不同學者有不同界定。有人主張應該從十九世紀初算起，因為當時弗里德里希．史特納和尤斯圖斯．馮．李比希等化學家首開風氣之先，踏上提純、分析並研究化學分子的漫長歷程。也有人認為起點應當是十九世紀後半葉，也就是法國微生物學家路易．巴斯德提出細菌理論，拜耳等公司轉而研發合成化學物質的時候。不過大多數歷史學家認為，黃金時代指的是一九三〇到六〇年那三十年，因為在那段期間，我們如今所謂的現代製藥公司製造大批新出爐的神奇藥物。Le Fanu（2012）與Raviña（2011）就是主張這個觀點，而這個簡短章節中有很多資料都來自他們的著作。

第七章

有關避孕藥的歷史，參見Asbell（1995）、Djerassi（2009）、Dhont（2010）、Goldin and Katz（2002）、Liao and Dollin（2012）、Potts（2003），以及Planned Parenthood Federation of America（2015）。更多有關洛克菲勒基金會「人類的科學」計畫的資料，可參考Kay（1993）。威而鋼的出現引起媒體瘋狂報導，其中有些我在本章已提到（尤其是《紐約時報》和ＢＢＣ的報導；只要在網路上輸入主題都能搜尋到），最精彩的是《時代》雜誌在一九九八年五月四日那期的封面報導。其他資料來源包括Campbell（2000）、Goldstein（2012）和Osterloh（2015）。有關賈爾斯·布林德利那場演講，Klotz（2005）提供有趣的第一手資料。

第八章

本章寫來不易，因為內容介紹造成今日類鴉片製劑成癮問題的元凶，也顯示我們如今面臨的問題，正是一八三〇年代以來整個鴉片家族帶給人類的災難。換句話說，我們在處理人類與罌粟之間悠久而失序的情愛糾葛上，沒有多大的進展。事實上，情況越來越糟。對於我這種矢志不移的科技樂觀主義者，這實在難以接受，因為類鴉片製劑問題的性質與規模原本就是悲觀的。我在第一章到第四章列舉的資料來源在這裡也適用，特別是Booth（1998）、Acker（2003）、Courtwright（2015）和Li（2014）。有關保羅・楊森與吩坦尼的詳細資料，可參考Black（2005）和Stanley（2014）。另外，有關目前的類鴉片成癮問題，市面上有不少篇幅較短的資料，比如新聞媒體、網誌、流行雜誌和各種評論，通常有粉飾太平之嫌，有些甚至提供簡單的解決方案，這些我只是偶爾擇優引用。

第九章

我研究史他汀是出於個人因素，沒想到搜尋資料時一發不可收拾。事關個人的健康，我希望找到的資料正確無誤。只是我對史他汀類藥物和它的行銷了解越多，就越覺得它們符合某些令我不安的醫療趨勢。由於涉及龐大的利益和無數服用這類藥物的人，史他汀製造商與批評者至今依然爭執不休。這些爭論幾乎和藥物本身一樣重要，幾年前相關規定修改後發表的許多研究報告，都反映出這個事實。在引用的重要資料中，我高度推薦Greene（2007）、美國醫療保健研究與品質局（Agency for Healthcare Research and Quality）、US DHHS（2015）、Barrett et al.（2016）、Berger et al.（2015）、Brown and Goldstein（2004）、Cholesterol Treatment Trialists’ Collaborators（2012）、de Lorgeril and Rabaeus（2015）、Diamond and Ravnskov（2015）的爭議性文章、DuBroff and de Lorgeril（2015）、Endo（2010）、Fitchett et al.（2015）、Garbarino（2011）、Goldstein and Brown（2015）、Hobbs et al.（2016）、Ioannidis（2014）、Julian and Pocock（2015）、McDonagh（2014）、Mega et al.（2015）、Miller and Martin（2016）、Pacific Northwest Evidence-Based Practice Center（2015）、Ridker et al.（2012）、Robinson and Kausik（2016）、Schwartz（2011）、Stossel（2008）、Sugiyama et al.（2014）、Sun（2014）、Taylor et al.（2013）和Wanamaker et al.（2015）。有關我個人這段研究歷程的更多細節，以及如何區別史他汀研究的優劣，可參考我的另一本書（Hager, 2016）。

第十章

單株抗體出現的時間太短，本章大部分資料都是我仔細從新聞媒體和醫學網站篩選而來。有關塞薩．米爾斯坦和喬治斯．克勒的研究，最詳細的內容在Eichmann（2005），這本書敘述克勒的生命故事。介紹他們研究最早的完整資料是Wade（1982）。其他重要資料來源還有Yamada（2011）、Buss et al.（2012）、Liu（2014）、Carter（2006）和Ribatti（2014）。讀者如果想要進一步了解免疫系統，可以參考Hall（1998），資料雖然有點過時，但內容卻十分精彩。

後記

預測製藥產業未來的相關文章，散見於專業刊物與流行媒體，想要深入探討時勢的發展，參考Gershell and Atkins（2003）、Ratti and Trist（2001）、Raviña（2011）、Munos（2009）、Hurley（2014）和Shaw（2017）。

參考書目

這裡列舉很多本書引用的資料出處，但不是全部。另外，我**仔細**挑選近期報章雜誌、電視節目、企業報告和網頁文章。我強調**仔細**兩個字，是因為各種新聞媒體有關藥品的報導語不驚人死不休、有失偏頗，既要達到媒體譁眾取寵的目的，還得迎合藥廠創造利潤的需求。換句話說，對於藥物的報導，新聞媒體、電視及網路（尤其是社群媒體）難免失真與誤導，通常還過度渲染，有意探索的人務必當心。從以下的書籍與文章，你不難看出我的研究盡量遠離這些雜音。

Acker, Caroline Jean. "Take as Directed: The Dilemmas of Regulating Addictive Analgesics and Other Psychoactive Drugs." In *Opioids and Pain Relief: A Historical Perspective*, edited by Marcia L. Meldrum, 35–55. Seattle: IASP Press, 2003.

Agency for Healthcare Research and Quality, US Department of Health and Human Services. "Statins for Prevention of Cardiovascular Disease in Adults: Systematic Review for the U.S. Preventive Services Task Force." AHRQ Publication No. 14-05206-EF-2 (Dec. 2015).

Aldrich, Michael R. "Historical Notes on Women Addicts." *J Psychoactive Drugs* 26, no. 1 (1994): 61–64.

Alexander, G. Caleb, et al. "Increasing Off-Label Use of Antipsychotic Medications in the United States, 1995–2008." *Pharmacoepidemio. Drug Saf* 20, no. 2 (2011): 177–218.

Aravamudan, Srinivas. "Lady Mary Wortley Montagu in the *Hammam*; Masquerade, Womanliness, and Levantinization." *ELH*

62, no.1 (1995): 69–104.

Asbell, Bernard. *The Pill: A Biography of the Drug that Changed the World*. New York: Random House, 1995.

Ayd, Frank J., and Barry Blackwell. *Discoveries in Biological Psychiatry*. Philadelphia: J. B. Lippincott Co, 1970.

Ban, Thomas, et al., eds. *Reflections on Twentieth-Century Psychopharmacology*. Scotland, UK: CINP, 2004.

Ban, Thomas A. "The Role of Serendipity in Drug Discovery." *Dialogues Clin Neurosci* 8, no. 3 (2006): 335–44.

Bard, Solomon. "Tea and Opium." *J Hong Kong Branch R Asiat Soc* 40 (2000): 1–19.

Barrett, Bruce, et al. "Communicating Statin Evidence to Support Shared Decision-Making." *BMC Fam Pract* 17 (2016): 41.

Baumeister, A. "The Chlorpromazine Enigma." *J Hist Neurosci* 22, no. 1 (2013): 14–29.

Behbehani, Abbas M. "The Smallpox Story: Life and Death of an Old Disease." *Microbiol Rev* 47, no. 4 (1983): 455–509.

Berger, Philip A. "Medical Treatment of Mental Illness." *Science* 200, no. 4344 (1978): 974–81.

Berger, Samantha, et al. "Dietary Cholesterol and Cardiovascular Disease: A Systematic Review and Meta-Analysis." *Am J Clin Nutr* 102 (2015): 276–94.

Black, Sir James. "A Personal Perspective on Dr. Paul Janssen." *J Med Chem* 48 (2005): 1687–88.

Booth, Martin. *Opium: A History*. New York: St. Martin's Press, 1998.

Boylston, Arthur. "The Origins of Inoculation." *J R Soc Med* 105 (2012): 309–13.

Brown, Michael S., and Joseph L. Goldstein. "A Tribute to Akira Endo, Discoverer of a 'Penicillin' for Cholesterol." *Atheroscler Suppl* 5 (2004): 13–16.

Brown, Thomas H. "The African Connection." *JAMA* 260, no. 15 (1988): 2,247–9.

Brownstein, Michael. "A Brief History of Opiates, Opiod Peptides, and Opiod Receptors." *Proc Natl Acad Sci U S A* 90 (1993): 5,391–3.

Burns, Tom. *Psychiatry: A Very Short Introduction*. Oxford: Oxford University Press, 2006.

Buss, Nicholas, et al. "Monoclonal Antibody Therapeutics: History and Future." *Curr Opinion in Pharmacology* 12 (2012): 615–22.

Caldwell, Anne E. *Origins of Psychopharmacology: From CPZ to LSD*. Springfield, IL: Charles C. Thomas, 1970.

Campbell, S. F. "Science, Art and Drug Discovery: A Personal Perspective." *Clin Sci* 99 (2000): 255–60.

Carter, Paul J. "Potent Antibody Therapeutics by Design." *Nat Rev Immunol* 6 (2006): 343–57.

Cholesterol Treatment Trialists' Collaborators. "The Effects of Lowering LDL Cholesterol with Statin Therapy in People at Low Risk of Vascular Disease: Meta-Analysis of Individual Data from 27 Randomized Trials." *Lancet* 380 (2012): 581–90.

Courtwright, David T. "A Century of American Narcotic Policy." In *Treating Drug Problems: Volume 2: Commissioned Papers on Historical, Institutional, and Economic Contexts of Drug Treatment*, edited by Gerstein, D. R., and H. J. Harwood. Washington, D.C.: National Academies Press, 1992.

———. "The Cycles of American Drug Policy." *History Faculty Publications* 25 (2015): https://digitalcommons.unf.edu/ahis_facpub/25.

———. "Preventing and Treating Narcotic Addiction—A Century of Federal Drug Control." *NEJM* 373, no. 22 (2015): 2,095–7.

Covington, Edward C. "Opiophobia, Opiophilia, Opioagnosia." *Pain Med* 1, no. 3 (2000): 217–23.

de Lorgeril, Michel, and Mikael Rabaeus. "Beyond Confusion and Controversy, Can We Evaluate the Real Efficacy and Safety of Cholesterol-Lowering with Stains?" *JCBR* 1, no. 1 (2015): 67–92.

de Ridder, Michael. "Heroin: New Facts About an Old Myth." *J Psychoactive Drugs* 26, no. 1 (1994): 65–68.

Defalque, Ray, and Amos J. Wright. "The Early History of Methadone: Myths and Facts." *Bull Anesth Hist* 25, no. 3 (2007): 13–16.

de Ropp, Robert. *Drugs and the Mind*. New York: Grove Press, 1961.

Dhont, Marc. "History of Oral Contraception." *Eur J Contracept Reprod Health Care* 15 (sup2) (2010): S12–S18.

Diamond, David M., and Uffe Ravnskov. "How Statistical Deception Created the Appearance that Statins Are Safe and Effective in Primary and Secondary Prevention of Cardiovascular Disease. *Expert Rev Clin Pharmacol* (2015): Early online, 1–10.

Dinc, Gulten, and Yesim Isil Ulman. "The Introduction of Variolation 'A La Turca' to the West by Lady Mary Montagu and Turkey's Contribution to This." *Vaccine* 25 (2007): 4,261–5.

Djerassi, Carl. "Ludwig Haberlandt—'Grandfather of the Pill.'" *Wien Klin Wochenschr* 121 (2009): 727–8.

Dormandy, Thomas. *The Worst of Evils: The Fight Against Pain*. New Haven: Yale University Press, 2006.

———. *Opium: Reality's Dark Dream*. New Haven: Yale University Press, 2012.

Dowbiggin, Ian. *The Quest for Mental Health: A Tale of Science, Scandal, Sorrow, and Mass Society*. Cambridge, UK: Cambridge University Press, 2011.

DuBroff, Robert, and Michel de Lorgeril. "Cholesterol Confusion and Statin Controversy." *World J Cardiol* 7, no. 7 (2015): 404–9.

Eddy, Nathan B. "The History of the Development of Narcotics." *Law Contemp Probl* 22, no. 1 (1957): 3–8.

Eichmann, Klaus. *Köhler's Invention*. Basel: Birkhäuser Verlag, 2005.

Eisenberg, Leon. "Mindlessness and Brainlessness in Psychiatry." *Brit J Psychiatry* 148 (1986): 497–508.

———. "Were We All Asleep at the Switch? A Personal Reminiscence of Psychiatry from 1940 to 2010." *Acta Psychiatr Scand* 122 (2010): 89–102.

Endo, Akido. "A Historical Perspective on the Discovery of Statins." *Proc Jpn Acad Ser B Phys Biol Sci* 86 (2010): 484–93.

Fitchett, David H., et al. "Statin Intolerance." *Circulation* 131 (2015): e389–e391.

Garbarino, Jeanne. "Cholesterol and Controversy: Past, Present, and Future." *Scientific American* (blog), November 15, 2011. https://blogs.scientificamerican.com/guest-blog/cholesterol-confusion-and-why-we-should-rethinkour-approach-to-statin-therapy/.

Gasperskaja, Evelina, and Vaidutis Kučinskas. "The Most Common Technologies and Tools for functional Genome Analysis." *Acta Med Litu* 24, no. 1 (2017): 1–11.

Gershell, Leland J., and Joshua H. Atkins. "A Brief History of Novel Drug Technologies." *Nat Rev Drug Discov* 2 (2003): 321–7.

Goldin, Claudia, and Lawrence F. Katz. "The Power of the Pill: Oral Contraceptives and Women's Career and Marriage Decisions." *J Polit Econ* 110, no. 4 (2002): 730–70.

Goldstein, Irwin. "The Hour Lecture That Changed Sexual Medicine—the Giles Brindley Injection Story." *J Sex Med* 9, no. 2 (2012): 337–42.

Goldstein, Joseph L., and Michael S. Brown. "A Century of Cholesterol and Coronaries: From Plaques to Genes to Statins." *Cell* 161 (2015): 161–72.

Greene, Jeremy A. *Prescribing by Numbers: Drugs and the Definition of Disease*. Baltimore: Johns Hopkins University Press, 2007.

Griffin, J. P. "Venetian Treacle and the Foundation of Medicines Regulation." *Brit J Clin Pharmacol* 58, no. 3 (2004): 317–25.

Gross, Cary P., and Kent A. Sepkowicz. "The Myth of the Medical Breakthrough: Smallpox, Vaccination, and Jenner Reconsidered." *Int J Inf Dis* 3, no. 1 (1998): 54–60.

Grundy, Isobel. "Montagu's Variolation." *Endeavour* 24, no. 1 (2000): 4–7.

———. *Lady Mary Montagu: Comet of the Enlightenment*. Oxford, UK: Oxford University Press, 2001.

Hager, Thomas. *The Demon Under the Microscope*. New York: Harmony Books, 2006.

———. *Understanding Statins*. Eugene, OR: Monroe Press, 2016.

Hall, Stephen S. *A Commotion in the Blood: Life, Death, and the Immune System*. New York: Henry Holt and Company, 1998.

Hammarsten, James F., et al. "Who Discovered Smallpox Vaccination? Edward Jenner or Benjamin Jesty?" *Trans Am Clin Climatol Assoc* 90 (1979): 44–55.

Healy, David. *The Creation of Psychopharmacology*. Cambridge, MA: Harvard University Press, 2002.

———. *Pharmageddon*. Berkeley: University of California Press, 2013.

Herbert, Eugenia. "Smallpox Inoculation in Africa." *J Afr Hist* XVI(4) (1975): 539–59.

Herzberg, David. *Happy Pills in America: From Miltown to Prozac*. Baltimore: Johns Hopkins University Press, 2009.

Heydari, Mojtaba, et al. "Medicinal Aspects of Opium as Described in Avicenna's *Canon of Medicine*." *Acta Med Hist Adriat* 11, no. 1 (2013): 101–12.

Hilleman, Maurice R. "Vaccines in Historic Evolution and Perspective: A Narrative of Vaccine Discoveries." *Vaccine* 18 (2000): 1,436–47.

Hobbs, F. D. Richard, et al. "Is Statin-Modified Reduction in Lipids the Most Important Preventive Therapy for Cardiovascular Disease? A Pro/Con Debate." *BMC Med* 14 (2016): 4.

Hodgson, Barbara. *In the Arms of Morpheus*. Buffalo, NY: Firefly Books, 2001.

———. *Opium: A Portrait of the Heavenly Demon*. Vancouver: Greystone Books, 2004.

Holmes, Martha Stoddard. " 'The Grandest Badge of His Art': Three Victorian Doctors, Pain Relief, and the Art of Medicine." In *Opioids and Pain Relief: A Historical Perspective*, edited by Marcia L. Meldrum, 21–34. Seattle: IASP Press, 2003.

Honigsbaum, Mark. "Antibiotic Antagonist: The Curious Career of René Dubos." *Lancet* 387, no. 10014 (2016): 118–9.

Howard-Jones, Norman. "A Critical Study of the Origins and Early Development of Hypodermic Medication." *J Hist Med Allied Sci* 2, no. 2 (1947): 201–49.

Hurley, Dan. "Why Are So Few Blockbuster Drugs Invented Today?" *New York Times Magazine*, November 13, 2014.

Inciardi, James A. "The Changing Life of Mickey Finn: Some Notes on Chloral Hydrate Down Through the Ages." *J Pop Cult* 11, no. 3 (1977): 591–6.

Institute of Medicine, Board on Health Promotion and Disease Prevention, Committee on Smallpox Vaccination Program

Implementation. *The Smallpox Vaccination Program: Public Health in an Age of Terrorism*. Washington, D.C.: National Academies Press, 2005.

Ioannidis, John P. "More Than a Billion People Taking Statins? Potential Implications of the New Cardiovascular Guidelines." *JAMA* 311, no. 5 (2014): 463.

Jenner, Edward. *Vaccination Against Smallpox*. Amherst, MA: Prometheus Books, 1996.

Jones, Alan Wayne. "Early Drug Discovery and the Rise of Pharmaceutical Chemistry." *Drug Test Anal* 3 (2011): 337–44.

Jones, David S., et al. "The Burden of Disease and the Changing Task of Medicine." *NEJM* 366, no. 25 (2012): 2,333–8.

Julian, Desmond G., and Stuart J. Pocock. "Effects of Long-Term Use of Cardiovascular Drugs." *Lancet* 385 (2015): 325.

Kay, Lily. *The Molecular Vision of Life: Caltech, The Rockefeller Foundation, and the Rise of the New Biology*. New York: Oxford University Press, 1993.

Kirsch, Donald R., and Ogi Ogas. *The Drug Hunters*. New York: Arcade Publishing, 2017.

Klotz, L. "How (Not) to Communicate New Scientific Information: A Memoir of the Famous Brindley Lecture." *BJU Int* 96, no. 7 (2005): 956–7.

Krajicek, David J. "The Justice Story: Attacked by the Gang." New York *Daily News*, October 25, 2008.

Kritikos, P. G., and S. P. Papadaki. "The History of the Poppy and of Opium and Their Expansion in Antiquity in the Eastern Mediterranean Area." United Nations Office on Drugs and Crime (1967). http://www.unodc.org/unodc/en/data-and-analysis/bulletin/bulletin_1967–01–01_3_page004.html.

Le Fanu, James. *The Rise and Fall of Modern Medicine* (Revised Ed.). New York: Basic Books, 2012.

Li, Jie Jack. *Laughing Gas, Viagra, and Lipitor: The Human Stories Behind the Drugs We Use*. Oxford, UK: Oxford University Press, 2006.

———. *Blockbuster Drugs*. Oxford, UK: Oxford University Press, 2014.

Liao, Pamela Verma, and Janet Dollin. "Half a Century of the Oral Contraceptive Pill." *Can Fam Physician* 58 (2012): e757–e760.

Liu, Justin K. H. "The History of Monoclonal Antibody Development—Progress, Remaining Challenges and Future Innovations." *Ann Med Surg* 3 (2014): 113–6.

Lopez-Munoz, Francisco, et al. "History of the Discovery and Clinical Introduction of Chlorpromazine." *Ann Clin Psychiatry* 17, no. 3 (2005): 113–35.

Macht, David I. "The History of Opium and Some of Its Preparations and Alkaloids." *JAMA* 64, no. 6 (1915): 477–81.

Magura, Stephan, and Andrew Rosenblum. "Leaving Methadone Treatment: Lessons Learned, Lessons Forgotten, Lessons Ignored." *Mt Sinai J Med* 68, no. 1 (2001): 62–74.

Majno, Guido. *The Healing Hand*. Cambridge: Harvard University Press, 1975.

Marrin, Albert. *Dr. Jenner and the Speckled Monster*. New York: Dutton Children's Books, 2002.

McDonagh, Jonathan. "Statin-Related Cognitive Impairment in the Real World: You'll Live Longer, but You Might Not Like It." *JAMA Intern Med* 174, no. 12 (2014): 1,889.

Mega, Jessica L., et al. "Genetic risk, Coronary Heart Disease Events, and the Clinical Benefit of Statin Therapy: An Analysis of Primary and Secondary Prevention Trials." *Lancet* 385, no. 9984 (2015): 2,264–71.

Meldrum, Marcia L., ed. *Opioids and Pain Relief: A Historical Perspective*. Seattle: IASP Press, 2003.

Miller, P. Elliott, and Seth S. Martin. "Approach to Statin Use in 2016: An Update." *Curr Atheroscler Rep* 18 (2016): 20.

Millon, Theodore. *Masters of the Mind: Exploring the Story of Mental Illness from Ancient Times to the New Millennium*. New York: John Wiley & Sons, 2004.

Moncrieff, Joanna. *The Myth of the Chemical Cure: A Critique of Psychiatric Drug Treatment*. New York: Palgrave Macmillan, 2009.

Munos, Bernard. "Lessons from 60 years of Pharmaceutical Innovation." *Nat Rev Drug Discov* 8 (2009): 959–68.

Musto, David F. "Opium, Cocaine and Marijuana in American History." *Scientific American* (July 1991): 20–27.

Osterloh, Ian. "How I discovered Viagra." *Cosmos Magazine*, April 27, 2015.

Overholser, Winfred. "Has Chlorpromazine Inaugurated a New Era in Mental Hospitals?" *J Clin Exp Psychophathol Q Rev Psychiatry Neurol* 17, no. 2 (1956): 197–201.

Pacific Northwest Evidence-Based Practice Center. "Statins for Prevention of Cardiovascular Disease in Adults: Systematic Review for the U.S. Preventive Services Task Force." *Evidence Synthesis* 139 (2015).

Payte, J. Thomas. "A Brief History of Methadone in the Treatment of Opioid Dependence: A Personal Perspective." *J Psychoactive Drugs* 23, no. 2 (1991): 103–7.

Pead, Patrick J. "Benjamin Jesty: New Light in the Dawn of Vaccination." *Lancet* 362 (2003): 2,104–9.

———. *The Homespun Origins of Vaccination: A Brief History*. Sussex: Timefile Books, 2017.

Perrine, Daniel M. *The Chemistry of Mind-Altering Drugs: History, Pharmacology, and Cultural Context*. Washington, D.C.: American Chemical Society, 1996.

Petrovska, Biljana Bauer. "Historical Review of Medicinal Plants' Usage." *Pharmacogn Rev* 6, no. 11 (2012): 1–5.

Planned Parenthood Federation of America. *The Birth Control Pill: A History*. 2015. https://www.plannedparenthood.org/files/1514/3518/7100/Pill_History_FactSheet.pdf.

Pringle, Peter. *Experiment Eleven*. New York: Walker & Company, 2012.

Potts, Malcolm. "Two Pills, Two Paths: A Tale of Gender Bias." *Endeavour* 27, no. 3 (2003): 127–30.

Ratti, Emiliangel, and David Trist. "Continuing Evolution of the Drug Discovery Process in the Pharmaceutical Industry." *Pure Appl Chem* 73, no. 1 (2001): 67–75.

Raviña, Enrique. *The Evolution of Drug Discovery: From Traditional Medicines to Modern Drugs*. Weinheim, Germany: Wiley-VCH, 2011.

Razzell, Peter. *The Conquest of Smallpox*. Sussex, UK: Caliban Books, 1977.

Ribatti, Domenico. "From the Discovery of Monoclonal Antibodies to Their Therapeutic Application: An Historical Reappraisal." *Immunol Lett* 161 (2014): 96–99.

Rice, Kenner C. "Analgesic Research at the National Institutes of Health: State of the Art 1930s to Present." In *Opioids and Pain Relief: A Historical Perspective*, edited by Marcia L. Meldrum, 57–83. Seattle: IASP Press, 2003.

Ridker, Paul M., et al. "Cardiovascular Benefits and Diabetes Risks of Statin Therapy in Primary Prevention: An Analysis from the JUPITER Trial." *Lancet* 380, no. 9841 (2012): 565–71.

Robins, Nick. "The Corporation That Changed the World: How the East India Company Shaped the Modern Multinational." *Asian Aff* 43, no. 1 (2012): 12–26.

Robinson, Jennifer G., and Ray Kausik. "Moving Toward the Next Paradigm for Cardiovascular Prevention." *Circulation* 133 (2016): 1,533–6.

Rosner, Lisa. *Vaccination and Its Critics*. Santa Barbara: Greenwood, 2017.

Santoro, Domenica, et al. "Development of the concept of pain in history." *J Nephrol* 24(S17) (2011): S133–S136.

Schwartz, J. Stanford. "Primary Prevention of Coronary Heart Disease with Statins: It's Not About the Money." *Circulation* 124 (2011): 130–2.

Shaw, Daniel L. "Is Open Science the Future of Drug Development?" *Yale J Bio Med* 90 (2017): 147–51.

Shorter, Edward. *A History of Psychiatry: From the Era of the Asylum to the Age of Prozac*. New York: John Wiley & Sons, 1997.

Shorter, Edwin, ed. *An Oral History of Neuropsychopharmacology, The First Fifty Years, Peer Interviews*, vol. 1. Brentwood, TN: ACNP, 2011.

Siegel, Ronald K. *Intoxication: The Universal Drive for Mind-Altering Drugs*. Rochester: Park St. Press, 2005.

Silverstein, Arthur M., and Genevieve Miller. "The Royal Experiment on Immunity: 1721–22." *Cellular Immunol* 61 (1981):

437–47.

Sneader, Walter. "The 50th Anniversary of Chlorpromazine." *Drug News Perspect* 15, no. 7 (2002): 466–71.

———. *Drug Discovery: A History*. Sussex, UK: John Wiley & Sons, 2005.

Snelders, Stephen, et al. "On Cannabis, Chloral Hydrate, and the Career Cycles of Psychotropic Drugs in Medicine." *Bull Hist Med* 80 (2006): 95–114.

Stanley, Theodore H. "The Fentanyl Story." *J Pain* 15, no. 12 (2014): 1,215–26.

Stewart, Alexandra J., and Phillip M. Devlin. "The History of the Smallpox Vaccine." *Journal of Infect* 52 (2005): 329–34.

Stossel, Thomas P. "The Discovery of Statins." *Cell* 134 (2008): 903–5.

Sugiyama, Takehiro, et al. "Different Time Trends of Caloric and Fat Intake Between Statin Users and Nonusers Among US Adults: Gluttony in the Time of Statins?" *JAMA Intern Med* 174, no. 7 (2014): 1,038–45.

Sun, Gordon H. "Statins: The Good, the Bad, and the Unknown." *Medscape*, October 10, 2014.

Swazey, Judith P. *Chlorpromazine in Psychiatry: A Study of Therapeutic Innovation*. Cambridge, MA: MIT Press, 1974.

Taylor, Fiona, et al. "Statin Therapy for Primary Prevention of Cardiovascular Disease." *JAMA* 310, no. 22 (2013): 2,451–2.

Temin, Peter. *Taking Your Medicine: Drug Regulation in the United States*. Cambridge: Harvard University Press, 1980.

Tone, Andrea. *The Age of Anxiety*. New York: Basic Books, 2009.

Tone, Andrea, and Elizabeth Siegel Watkins. *Medicating Modern America: Prescription Drugs in History*. New York: New York University Press, 2007.

Wade, Nicholas. "Hybridomas: The Making of a Revolution." *Science* 215, no. 26 (1982): 1,073–5.

Wallace, Edwin R., and John Gach, eds. *History of Psychiatry and Medical Psychology*. New York: Springer, 2008.

Wanamaker, Brett L., et al. "Cholesterol, Statins, and Dementia: What the Cardiologist Should Know." *Clin Cardiol* 38, no. 4 (2015): 243–50.

Whitaker, Robert. *Mad in America: Bad Science, Bad Medicine, and the Enduring Mistreatment of the Mentally Ill*. New York: Basic Books, 2002.

Yamada, Taketo. "Therapeutic Monoclonal Antibodies." *Keio J Med* 60, no. 2 (2011): 37–46.

Zaimeche, Salah, et al. "Lady Montagu and the Introduction of Smallpox Inoculation to England." www.muslimheritage.com/article/lady-montagu-and-introduction-smallpox-inoculation-england.

聯經文庫

食藥史

從快樂草到數位藥丸，塑造人類歷史與當代醫療的藥物事典

2022年8月初版 定價：新臺幣450元
2023年6月初版第二刷

著者 Thomas Hager
譯者 陳錦慧
叢書主編 王盈婷
校對 蘇淑君
內文排版 林婕瀅
封面設計 許晉維

出版者 聯經出版事業股份有限公司
地址 新北市汐止區大同路一段369號1樓
叢書主編電話 (02)86925588轉5316
台北聯經書房 台北市新生南路三段94號
電話 (02)23620308
郵政劃撥帳戶第0100559-3號
郵撥電話 (02)23620308
印刷者 文聯彩色製版印刷有限公司
總經銷 聯合發行股份有限公司
發行所 新北市新店區寶橋路235巷6弄6號2樓
電話 (02)29178022

副總編輯 陳逸華
總編輯 涂豐恩
總經理 陳芝宇
社長 羅國俊
發行人 林載爵

行政院新聞局出版事業登記證局版臺業字第0130號

本書如有缺頁，破損，倒裝請寄回台北聯經書房更換。 ISBN 978-957-08-6427-4 (平裝)
聯經網址：www.linkingbooks.com.tw
電子信箱：linking@udngroup.com

國家圖書館出版品預行編目資料

食藥史：從快樂草到數位藥丸，塑造人類歷史與當代醫療的藥物事典/ Thomas Hager著．陳錦慧譯．初版．新北市．聯經．2022年8月．336面．14.8×21公分（聯經文庫）
ISBN 978-957-08-6427-4（平裝）
[2023年6月初版第二刷]

1. CST：藥理學 2. CST：醫學史

418.1 111010293